気分障害
ハンドブック

MOOD DISORDERS
Second Edition

▼

A Practical Guide

S. Nassir Ghaemi, M.D., M.P.H.
Director, Bipolar Disorder Research Program
Associate Professor of Psychiatry and Public Health
Emory University, Department of Psychiatry
Emory Clinic
Atlanta, Georgia

監訳 **松崎朝樹**
独立行政法人 国立精神・神経医療研究センター病院精神科 副医長

訳 **冨岡 悠**
独立行政法人 国立精神・神経医療研究センター病院精神科

齊藤 聖
独立行政法人 国立精神・神経医療研究センター病院精神科

船田大輔
独立行政法人 国立精神・神経医療研究センター病院精神科

メディカル・サイエンス・インターナショナル

Authorized translation of the original English edition,
"Mood Disorders: A Practical Guide", Second Edition
by S. Nassir Ghaemi

Copyright ©2008 by Lippincott Williams & Wilkins, a Wolters Kluwer business.
All rights reserved.

This translation is published by arrangement with Lippincott Williams & Wilkins/
Wolters Kluwer Health, Inc., U.S.A.

Lippincott Williams & Wilkins/Wolters Kluwer Health did not participate in the
translation of this title.

©First Japanese Edition 2013 by Medical Sciences International, Ltd., Tokyo

Printed and Bound in Japan

監訳者序文

　近年，日本では自殺予防が国家的な重要課題とされ，うつ病患者の受診が啓蒙され，多くの人が病院・診療所を訪れるようになったことは，きっと多くのうつ病患者に救われうる機会をもたらしたことだろう。その先は，われわれ医療者がいかに適切な医療を提供できるかにかかっている。しばらくは，うつ状態を診たら新規抗うつ薬をとっかえひっかえ処方する，それを多くの医師が繰り返してきた。その過程でうつ状態から救われた患者も沢山いたことだろう。しかし，それでもうつ状態の中に取り残された患者も少なくなかったことからすれば，うつ状態に新規抗うつ薬を処方するだけの気分障害治療を見直す必要があったのは明白である。そして，難治性とされるうつ病の中に双極性障害が含まれている可能性が指摘され，双極性障害や本書でも扱われる双極スペクトラム障害に注目が集まっている。ただ，双極性障害の見落としが話題にされると同時に，その過剰診断も問題視され，さらにその治療についてはこれまで用いられてきた気分安定薬に加え，非定型抗精神病薬や新規抗てんかん薬による治療の可能性につき関心が高まり，本書でも扱うような議論がある。気分障害の診断・治療はいまだに完成されておらず，多くの課題が残された分野なのである。

　そのような気分障害の診断や治療は，個人的な，あるいは身の周りの医師達の経験や感覚に頼れば，独善的ででたらめなものに陥りがちであり，その一方で，さまざまな研究を通して語られた論文の内容はときに実際の臨床から遠く離れた印象を受け，臨床に生かすことに戸惑いを感じることもある。本書は，多くの臨床研究を客観的に吟味した上で，見落としも過剰診断もせず適切に診断し，勘に頼るのではなく妥当な治療を理論的に探るための方法論を，血の通った臨床として目の前の患者に生かすことに成功した1冊と言えよう。気分障害を診

断し，治療する上で，どうすることが妥当であり，そしてそれが何故なのかが，この1冊に書いてあるのだ．

　本書の翻訳にあたり，疑問が生じた際には，本書の参考になった元の文献にも当たり，原著"Mood Disorders: A Practical Guide, Second Edition"の執筆者 S. Nassir Ghaemi 先生とメールで連絡を取り合い，必要に応じて修正し日本の医療者に原本以上に正確な本を提供できるよう努めた．また，DSM-5 の発表を迎え，事前に DSM-5 の草稿に目を通し，本書の内容が引き続き活用できるだろうことを確認した．そして，学術的なバックグラウンドをしっかりともった上で，臨床医の手元に置かれることを強く意識した本書の特徴が活きるよう，論文のような堅い表現ばかりでなく，臨床医が身近に感じる言葉を用いることも心がけた．また，抑うつの状態・症状1つを取り上げても「大うつ病エピソード」「うつ状態」「うつ症状」「うつ」など病態を表すさまざまな表現が登場し，日本うつ病学会でもそれらの用語につき扱いが議論されている．それらの用語を扱うにあたり監訳者と訳者は議論を繰り返し，できるだけ統一的かつ正確な表現を心がけると同時に，読みやすい文章を提供すべく柔軟な語の選択に努めた．それらを通して，この1冊を皆様のお手元に届けるだけでなく，その言葉を通じて知識・考え・想いを皆様の頭にも心にも届けることができたとしたら，われわれの努力は報われる．

　最後に，本書の翻訳・出版の機会を与え，支えていただいたメディカル・サイエンス・インターナショナルの水野資子様をはじめとした関係者の皆様にはぜひ御礼を，筆頭翻訳者の冨岡悠先生の熱意ある働きぶりには称賛の気持ちを送りたく思うと同時に，19章・21章を翻訳した船田大輔先生と23章を翻訳した齊藤聖先生，さらには家族や親友や同僚などへの謝辞も連ねたいところだが，ここで何より書いておくべきは，本書を手に取り今まさにこの文章に目を走らせていただいている読者の皆様への感謝であろう．読者でいる皆様を通して，気分障害に苦しむ患者やその家族，そして患者とともにある医療者にとって，希望をもたらす1冊となることを心から願っている．

2013年4月

松崎 朝樹

Dedication

*In memory of my grandfather, Mohammed Mehdi Kamali;
my grandmother, Nayerrch Zand Kamali;
and my aunt, Golnoush Kamali.*

目次

第I部 診断 ……………………………………………1
1 気分障害の診断と記述 …………………………3
2 単極性うつ病スペクトラム ……………………17
3 双極性障害 ………………………………………29
4 双極スペクトラム ………………………………38

第II部 基本原理 ………………………………51
5 ヒポクラテス的精神薬理学をめざして ………53
6 遺伝と環境 ………………………………………58
7 気分安定薬とは，抗うつ薬とは何か：その定義を考える ……68

第III部 単極性うつ病の治療 ………………79
8 単極性うつ病の治療原則 ………………………81
9 モノアミン酸化酵素阻害薬と三環系抗うつ薬 …………92
10 非定型抗うつ薬 …………………………………100
11 セロトニン再取り込み阻害薬 …………………109
12 難治性うつ病の治療戦略 ………………………123

第IV部 双極性障害の治療 ………………149
13 双極性障害の治療原則 …………………………151
14 リチウム …………………………………………164

15	バルプロ酸とカルバマゼピン	174
16	新規抗てんかん薬	187
17	非定型抗精神病薬	202
18	抗うつ薬一般	220
19	難治性双極性障害の治療戦略	232
20	双極性障害の急速交代型	241

第V部　周辺分野あれこれ　251

21	子供の気分障害と ADHD	253
22	気分障害の精神療法	262
23	高齢者	267
24	統合失調感情障害の謎	273

第VI部　臨床家と家族へ　281

25	臨床医のための気分障害面接ガイド	283
26	気分障害患者の家族に向けて：援助の手引	297

付録　305

付録A　双極スペクトラム診断尺度　305
付録B　気分障害向け初診カルテ様式　307

参考文献　311

索引　327

注 意

本書に記載した情報に関しては，正確を期し，一般臨床で広く受け入れられている方法を記載するよう注意を払った．しかしながら，監訳者，訳者ならびに出版社は，本書の情報を用いた結果生じたいかなる不都合に対しても責任を負うものではない．本書の内容の特定な状況への適用に関しての責任は，医師各自のうちにある．

監訳者，訳者ならびに出版社は，本書に記載した薬物の選択，用量については，出版時の最新の推奨，および臨床状況に基づいていることを確認するよう努力を払っている．しかし，医学は日進月歩で進んでおり，政府の規制は変わり，薬物療法や薬物反応に関する情報は常に変化している．読者は，薬物の使用にあたっては個々の薬物の添付文書を参照し，適応，用量，付加された注意・警告に関する変化を常に確認することを怠ってはならない．これは，推奨された薬物が新しいものであったり，汎用されるものではない場合に，特に重要である．

薬物の表記は，本邦で発売されているものは一般名・商品名ともカタカナで，発売されていないものは英語で記すよう努めた．

第Ⅰ部
診断

1 気分障害の診断と記述

重要な概念
- うつ病には双極性と単極性の 2 種類がある。
- 躁／軽躁症状がないことが単極性うつ病の特徴である。
- 躁／軽躁症状があることが，すなわち双極スペクトラムの定義である。
- うつ病の診断基準は SIGECAPS で覚えよう。
- 躁病／軽躁病の診断基準は DIGFAST で覚えよう。

気分障害の重要性：精神科診断における階層の概念

気分障害は，あらゆる精神科診断の中で最も重要である。なぜなら診断には階層の概念があるからだ。ヨーロッパ精神医学では，階層が上の診断がすでに存在する場合，それより下の階層の診断を下してはならない。この考え方では，気分障害は診断における階層の頂点に位置する[訳注1]（表1.1）。したがって，精神病症状を伴う単極性うつ病による幻聴がある場合など，精神病症状がある患者では気分障害を除外せずに統合失調症などの精神病性障害と診断してはならない。同じく，境界性パーソナリティ障害を疑う場合は，気分障害を否定するか，気分障害が存在するならば現在は気分エピソードの最中になく，正常気分 euthymia であることを明らかにしてから診断を下すべきである。注意欠如・多動症 attention deficit hyperactivity disorder（ADHD）も同様であり，気分エピソード中には診断してはならない。

以上を言い換えれば，気分症状以外のあらゆる精神症状が気分障害によって起こりうる，ということだ。すなわち，気分症状以外の精神症状が存在するとき，気分障害は最も見落とされやすくなる。したがっ

訳注1：診断の階層自体は古典的な考え方だが，通常は気分障害ではなく精神病性障害がより上位に置かれる。しかし，参考文献に挙げられた Surtees らの調査（1979）では，「うつ病性障害」において最も幅広い症状が見られた。この結果は気分障害を上位とする根拠の 1 つになると思われる。

表1.1 精神科診断における階層

I. 気分障害
II. 精神病性障害
III. 不安障害
IV. パーソナリティ障害
V. その他の障害(例：ADHD，摂食障害，転換性障害，解離性障害，性機能障害)

注：診断は上の階層から順番に検討しなければならない。すなわち，通常，上位の階層にある疾患に罹患している患者を，下位の疾患と診断としてはならない。

て，気分症状が見られなくとも，何かしらの精神症状があれば，気分障害の可能性を検討することは重要である。

歴史的背景

気分障害を理解するには，気分障害を本質的にうつ状態の変型と考えることが最も簡単な方法である。ある意味，うつ状態は理解しやすい。ほとんどの人は，うつ状態の特徴である暗く悲しい気分を理解できるので，少々の経験と知識があれば，状態像としてのうつ状態の診断に必要なその他の特徴を説明できるようになる。気分障害とは，多種多様な抑うつ症候群である。最も重要な2つの病型は単極性うつ病と双極性障害である。単極性うつ病における気分状態は，うつ状態か正常気分(通常の気分)にしかならない一方で，双極性障害では正常気分より気分が上がる(高揚した開放的な気分で，関連症状を伴う)こともある。

上記が最も単純な気分障害の分け方だが，こうして分類することそのものに反対する人もいるだろう。実際，100年前にはEmil Kraepelinら主流派は，気分障害をさまざまなスペクトラムからなる1つの存在と捉えていた。大うつ病エピソードのみを呈する患者(単極性障害)と躁症状も呈する患者(双極性障害)のいずれも含むあらゆる状態を，Kraepelinは**躁うつ病** manic-depressive illnessと名付けた。双極性と単極性を対比させた現在の用語体系は，1960年代まではほとんど知られておらず，1980年代(DSM-IIIの発表)まで主流派が使う専門用語にはなかった。

表1.2 精神科における疾患単位の検証基準

1. 症状
2. 疾病経過（発症年齢，自然経過）
3. 治療反応性
4. 家族歴

　この分け方はどのようにして精神科医の間で受け入れられたのだろうか。最初の一歩は，Kraepelin による躁うつ病からスイスの精神科医 Eugen Bleuler による**感情障害** affective disorder へと，よりあいまいな呼称への変更が行われたこと。次の一歩は，感情障害にどのような亜型分類が存在するかを調べるために疾患単位の検証基準が導入されたことであった。

　疾患単位の検証基準は，精神医学的に重要な概念である。精神科は他科と比べ，既知の診断に「もっともらしさ」をもたせるためのゴールドスタンダード（血液検査，X線検査，検体検査など）がないのが常である。そのような状況でも，組み合わせて使用することで診断の妥当性を確固たるものにしうる検証基準が，長い年月をかけ開発された。1960年代に導入された疾患単位の検証基準4つを表1.2に記す。

　数十年前，治療反応性からはほとんどエビデンスを得られなかった時代には，独立した疾患単位の検証基準としては（昔ながらの症候と症状ではなく）疾病経過と家族歴が研究対象の中心であった。そうした研究から，疾病経過や家族歴といった検証基準に基づき単極性/双極性を区別することのエビデンスが得られ，この分類に至ったのである。双極性障害患者には双極性障害か単極性うつ病の家族歴をもつ傾向があったが，単極性うつ病患者には双極性障害の家族歴をもつ傾向はなかった。さらに，双極性障害患者はほぼ全員が反復性の経過をたどったのに対し，単極性うつ病患者で反復が見られたのは約半数のみで，ほかは1～2回のエピソードにとどまり反復しなかった。

　以上のように，気分障害の単極性と双極性への分類は実証研究に基づいている。したがって，こういった研究により分類が変更される可能性もある。Kraepelinが提唱した躁うつ病という，より広い捉え方は今でも有益だ，という見方もあるが，これについてはまた後述する。

双極性うつ病と単極性うつ病の鑑別

そういった経過から，現在の精神医学では，気分障害は単極性と双極性に分けられる。2つの違いは躁病/軽躁病エピソードの有無である。いずれの障害でも，大うつ病エピソードを欠くことはまれで，1回以上経験するのが一般的である。

症例

患者は子供の頃から若干沈みがちだったが，30歳で夫と離婚した直後，初めてうつ病と診断され治療を受けた。当時は，気分が落ち込み，ほとんどの活動に興味がもてなくなり，9kg太り，ほぼ一日中疲れを感じ，生きる価値がないと考えることもあったが，本気で自分自身を傷つけようとしたことはなかった。患者本人と母親への注意深い問診からは，過去の躁病/軽躁病エピソードの証拠は見つからなかった。セルトラリンで治療が開始された。速やかに改善が得られ，セルトラリンは1年で漸減・中止された。3年間経過は良好であったが，失業後に再びうつ状態となり，セルトラリンの再開により回復した。2年後，最終的に内服を終了したが，42歳時に生活上明らかなストレス因なく再びうつ状態となった。診断は反復性単極性うつ病である。

症例

患者は34歳の白人男性で，この1年間ひどい落ち込みが続いており，毎日の抑うつ気分，気力・興味・食欲の減退，断続的な自殺念慮が存在した。彼は自発的に精神科を受診した（この時点では，現在の症状が大うつ病エピソードによることしか分からず，うつ病が単極性か双極性かはまだ不明である）。問診では，精神疾患の家族歴はなく，過活動から問題をおこした時期（**躁病**）もないと答えた。しかしさらに問診を進めると，通常よりいい気分が最大で3～4日続き，活力が増え，睡眠時間が減り，多弁になり，学校や職場での活動が増える時期を何度か経験していた（これは**軽躁病**の定義を満たす）。最後にその時期を経験したのは2年前であった。経過から双極Ⅱ型障害と診断された。

症例

患者は19歳で大学へ入学した直後，ひどいうつ状態になり，うつ病の診断と治療を受けた。fluoxetineによる治療が始められすぐに回復し，6か月でこの服薬を終了した。1年後，再びうつ状態となり4週間後に自然に回復

した。一見，付き合っていた恋人と別れたことがストレス因のようであった。本人は否定したが，恋人の報告によれば1か月ほど活力に満ち，睡眠時間が減り，怒りっぽく，活動が増え，友達とのけんかが増えた時期があった。その時期，勉強しなくても単位は取れるだろうと思っていたが，学校の成績は悪かった。同時期，いつになくお喋りになっていた。そして再び2か月間うつ状態となり，リチウム単剤治療に反応した。診断は双極Ⅰ型障害である。

「うつ」と「双極性障害」を，あたかも異なる2つの疾患名であるかのように用いるのは，よくある間違いだ。「**双極性障害**」という用語は，「うつ」と対比させ躁病を暗に示すために使われているように思われる。だが，この区別を考える上でより有用なのは，あらゆる気分障害を双極性のうつ病あるいは単極性のうつ病と考えることだと思われる。この方法をとれば，うつ状態の患者を診たときに双極性障害の可能性を評価するのを忘れないだろう。

　ここで，より大きな問題がでてくる。精神科医そして患者に対して声を大にして伝えたいのは「**うつ状態というだけでは診断とは言えない**」ということである。**うつ状態**である，とは，診断学的には無意味なのだ。うつ状態とは，抑うつ症候群で起こる症候が存在する，ということにすぎず，診断は不明のままである。むしろ，内科医が「発熱と悪寒が見られる」と言うのと大差ないことを認識すべきである。このような症状の集まり自体は診断ではない。内科医は，精査を進め，発熱と悪寒を引き起こしている疾患を診断する必要があるが，これは気分障害でも同じで，「**うつ状態である**」とは，症状を述べているにすぎない。抑うつ症状の存在が分かったら，常にその原因となる疾患を同定することが，診断を進める過程で必要になる。

注意！
うつ状態の患者は，過去の躁病または軽躁病を除外するまで診断は不明である。「**うつ状態である**」と言うだけでは，診断学的には意味がない。**うつ状態**は診断ではなく，単なる症状の集まりであり，「熱がある」と言うのと大差ない。単極性うつ病あるいは双極性うつ病は，診断名として妥当であり，治療法もそれぞれ異なる。

　この診断の手順には3段階ある（図1.1）。まずは，抑うつ症候群が

8 第I部 診断

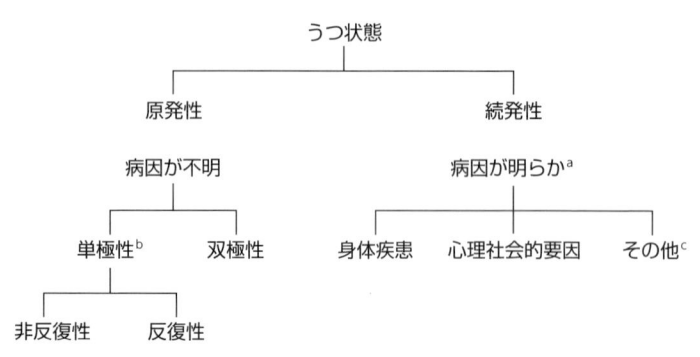

```
                        うつ状態
                    ┌──────┴──────┐
                  原発性          続発性
                    │              │
                病因が不明      病因が明らか[a]
                ┌───┴───┐    ┌─────┼─────┐
             単極性[b]  双極性  身体疾患 心理社会的要因 その他[c]
            ┌───┴───┐
         非反復性 反復性
```

図 1.1 うつ病の鑑別診断

a 病因が明らかとは、因果関係の証拠が存在し、ほかの原因はまず考えられないことを指す(いわゆる必要十分条件)。おそらく関係しているだろう、という程度ではきっかけにすぎず、明らかな病因とは言えない。
b 原発性の単極性うつ病は除外診断であり、他のあらゆる抑うつ症状を呈する疾患を除外しなければ診断できない。
c 物質乱用など。

原発性と**続発性**のどちらかを判断する必要がある。続発性の場合、明白な外的要因による場合(最も多いのは物質乱用)、次に身体疾患(甲状腺機能低下症など)による場合がある。決定的な病因は立証できないことのほうが多いが、その場合は原発性うつ病に分類する。

Key Point

原発性うつ病はさまざまな要因(身体的、心理社会的なものを含む)をきっかけに発症しうること、そして病因が明らかでなければ続発性うつ病とは診断できないことを強調しておきたい。

原発性うつ病と診断したら、次に、躁病/軽躁病エピソードの有無により、うつ病が単極性か双極性かを判断する。

Key Point

自然発生した躁病/軽躁病エピソードを1回でも経験していれば、診断は単極性うつ病ではなく双極性うつ病となる。大うつ病エピソードを何度経験していたとしても、躁病/軽躁病エピソードは1回も経験していないことを確認するまでは単極性うつ病とは診断できない。

表 1.3 大うつ病エピソードの下位分類

1. 定型
2. 非定型
3. 精神病性
4. メランコリー型

つまり，鑑別診断では，最初に続発性うつ病を除外し，次に双極性うつ病を除外してから単極性うつ病と診断する．

注意！
単極性うつ病は除外診断である．続発性うつ病と双極性うつ病を否定して，初めて診断できる．

残念なことに，うつ状態を確認しただけで「うつ病」と診断される患者は非常に多い．「うつ」が単極性うつ病と見なされてしまうために，続発性うつ病と双極性うつ病は過小診断されているのである．

気分障害の下位分類

双極性障害と単極性障害には下位分類がいくつかある．うつ病の状態像（双極性，単極性いずれも含む）としての下位分類を表 1.3 に示す．

1. **定型うつ病** typical depression は睡眠時間と食欲の減少，朝に増悪する気分の日内変動が特徴である．
2. **非定型うつ病** atypical depression は睡眠時間と食欲の増加，拒絶に対し過敏なパーソナリティ様式，気分反応性（短時間だけ気分がよくなること）が特徴である．このタイプのうつ病は，三環系抗うつ薬に比べてモノアミン酸化酵素阻害薬（MAOI），そしておそらくセロトニン再取り込み阻害薬（SRI）[訳注2]に反応しやすい．単極性うつ病より双極性障害にやや多い．
3. **精神病性うつ病** psychotic depression は，通常の大うつ病エピソードの基準を満たした上で，妄想や幻覚が存在することが特徴である．

訳注 2：SSRI（selective serotonin reuptake inhibitor）という呼称がより一般的だが，本書では SRI という呼称を使っている．その理由については p110 を参照．

表1.4 単極性うつ病スペクトラムの下位分類

1. 気分変調症
2. 大うつ病性障害(単一エピソード，反復性，慢性)

著しい精神運動制止か焦燥と強い罪責感を伴う傾向がある。精神病性うつ病は定型抗精神病薬に比べ非定型抗精神病薬に反応しやすく，治療には抗うつ薬と抗精神病薬が必要になることが多い。抑うつ症状が見逃されて統合失調症と，あるいは精神病症状が見逃されてうつ病と，誤って診断されることがある。単極性うつ病より双極性うつ病に多い。

注意!
精神病性うつ病の若者(25歳未満)は，双極性障害である率が有意に高い(後に躁状態を呈することが予想される)。

4. **メランコリー型うつ病** melancholic depression は，定型うつ病の特徴に加え，著明なアンヘドニア(あらゆる領域での興味の喪失)，気分反応性の欠如(少しの間も気分がよくなることがない)，症状の日内変動(朝に最も気分が落ち込んで，夕方に軽くなる)がある。メランコリーという分類は一般的に，かなり重症化した定型うつ病を指して使われる。SRIより三環系抗うつ薬によく反応し，入院が必要になることが多い。

単極性うつ病スペクトラムの分類を表1.4に記す。

1. **気分変調症** dysthymia は軽度の抑うつ症候群(DSM-Ⅳの診断基準のうち，2～4つを満たす)であり，症状があるときのほうがないときより多く(50%以上の期間)，その状態が大人では2年以上，青少年では1年以上続き，正常気分が安定して2か月以上続くことはない。この定義は実際のところかなり厳密である。現在の抑うつ症状が軽度，あるいは大うつ病エピソードの間に軽い抑うつ症状が続いたというだけで，気分変調症と診断してしまうことは重大な誤りであり避けねばならない。純粋な気分変調症であるためには，大うつ病エピソードは1回も経験していてはならない。この診断がつくことは，きわめてまれである。反復性うつ病に伴って起こる気分変調

表1.5 双極性障害の分類

1. 双極Ⅰ型障害：躁病の存在，うつ病の有無は不問
2. 双極Ⅱ型障害：軽躁病の存在，大うつ病もある
3. 気分循環症：軽躁症状と閾値以下の抑うつ症状が2年間
4. 純粋躁病：高揚した気分またはイライラした気分を伴う
5. 混合状態：躁/軽躁症状に抑うつ症状を伴う
6. 急速交代型：1年間に4回以上の(いずれかの)気分エピソードを伴う

状態のほうがよく見られる(**二重うつ病** double depression)。

2. **大うつ病性障害** major depressive disorder は DSM-Ⅳ の用語であり，本書では一貫して**単極性うつ病** unipolar depression と記している。大うつ病性障害は大うつ病エピソードを含み，躁病/軽躁病エピソードを含まず，単一エピソード(全体の50％)，反復性(残りの50％)，慢性(エピソードが2年以上続く場合)の3つに分類される。慢性単極性うつ病と気分変調症とを区別することは重要である。慢性うつ病は，大うつ病の診断基準(後述する SIGECAPS のうち5つ以上)を満たすが，気分変調症は満たさない。長期間うつ状態が続くからといって気分変調症と診断するのは，よくある間違いである。

双極性障害の分類を表1.5に記した。

1. **双極Ⅰ型障害** bipolar disorder typeⅠ では，大うつ病エピソードの有無にかかわらず躁病エピソードが1回以上ある。
2. **双極Ⅱ型障害** bipolar disorder typeⅡ では，軽躁病エピソードと大うつ病エピソードがいずれも1回以上あり，躁病エピソードは1回もない。
3. **気分循環症** cyclothymia では，大うつ病エピソードの診断基準を満たさない程度の抑うつ症状と，躁病エピソードの基準を満たさない躁症状がある。

注意！
躁病と軽躁病の違いのキモは，社会的または職業的な機能の著明な障害(例：買いあさり，性的逸脱，無謀運転，衝動的な旅行)が躁病にはあり，軽躁病にはないことである。

表1.6 双極性の特徴

- 大うつ病エピソードに関する特徴
 ・短い(3か月未満)
 ・反復する(6回以上)
 ・非定型(特に25歳未満で)
 ・精神病性(特に25歳未満で)
- 治療抵抗性(3つ以上の抗うつ薬で効果不十分)
- 抗うつ薬誘発性の躁病または軽躁病
- 双極Ⅰ型障害の家族歴(物質乱用や統合失調症の家族歴も見られる可能性がある)
- 発揚気質(気分エピソードの最中以外で)

特定不能の双極性障害 bipolar disorder, not otherwise specified という診断は，論争の種になりやすいが，将来的に重要となる可能性がある。双極スペクトラムの中で，典型的な診断の枠にはまらない患者を定義するのに役に立つからだ。それは双極Ⅰ型障害とⅡ型障害の典型的な診断基準も，大うつ病や気分変調症の典型的な診断基準も満たさない場合である。このような場合，大うつ病エピソードに双極性の特徴(例：双極性障害の家族歴，4日未満の軽躁症状，抗うつ薬による躁病/軽躁病エピソード)を伴うことが多い。双極性の特徴を表1.6に記した。これらについては第3章で詳しく述べる。

双極性障害の急速交代型では頻回な(1年間で4回以上)気分エピソードを含む経過が確認される。急速交代型とは経過についての基準であり，DSM-Ⅳでは双極性障害の下位分類とは扱わない。

うつ病と躁病の定義

大うつ病

大うつ病エピソードと診断するには，抑うつ気分(悲しい，落ち込んだ，憂うつな気分)がほぼ一日中，ほとんど毎日，少なくとも2週間続き，同時に8つのうつ病の中核症状のうち4つが存在する必要がある。抑うつ気分がなければ，アンヘドニア(ほぼすべての活動に対する完全な興味の喪失)がほぼ一日中，ほとんど毎日，少なくとも2週間は続き，他の7つのうつ病の中核症状のうち4つが存在しなければならない。

うつ病の中核症状は，マサチューセッツ総合病院のスタッフが考案したSIG E CAPS[訳注3]（意：エネルギーカプセルの処方）という下記の語呂合わせを使うと覚えやすい。

Sleep：睡眠時間の減少または増加が，ほぼ毎日ある。
Interest：ほぼすべての活動に対する興味の喪失，すなわち，以前楽しめた活動も楽しめないことが，ほぼ毎日続く。
Guilt：過剰な罪責感または無価値感を，自分が悪いかどうかにかかわらず，ほぼ毎日感じる。
Energy：著明な易疲労感，気力の低下が，ほぼ毎日ある。
Concentration：集中力の低下がある。これは躁病における注意転導性の亢進とは異なる。
Appetite：食欲の減少または増加が，ほぼ毎日ある。
Psychomotor changes：精神運動性の変化が見られる。精神運動制止は身体の動きと思考が遅くなることを表し，精神運動性焦燥とは身体の落ち着かなさを表す。
Suicide：自殺念慮が存在する可能性がある。

　上記の診断基準はすべて「著しい」，「著明な」，「かなりの」など，症状が重度であることを示す表現を伴い，短期間で一過性に起こるものではないことを表している。症状は，2週間以上の期間中，ほぼすべての時間帯，ほぼ毎日存在する必要がある。ただし，自殺念慮は例外で，短期間であっても，抑うつ症状の診断基準を1つ満たしていると見なす。

訳注3：英語の語呂合わせであり，日本人には馴染みにくいかもしれない。そこで，松崎の語呂合わせ「運動部に在籍するフミちゃん。興味ないし疲れるからって気持ちだけで痩せようだなんて考えられないデス」を下記に紹介したい。
運動部に：精神運動制止・焦燥
在籍する：無価値感・罪責感
フミちゃん：不眠あるいは過眠
興味ないし：興味・喜びの減退
疲れるからって：全身倦怠感・易疲労感
気持ちだけで：抑うつ気分
痩せようだなんて：体重・食欲の減少/増加
考えられない：思考力・集中力の減退
デス：自殺念慮

注意！

自殺念慮は，程度がどうであれ異常な所見である。決して軽視せず，他の抑うつ症状についても注意深い問診で確認する必要がある。

躁病

気分が高いとはどういうことか。それはイライラした気分か高揚した気分に伴って躁病の中核症状が一定の数以上存在する状態のことである。**高揚し，開放的な気分は躁病の診断に必ずしも必要ではないことに注意せよ。**高揚感の有無で躁病を診断できると誤解している精神科医は，高揚感がまったく見られない躁病を診断することができない。躁状態では「ハイ」で「幸せ」な気分になる人が多いが，イライラした気分にしかならない人も多いのだ。どちらのタイプも純粋な躁病である。さらには抑うつ気分も躁症状と同時に起こりうる。この状態において，その他の大うつ病エピソードの診断基準も満たす場合は，混合性エピソードの基準を満たす可能性がある。混合性の躁病エピソードは，純粋な躁病と同じくらいよく起こる。

躁病エピソードと判断するには，イライラした気分か開放的で，高揚した気分があり，躁病の7つの中核症状のうち3つ(開放的で，高揚した気分の場合)か4つ(イライラした気分の場合)が，1週間存在しなければならない。躁病の中核症状は，マサチューセッツ総合病院のスタッフが考案した **DIG FAST**(意：早く掘れ)という，躁状態での活動性亢進を思わせる下記の語呂合わせ[訳注4]を使うと覚えやすい。

Distractibility：注意転導性亢進。これは最もよく見られ，自覚されやすい症状でもある。集中力を長時間持続させることができない状態を指す。うつ状態における集中力低下とは異なる。

訳注4：躁病エピソードの英語の語呂合わせは，日本人には馴染みにくいと思われる。そこで，松崎の語呂合わせ「古代のサンマを食べんと熱中しジタバタしたけどスイミングが駄目で観念」を紹介する。
　古代の：自尊心肥大・誇大性
　サンマを：注意散漫・注意転導性の亢進
　食べんと：多弁
　熱中し：快楽志向性の活動に熱中
　ジタバタしたけど：活動の亢進・精神運動性の焦燥
　スイミングが駄目で：睡眠欲求の減少
　観念：観念奔逸

Insomnia：不眠。うつ状態での不眠が単に睡眠時間の減少を意味するのと異なり，この場合は睡眠欲求の減少を指す。2つを鑑別する最もよい方法は，患者に気力の程度を聞くことである。躁状態の不眠では，不眠にもかかわらず気力は普通か高い。うつ状態の不眠では，気力が減退している。

Grandiosity：誇大性，または自尊心の肥大。無害なレベルの自信過剰から明らかな誇大妄想までを含む。

Flight of ideas：観念奔逸。思考促迫 racing thoughts，これは思考の速度が速まる感覚を指す。

Activities：活動性亢進。これは目的指向性のある活動の増加を意味する。活動は目的を果たしており，一見役に立っていることも多い。活動性亢進は，(1)社会的活動：社交性の亢進，友人への電話，外出の回数が普段より増える，(2)性的活動：リビドーの増加，つまり性欲亢進，(3)職業的活動：生産性の向上，普段よりもよく家の掃除をする，(4)学校での活動：多くの課題を提出する，いつもより勉強する，の4通りに分類される。どの場合でも，正常気分での活動レベルをもとに比較する。

Speech：多弁。問診時に談話心迫が見られる可能性がある。これが見られなければ，生活環境での会話の量を評価する。普段に比べてよく話すようになっていないかを患者に尋ねること。

Thoughtlessness：軽率さ。通常の判断力をもたないことが分かる快楽指向性の活動。目的指向性のある活動の増加と違い，この活動の増加は不適応をきたす。典型例は(1)性的な逸脱，(2)無謀運転，(3)買いあさり，(4)衝動的なの旅行，の4つである。

注意！
最も信頼性があり有用な躁病の基本症状は，睡眠欲求の減少である。最初の問診でそのような時期があったか確認してから，同じ時期に他の躁症状が存在したかを慎重に評価せよ。

前述したように，躁病エピソードと診断するには，上記の基準を満たす以外に，**重大な社会的あるいは職業的な機能障害**が伴っている必要がある。さらに，躁病エピソードの診断には症状が少なくとも1週間続く(あるいはその病状により入院している)必要がある。1週間に

満たなくても4日以上続くならば、軽躁病エピソードと診断される。

> ### Key Point
> 軽躁病エピソードと診断するには、**重大な社会的または職業的な機能障害を除外する必要がある。重大な機能障害が存在するならば、診断は躁病である。**

注意！
当然ながら、入院は重大な機能障害を示唆する。よって、「軽躁病エピソードで入院した患者」はありえない。

注意！
性的逸脱、買いあさりのような**古典的**な躁病エピソードによる機能障害は、躁病の診断に必須ではない。**なんであれ**重大な社会的あるいは職業的な機能障害があれば、躁病と診断可能である。

単極性うつ病スペクトラム

重要な概念

- 単極性気分障害の代表的な型は気分変調症，慢性うつ病，反復性大うつ病性障害，の3つである。
- 単回エピソードの大うつ病もよく見られる。
- 双極性障害，PTSD，不安障害，統合失調症など，その他の精神疾患によって抑うつ症状が生じることもある。
- 続発性うつ病は必ず除外すること。最も多い原因は物質乱用と神経疾患である。

気分変調症

気分変調症 dysthymia とは，慢性的に軽い抑うつ症状が続く疾患である。歴史的には，DSM-Ⅲに気分変調症という分類が組み込まれたのは DSM-Ⅲ編集委員会内部の対立が原因であった。委員の中には，抑うつ症状を呈する患者を大うつ病という分類で一括りにしたがった一派もいたが，この分類では，かつて**抑うつ神経症** neurotic depression と呼ばれていた軽い抑うつ症状をもつ人を十分に捉え切れない，と感じる臨床医が多かった。公式には DSM-Ⅳ で，2つ以上の軽い抑うつ症状の基準を満たす疾患として**気分変調性障害**（気分変調症）は定義された。診断基準は **CHASE-E**（意：E を探し求める）と覚える（表 2.1）。

これが意味するところは，気分変調症の診断には，大うつ病エピソードの基準を満たさない程度の抑うつ症状が必要である，ということだ。さらにこの抑うつ症状は，ほとんどの時期に慢性的に存在していることが必要だ。DSM-Ⅳ の基準では，症状が存在する時期がしない時期より長く，かつ2年間のうち連続2か月以上通常の気分が続くことがない。よって，2年間の病歴評価が必須である。その経過の半分以上の期間で抑うつ症状が存在し（症状がある期間がない期間より長い），そして抑うつ症状がこの水準より軽い（つまり**正常気分**の）時期が2か

表2.1 気分変調症のDSM-Ⅳ基準の覚え方

Concentration：集中力低下
Hopelessness：絶望感
Appetite：食欲減退/増加
Sleep：不眠/睡眠過剰
Energy：気力が低下
Esteem：自己評価が低い

月以上続いていないことが，診断には必要である。

　これはかなり厳格な基準と言える。にもかかわらず，気分変調症と診断する医師をよく見かける。調査研究で純粋な気分変調症を扱う場合，注意深くこれらの診断基準を評価する必要があるが，私の経験から言えば，気分変調症が疑われる患者で，過去に大うつ病を経験していない者を見つけるのは非常に難しい。つまり気分変調症と大うつ病には共通点があるということだ。すなわち，2年以上続く気分変調症を経験する人はいるだろうが，そのような人は，生涯で1度は大うつ病の基準をすべて満たす2週間以上の期間も経験する可能性が高い。この大うつ病と気分変調症の組み合わせは，通称二重うつ病 double depression と呼ばれる。

注意!
気分変調症とされた患者のほとんどは，純粋な気分変調症ではなく，**二重うつ病**である。

　もう1つ忘れてならないのは，気分変調症の診断基準は全般性不安障害 generalized anxiety disorder (GAD) の診断基準と大きく重なりあうことである。こうした患者のほとんどが，DSM-Ⅲ以前には**抑うつ神経症**と診断されていたことと，もともと気分変調症とGADは，外来でよく見られる軽い抑うつ症状と不安を呈する人を捉えるためにできた分類だということは，覚えておいて損はない。

　比較のためにDSM-ⅣにおけるGADの診断基準を見てみよう。これは**MERCI-S**（メルシーS）の語呂で覚えられる（表2.2）。GADと診断するには，これらの症状が6か月以上存在し，複数の過剰な心配を伴っていなければならない。そもそもGADとは，慢性的な不安を背

表2.2 全般性不安障害のDSM-Ⅳ基準の覚え方

Muscle：筋緊張の存在
Energy：気力が低下
Restlessness：落ち着かなさ，緊張感，神経質さ
Concentration：集中力低下
Irritability：イライラ感
Sleep：睡眠障害

景に，気分変調症にきわめて似た関連症状を伴う疾患であることを押さえておこう。つまり，DSM-Ⅳの疾病分類における気分変調症とGADの主な相違点とは，慢性的な不安（GAD）と慢性的な抑うつ気分（気分変調症）の差である。もちろん両者とも大うつ病には至らない。このような区別はおそらく無意味であり，臨床的に分類が困難なものを分類したい，というDSM-Ⅳの編集委員らの願望を反映しているだけのように思える。こうした患者の多くは慢性的な抑うつ気分と不安を呈するので，気分変調症とGADの両方と診断されるのが妥当である。両疾患の症状に共通する部分があまりに多いので，このような混乱が生じるのだと思われる。

注意！
気分変調症とGADの診断が同時につくことはよくある。慢性的な軽度の抑うつと不安はしばしば同時に起こるからである。

いずれにせよ気分変調症という概念は，慢性的に軽度の抑うつ症状を呈する（そしてしばしば不安もある）患者を表すものだ。**抑うつ神経症**という古い病名のほうが，やや無機質すぎるきらいのある**気分変調症**や**GAD**といった病名よりも，この病状を正しく捉えているとも考えられる。実際，気分症状を主訴に医療機関（多くは一般開業医，一部は精神科）にやってくる患者の多くは，抑うつ神経症に分類できるといってよい。最近では，こうした患者のほとんどが抗うつ薬による治療を受けており，抗不安薬を処方されることもある。これらの患者には真の反復性原発性単極性うつ病の診断はつかず，むしろ明確な大うつ病エピソード未満の抑うつ症状と不安があるだけなので，上記のような治療は基本的に対症療法となる。第8章では，こういった患者

群に抗うつ薬が過剰に処方されている，と私が考える理由を解説する。ここでは，抑うつ神経症患者に対して広く行われている抗うつ薬治療を支持するエビデンスは非常に脆弱だ，と述べるにとどめておこう。抗うつ薬治療の効果は治療をしない（自然治癒にまかせる）のと同等だというプライマリ・ケア臨床における研究が複数存在する。支持的精神療法やその他の精神療法の有効性を示唆する報告もある。このような患者に対する抗うつ薬の処方が普及した理由として，製薬会社によるマーケティングや薬物療法の手軽さだけでなく，医療保険の問題も考えられる。精神療法は薬物療法と比較して同程度に効果的で，安全性も高いのは確実だが，より多くの時間とカネがかかる（そして多くの場合，保険が効かない）。このようなことから，米国における実際の医療現場では，抑うつ神経症の患者は抗うつ薬を処方されることが多くなる。だが厳密に医学的に考えるならば，精神療法のほうが薬物を併用しなくとも，よりよい治療法であることが多いだろう。

ヨーロッパの先行研究では，気分変調症は人格特徴として扱われる傾向があった。この病態を呈する人は，内向的で，恥ずかしがりで，精力的ではなく，少し抑うつ的で，思考と会話が遅く，やや気力に乏しく，8時間以上の睡眠が必要なことが多い。気分変調症が人格特徴か否かで言えば，どちらも間違いではないだろう。では，気分変調症だけで併存症のない患者には治療が必要だろうか。呈している症状が気分変調（いわゆる小うつ）症状だけだとしても，その症状から社会的または職業的な機能低下が起こりうるというエビデンスがある。すなわち，そのような人は重度のうつ状態となることや自殺することはなくとも，仕事で成功することや他者との関わりで満足を得られることはおそらく少ない。離婚しやすく，恋人を作ることや，恋愛関係を維持することも難しいかもしれない。軽い抑うつ症状に気付きやすいのは，本人より周りの人であることが多い。

そのような人は，大うつ病エピソードを1回は経験し，その際にいわゆる「二重うつ病」となり，専門家にかかることが多い。この種の患者に関する報告は限られているものの，現在までの文献は，治療と予後について慢性うつ病との類似性を示唆するものが多い。

症例

患者は 32 歳男性，両親に連れられ来院した。内科医である父親によれば，何年もやる気がなく，大学は卒業せず，近所の書店でのアルバイトしか働いた経験がないと言う。いまだに実家に住んでおり，結婚したいそぶりもなかった。両親は，患者が将来独立して生活していけないのではないか，と心配していた。父親から fluoxetine を 3 か月，エスシタロプラムを 4 か月，アルプラゾラムを 6 か月，セルトラリンを 2 か月処方されたが，いずれも効果がなかったと言う。問診では，不眠，アンヘドニア，集中困難，低い自己評価が認められたが，気力と食欲は正常で，希死念慮は認められなかった。症状は慢性的で変動はなく，はっきり分かる気分エピソードは特定できなかった（家族にも確認済み）。以前に躁病あるいは軽躁病エピソードの経験はなかった（これも家族にも確認済み）。精神疾患や，その疑いのある家族歴はなかった。ひと通り問診を終え，医師は週 1 回の個人精神療法に通うことと，現在服用中の薬物をすべて中止することを勧めた。患者は薬をいやいや飲んでいたため，やめることには喜んで応じたが，精神療法を始めることには気が進まないようだった。内科医の父親が精神療法に対し懐疑的だったのだ。患者の慢性的な不安・抑うつ状態は，反復性単極性うつ病性障害とは別の疾患であるため，生物学的に同様の治療反応は期待できないだろう，と医師は患者本人と父親に説明した。1 年間の精神療法を経て，患者の症状はほどほどに改善した。

慢性うつ病

慢性うつ病は，1994 年に発刊された DSM-Ⅳで公式に定義された疾患であり[訳注1]，大うつ病の診断基準を 1 年以上完全に満たす患者に下される診断である。慢性うつ病と気分変調症との違いは，大うつ病性エピソードの基準を完全に満たすか否かである。満たすならば慢性うつ病であり，満たさなければ気分変調症である。

症例

46 歳女性が，最近夫とけんかをしたことがきっかけで受診した。この 1 年半の間，ほとんどの日で気分が落ち込み，気力と興味の低下と，睡眠時間と

訳注 1：正確には慢性うつ病という病名ではなく，「大うつ病エピソードの慢性の特定用語」という新たな特定用語が DSM-Ⅳより加えられた。

食欲の増加があった，と述べた。希死念慮と罪責感は否定した。彼女は問診中ほほえみながら，運動などを楽しめることもある，と話した。運動は続けており，仕事もさほど難なくできると言う。問診から，彼女の妹も「うつ」と診断されていることが分かった。彼女自身，過去の躁病／軽躁病エピソードを否定し，翌日に電話で夫に確認しても同じく躁病／軽躁病エピソードを否定した。患者は慢性うつ病と診断された。

　かねてより，うつ状態が慢性的に続くことはない，何回も繰り返すかもしれないが，症状がずっと変わらないことはなく，いずれ消えるものだろう，と考えられていた。古典的には，未治療でも単極性うつ病で6〜12か月，双極性うつ病で3〜6か月を超えてうつ状態が持続することはない，とされていた。しかし，近年の報告では，単極性うつ病と診断されていても，1回のエピソードが長期化し，数年に及ぶ人も一部いることが示唆されている。

　慢性うつ病と二重うつ病に対する薬物療法は，特にセルトラリンとnefazodoneについて治験がいくつも施行され，こうした患者に対する標準的な抗うつ薬の必要性と有効性が示されている。興味深いのは，ある種の精神療法，特に認知行動療法 cognitive behavioral therapy（CBT）も効果が証明されていることだ。認知行動療法は，標準的な抗うつ薬と併用した際，特に効果が高い。慢性うつ病の患者は，標準的な抗うつ薬を長期間内服する必要があり，精神療法の併用も効果的だと思われる。

反復性うつ病性障害

大うつ病エピソードを1回だけ経験した人の約50％は将来再発する。その場合には，3，4回以上大うつ病エピソードを繰り返すのが普通だ。同じ大うつ病でも反復性と非反復性では予後が大きく異なる。単回の大うつ病エピソードしか経験していない人では，薬物療法と精神療法（特に認知行動療法）は同等の効果をもつ。薬物療法を受けた場合，一般的には6〜12か月で，問題なく薬物を漸減・中止できる。大うつ病エピソードを何度も経験している場合，つまり反復性うつ病の場合は，急性期治療と長期の再燃予防の両方に関して，精神療法（認知行動療法と対人関係療法のエビデンスが最も豊富である）よりも薬物療

法が効果的なようである。重症の反復性うつ病の急性期には，認知行動療法と薬物療法の併用が，薬物療法のみの場合と同等かそれ以上に効果的である可能性がある。しかし，反復性うつ病の治療の主力となるのは薬物療法である。一方，非反復性のうつ病では，適切な精神療法が行われれば，薬物療法は必須ではない。

注意！
反復性の単極性うつ病の治療と再燃予防には抗うつ薬が必要なことが多い。しかし，単回の非反復性の単極性うつ病の治療には，必ずしも使わなくてもよい。

現在の大うつ病エピソードの経過を丁寧に聞く一方で，過去に経験した大うつ病エピソードの回数に日頃から注意して把握しようとしない精神科医が多い。これは，過去の大うつ病エピソードの診断に必要な具体的な症状を正確に思い出せない患者が多く，聴取するのが難しいからかもしれない。しかし，そのような病歴は効果的な治療計画を立てる上で非常に重要である。大うつ病エピソードを2回経験した人と，22回経験した人では，治療計画は大きく異なる。

症例
ジェーンは30歳の白人女性で，クリニックのうつ病外来に予約をとり来院した。主訴は，恋愛関係が破綻して以来，ひどく憂うつな気分がこの3か月続いていることだった。勤続5年になる現在の職場の上司と衝突しており，仕事に満足していなかった。ジェーンは，生活上のトラブルに関して自分を非難した母親を，不親切だと感じていた。睡眠時間，興味，気力，そして食欲の減退を訴えたが，希死念慮は否定した。集中力はおおむね保たれており，仕事は可能だが能率がいくらか落ちていた。問診で過去に同様のエピソードはなかったと述べた。ひどい副作用の可能性を耳にしていたため，服薬には慎重であり，できることなら薬物療法は避けたい，と訴えた。担当医は精神療法を行う同僚のセラピストに相談し，認知行動療法や対人関係療法について専門機関で特別な修練を積んだ者を探した。該当者はいなかったが，認知行動療法の経験が多少あり支持的精神療法と組み合わせた治療を行っているセラピストが見つかり，そこにジェーンを紹介した。6か月後，症状は改善し，1年で治療は終了した。

> **症例**
>
> ジェイムズは 44 歳の白人男性で，過去 6 か月間，うつ状態にあった。この期間は，食べる量と睡眠時間が増え，通常の活動に対し興味がなくなり，いつも疲れていた。生きることが虚しいと感じていたが，自分で人生を終わらせようとは考えなかった。物事への集中に困難が生じていた。罪責感はない，と述べた。ジェイムズは，どのような心因も否定した。だが，恋人との問題について語り，抑うつと性欲低下に関係しているかもしれないと考えていた。これに似た症状が初めて生じたのは 21 歳の大学生の頃で，30 歳で失業した際に再度生じていたことが，問診中に判明した。精神療法は受けても受けなくてもどちらでもよいが，抗うつ薬治療は受けたほうがよい，と担当医は伝えた。費用面と今の仕事をあまり休めないことから，ジェイムズはすぐには精神療法を受けないことを選んだ。2 か月後，徐々に症状が改善し始め，6 か月後にはさらに改善した。担当医は，現在の内服を同量で継続することを勧めている。

　ジェーンは 6 か月の薬物療法を受けてもよかったかもしれない。そしてジェイムズは，精神療法を受けていれば，より早く，より大きな改善が得られたかもしれない。とはいえ，上記の 2 症例の治療は，非反復性と反復性のうつ病に対するものとして，それぞれ臨床的に妥当であった。

　薬物療法の必要性以外の点でも，反復性うつ病性障害に関して重要な観点がある。それは，反復性うつ病は，単極性うつ病でなくむしろ双極性障害に関係した病態であることがしばしばある，という点である（第 3 章を参照）。また，反復性うつ病は非反復性に比べて重症化することが多く，これは結果的に入院や自殺リスクの増加と関連する。以上の理由から，反復性うつ病を適切に診断し，エピソードの回数を把握することはきわめて重要である。大うつ病エピソードの反復がきわめて頻回で，1 回のエピソードが短い（例：2 週間～3 か月）患者は，双極性障害の可能性がある。

他の精神疾患に伴ううつ状態

うつ状態は，パニック障害，心的外傷後ストレス障害（PTSD），統合失調症に伴って起こることもある。パニック障害とうつ状態が併存する場合，うつ状態がパニック発作に先行し，臨床的に明らかに単極性

うつ病が一次的な疾患と考えられることも多い．そのような症例では，治療の焦点を単極性うつ病に絞り，抗うつ薬で治療することでパニック発作も改善するだろう．反対に，最初から抑うつ症状は存在せず，パニック発作をベンゾジアゼピンで治療した際に，抑うつ症状が現れることもある．そのような状況は二通りに解釈できる．ベンゾジアゼピンが抑うつ症状を引き起こしたか，パニック障害の治療により潜在または併存していたうつ病が**顕在化**したかである．その場合，抗うつ薬で単極性うつ病も治療する必要がある．不安と抑うつが併存することは余りに多いので，証明は難しいが，単極性うつ病が顕在化した，という仮説が，より的確だと私は考える．

注意！
パニック障害と単極性うつ病が併存していたら，どちらが先に起こっていて，どちらが根本の問題かを考えること．パニック障害が先で，パニック症状が落ち着いてから抑うつ症状が現れた際には，抗不安薬が原因だと安易に決め付けないこと．抑うつと不安が同時に起こることはよくある．

　PTSD に伴ってうつ状態が生じることもある．性的，身体的暴力あるいは戦争体験によるものでも，原因が何であれ，心的外傷の程度が深刻であれば生活が著しく障害され，そうした状況に絶望し抑うつ的になる人は多い．抗うつ薬は PTSD に対して頻繁に使われるが，ある程度有効であり，抑うつ症状が併存すればさらに必要性は高まる．PTSD に伴う躁症状や双極性障害の症状を複雑性 PTSD の一症状と捉える立場があるが，私はこれには反対であり，気分安定薬で治療すべき双極性障害の併存と捉える必要があると考える．

　統合失調症に併発するうつ状態は，やや入り組んだ問題である．単極性うつ病を併発した統合失調症と，統合失調感情障害のうつ病型をどのように鑑別するのかが大きな問題である．鑑別のポイントはエピソードの回数である．単極性うつ病を併発した統合失調症では 1 回かせいぜい数回しか大うつ病エピソードを繰り返さず，期間も短い．統合失調感情障害のうつ病型では，大うつ病エピソードは何度も（4 回以上）反復し，エピソードの期間は長い（2，3 週間以上）．いずれの場合も抗精神病薬に抗うつ薬を追加する必要がある．しかし統合失調症

と単極性うつ病の併存例では,抗うつ薬を長期間続ける必要はない(統合失調感情障害のうつ病型では続ける必要がある)。

続発性うつ病

普通の教科書では,うつ状態を起こす疾患の長大なリストを載せるのがお約束だが,臨床で使うハンドブックに載せても役に立たないので省略した。実際,どの薬の添付文書を見ても,うつ状態は潜在的な副作用のリストに載っている。うつ状態を頻繁に起こす疾患と物質について,ざっくりとした概観を把握することのほうが,より重要である。

> Key Point
> うつ状態が頻発する三大疾患は,心疾患,神経疾患,内分泌疾患である。

> Key Point
> 続発性うつ病の原因は,身体疾患を除けば物質乱用と処方薬が大半である。

　前述のように,ほとんどの薬物がうつ状態を起こしうるが,最も重要なのはステロイドである。うつ状態と躁状態のどちらの原因にもなりうる。

注意!
ステロイドは,おそらく最も頻繁にうつ状態を惹起する薬物である。

　続発性うつ病のさまざまな原因について,1つずつ見ていこう。

心疾患

うつ状態は心疾患の危険因子である一方で,心疾患の結果として生じることもある。DSM-Ⅳの大うつ病の基準を満たさない場合であっても,抑うつ症状は心疾患の独立した危険因子となることを示す報告が複数ある。うつ状態に続く,副腎皮質系の過活動のような生理的な変化が,心疾患のリスクを上昇させる可能性がある。心疾患の発症または増悪時におけるうつ状態の増悪は,長期予後の不良を予測する,と

いう報告も多い。

神経疾患
うつ状態を起こす代表的な神経疾患は，多発性硬化症，Alzheimer型認知症，Parkinson病，脳梗塞，てんかんである。この中で，最も頻繁にうつ状態を起こすのは，てんかんであろう。側頭葉てんかん発作に関連した症状として抑うつ症状が生じることがある。発作間欠期に抑うつ症状を呈することも多い。Alzheimer病では，認知機能低下が始まったばかりの時期に抑うつ症状が現れることはよくあり，単に大うつ病で認知機能の著しい低下を伴っている場合(**うつ病性仮性認知症** depressive pseudodementia)との鑑別が非常に難しいことがある。Parkinson病に併発するうつ状態は，ドパミン系の活動低下が関係している可能性がある。脳梗塞や多発性硬化症に併発するうつ状態は，特定の病変の影響か，慢性の障害による心理面への影響が関係している可能性がある。古典的には，左前頭葉の病変で最も梗塞後うつ状態が惹起されやすいとされている。

内分泌疾患
うつ状態と関連する疾患の典型といえば，甲状腺機能低下症 hypothyroidism だろう。甲状腺機能の影響を受けやすい人では，軽度の低下でさえうつ状態をきたしうることには注意しなければならない。したがって，うつ状態は甲状腺機能低下症の前駆症状として現れることがある。甲状腺機能低下症の典型的な身体症状(皮膚の肥厚など)が出現するのは，たいていの場合はずっと後になってからである。よって，うつ状態の患者は必ず甲状腺機能を評価する必要がある。Cushing病では，副腎皮質の機能低下によりうつ状態が起こることがあるが，その場合はたいてい他の身体所見も現れると思われる。うつ病性障害では副腎皮質の機能が軽度に低下するが，これは病因というより，うつ病の病態生理を反映していると考えられる

物質乱用
物質乱用の中で，うつ状態を惹起することが圧倒的に多いのは，アルコールの乱用である。マリファナ，アヘン，コカインなどの薬物も，うつ状態を惹起することがある。

処方薬

処方薬では，ステロイドがうつ状態（と躁状態）の原因になることが多い。プロプラノロールのようなβ遮断薬もうつ状態を起こすとされているが，最新のメタ解析によれば，うつ病リスクへの影響はどちらかといえば低いようだ。プロメタジンのような制吐薬などの神経遮断薬も，うつ状態を起こしうる。抗てんかん薬とベンゾジアゼピン，特にクロナゼパムはうつ状態の原因となることがある。クロニジンのような抗アドレナリン薬や，シメチジンのような抗ヒスタミン薬も抑うつ症状を引き起こすことがある。テトラサイクリンのような抗菌薬の一部や，カルシウムチャネル拮抗薬のような降圧薬も，抑うつ症状と関連がある。最近では，インターフェロン療法のようなC型肝炎の治療や，HIV感染症の治療薬が原因でうつ状態が起こることもしばしばある。

3 双極性障害

重要な概念
- 躁病エピソードには，純粋な躁病エピソードと混合性エピソードのどちらも含まれる。
- 双極Ⅰ型障害と診断するには，自然に起こった躁病エピソードを1回でも確認できればよい。
- 双極Ⅱ型障害の特徴は，繰り返す軽躁病と大うつ病である。
- 高揚した気分があるときにだけ躁病を疑うのでは不十分である。イライラした気分や抑うつ気分を伴う躁病エピソードはよく見られる。
- 単極性うつ病は除外診断である。1回でも自然発生した躁病エピソードが存在すれば，双極Ⅰ型障害に診断が確定する。
- 躁病と軽躁病の主な違いは，重大な社会的または職業的な機能障害が存在するか否かである。よって，双極Ⅱ型障害の診断は，躁病様の症状による著しい機能障害が起こった経験がないことを暗に示す。
- 境界性パーソナリティ障害と双極Ⅱ型障害を鑑別する際，双極Ⅱ型障害の判断にはDIGFASTの診断基準に重きをおく。境界性パーソナリティ障害については典型例の状態像(いわゆる**原型**)との合致度に焦点をあてて判断する。

躁病・軽躁病・双極性の特徴は，双極スペクトラムに属する概念である。躁病/軽躁病が特定でき，DSM-Ⅳの基準に合致していれば，双極Ⅰ型/Ⅱ型障害と診断できる。さらに，双極Ⅰ型もⅡ型とも診断できず，単極性うつ病スペクトラムにも合致しない患者が双極スペクトラムに含まれる。現在のDSMによる疾病分類では，これらの患者は特定不能の双極性障害 bipolar disorder, not otherwise specified と診断されるだろう。大うつ病の経験があり，双極性の特徴を示すが，軽躁病と躁病の経験がない，というのが特定不能の双極性障害の一般的な特徴である。これらの双極性の特徴については第1章でも軽く触れたが，第4章でさらに詳しく述べる。

躁病

現在の疾病分類において，躁病 mania の存在は双極性障害 bipolar disorder の診断に必須である（躁病の経験があれば双極性障害を診断できるものの，躁病の経験がなくとも双極スペクトラムの疾患を除外できないことは覚えておこう）。躁病は第1章で定義したように，大きく2つに分けられる。純粋な躁病と，混合状態である。

純粋な躁病では，高揚した気分が存在して躁病の診断基準（DIGFAST）のうち3つを満たすか，あるいはイライラした気分が存在して DIGFAST のうち4つを満たす。混合性エピソードでは，抑うつ気分が存在し，DIGFAST のうち4つと，うつ病の診断基準（SIGECAPS）のうち4つを満たす。いずれの症候群も，1週間以上続き，かつ社会的または職業的機能に著しい障害を起こしている必要がある。これまで1回でも純粋な躁病エピソードか混合性エピソードを経験した患者は双極Ⅰ型障害 bipolar disorder type Ⅰ と診断されるべきである。例外は続発性の躁状態で，甲状腺機能亢進症や抗うつ薬の使用など，単回の躁病エピソードを惹起した医学的要因が明らかな場合である。

注意！
抗うつ薬誘発性の躁病を経験した患者には，全員ではないが，自然発生した躁病/軽躁病エピソードの病歴もあることが多い。抗うつ薬誘発性の躁病患者を診る際には，自然発生したエピソードの有無を，よく注意して聞くこと。

躁病エピソードの診断で重要なことがいくつかある。第1に，高揚した気分に伴って起こる躁病は，亜型の1つにすぎず，イライラした気分や抑うつ気分を伴う躁病エピソードのほうが多い。

注意！
高揚した気分があるときにだけ躁病を疑うのでは不十分である。イライラした気分や抑うつ気分を伴う躁病エピソードはよく見られる。

次に，混合性エピソードには抑うつ気分が伴うので，うつ状態の患者を診る際は，躁症状についても評価する必要がある。さもないと，

混合性エピソードを純粋な大うつ病エピソードと見なし，双極Ⅰ型障害の患者を単極性うつ病と誤診する可能性がある。混合性エピソードの診断基準は，DSM-Ⅳの定義では大うつ病エピソードの基準と躁病エピソードの基準を同時に満たす必要がある。ただし，大うつ病エピソードの基準は最低2週間続くことが条件だが，混合性エピソードは最低1週間の持続期間で診断できる。

その一方で，上記以外に2種類の混合状態が存在する可能性が，多数の研究から示唆されている。その1つが，不快躁病 dysphoric mania である。患者は躁病の診断基準をすべて満たし，さらに2～3の抑うつ症状も呈する。もう1つが，激越性うつ病 agitated depression である。うつ病の診断基準をすべて満たし，さらに2～3の躁症状も呈する。実際に Kraepelin の原典を紐解くと，激越性うつ病は古典的な大うつ病に近いが，観念奔逸のような躁症状も伴い，躁病が混ざっている，と彼が考えていたことが分かる。混合状態の概念を広げて，厳密な DSM-Ⅳ の混合性エピソードに加えて不快躁病と激越性うつ病も含めれば，その診断率は大幅に増えるであろう。このような広い定義の妥当性を支持する調査報告がいくつかあるほか，不快躁病には(リチウムと比べて)抗てんかん薬がより効果的だ，という報告もある[訳注1]。

注意！
うつ状態の患者を診る際は，必ず躁症状の併存を注意深く評価し混合状態を除外する。混合状態の幅広い定義は，不快躁病と激越性うつ病を含む。

症例
トーマスは38歳の男性で，反復性うつ病の診断で紹介されてきた。彼はうつ状態が「これまでの人生ずっと」続いており，ほとんどの抗うつ薬が「効かなかった」と訴えた。治療歴を注意深く評価していくと，確かに彼は異なる分類に属する複数の抗うつ薬によって，それぞれ十分な量と期間で治療を受

訳注1：DSM-5の草稿では，従来の混合性エピソードが廃止された一方で，大うつ病/躁病エピソードの特定用語に「混合性の特徴を伴う」という項目が追加された。事実上，DSM-5での混合状態の定義は，上記の激越性うつ病や不快躁病の範囲まで広がる予定である。

けたが，無効であった。電気けいれん療法（ECT）も効かなかった。質問を重ねていくと，トーマスの経験したうつ状態には少なくとも2種類あることが分かった。1つでは，抑うつ気分，気力低下，過眠，食欲亢進，集中困難，著しい興味の低下が生じた。この純粋な大うつ病エピソードは通常6か月程続き，抗うつ薬で良くも悪くもならなかった。もう1つでは，抑うつ気分，イライラした気分，気力が増してピリピリした感じ，睡眠時間の減少，食欲低下，注意散漫，正常気分のときとほぼ変わらない活動性，思考促迫，多弁，罪責感が生じた。この混合性エピソードは通常6か月続き，抗うつ薬により悪化することもあった。抗うつ薬が中止され，バルプロ酸が導入されたところ，病状は著明に改善した。

　純粋な躁病か混合状態かにかかわらず，躁病と診断する際は必ず，著しい社会的または職業的機能の障害を伴う必要がある。すなわち，躁症状によって著しい生活上の問題が生じていなければ，躁病の診断は下してはならない。逆に，**いかなる種類**の問題でも，躁症状により生活にかなりの支障が生じていれば（軽躁病ではなく）躁病と診断が可能である。著しい社会的または職業的機能の低下を伴えば，必ずしも古典的な躁病の行動（例：買いあさり，宗教的妄想，性的逸脱）である必要はない。職場の同僚や上司との激しい衝突や，配偶者や他の家族との大げんかがあれば，それで十分である。

　自然発生した躁病エピソードは，必ずと言っていいほど繰り返す。うつ病とは違い，1回きりで終わることは少ない。純粋に抗うつ薬が誘発した躁病で，特にその後に抗うつ薬が使われなかった場合には，1回きりでその後は繰り返さない，ということもありうる。しかしながら，どの時点かを問わず，自然発生した躁病エピソードを1回でも経験したことがあれば診断は双極Ⅰ型障害であり，ほかの診断はありえない，と覚えておくことは非常に重要である。30回の大うつ病エピソードを経験していたとしても，自然発生した躁病エピソードが1回あれば，診断は単極性うつ病ではなく双極Ⅰ型障害である。

注意！
単極性うつ病が除外診断であることを忘れてはいけない。これまでの人生で自然発生した躁病エピソードを1回でも経験していれば，診断は双極性障害である。

軽躁病

軽躁病エピソードは，著しい社会的または職業的機能低下がないことを除けば，本質的に躁病エピソードと同じである(DSM-Ⅳによれば，躁病は1週間以上続く必要があるが，軽躁病 hypomania は最短で4日間続けばよい)。双極Ⅰ型障害の患者が，躁病エピソードと軽躁病エピソードの両方を経験していてもよい(通常は両方とも経験する)。双極Ⅱ型障害 bipolar disorder typeⅡ と診断する条件は何かと言えば，軽躁病エピソードの経験はあっても，躁病エピソードの経験はないことである。つまり，双極Ⅱ型障害と診断することは，自然発生した躁病エピソードが過去に1回も存在しない，と宣言することと同義である。より具体的に言えば，患者の躁症状が著しい社会的または職業的機能低下を引き起こしたことは1度もない，ということである。ここを区別することは重要である。そうしなければ，双極Ⅰ型障害を双極Ⅱ型障害として過剰診断する可能性が高いからである。治療の章で解説するが，この難しい区別をできるだけ正確に行うことは，臨床的に大きな意味をもつ。

注意!
双極Ⅱ型障害と診断する際は，患者が自然発生した躁病エピソードを1度も経験していないこと，すなわち躁症状による著しい社会的または職業的機能障害は生じたことがないことを確認せよ。

症例
サリーは弁護士助手をしている23歳の女性で，大うつ病エピソードを繰り返していた。大うつ病エピソードが再燃し1か月続いたため，恋人を伴って外来を受診した。恋人に対する問診で，次のようなことが分かった。今回の大うつ病エピソードが起こる3週間前から彼女の行動に変化があった。また，その前(約2か月前)から，いつも6時間眠るところを4時間しか眠らず，気力に満ちていて，仕事を長時間(いつもは週40時間のところ60時間)こなしていた。さらに，いつもよりお喋りで，浮ついた様子で，セックスに積極的だった。サリーの気力と性欲が増したことに恋人は困ることはなかったし，同僚や上司は彼女の働きぶりに惚れ惚れしていた。サリーも恋人も，気力の増加や活動性の亢進が治療すべきものだと思ったことはなかった。(続く)

軽躁病そのものが治療を必要とすることは，まれである。これは大事なことなので覚えておいてほしい。その一方，軽躁病は必ずと言っていいほど大うつ病エピソードに先行して起こるので，このような気分の循環そのものは気分安定薬で治療する価値がある。非常に目立たない躁病と派手な軽躁病でも相当違うものだが，軽躁病が発展して躁病に至ることも実際にある。上記の症例が，軽躁病から躁病へ，いとも簡単に移行するさまを下に記した。

症例（続き）
2週間後，サリーのうつ状態はすっかり回復し，気分は少し高揚し，睡眠欲求が減り，活動性が増し，会話量が増えた，と恋人が電話で報告してきた。だが，これらの症状が1週間続いた後，サリーが特定の企画に没頭しすぎることを同僚らが心配し始めた。同僚らが方向修正をしようとすると，サリーは非常にイライラし，同僚によればサリーの性格からは考えられないほど「横柄な」態度をとったと言う。管理職は彼女を呼び出して叱責した。サリーは職場の人間が自分の特別な能力を認めていないと感じ，さらにイライラするようになった。ついに管理職から，休暇を取るよう勧められた。

この症例から，躁病と軽躁病では非常に似た症状が起こりうることは明らかだ。2つの違いは，主として症状が患者の社会的または職業的環境に与えた影響である。すなわち，症状そのものより，症状の心理社会的機能への影響のほうが，違いとしてより重要である。

軽躁病患者が双極II型障害と診断されるのは，躁病エピソードを1回も経験していないことに加え，大うつ病エピソードの経験がある場合のみである。臨床で最もよく見られるのが，うつ状態で来院した患者の問診で，過去の軽躁病の証拠が見つかる，という流れなので，大うつ病エピソードの特定が難しいことはあまりない。一方，過去の軽躁病を診断することの難しさはよく知られており，躁病と正常気分のどちらに誤診する可能性もあることから，精神科医の間で診断が一致しないことは多い（信頼性が低い）。前述したように，軽躁病とされている期間に生活上の機能低下がどの程度あったかについて，報告が不十分だったり，情報が十分得られなかったりして，躁病が見逃されうる。逆に，何らかの理由で起こった，正常範囲内の気分の高揚が，軽躁病と誤解される可能性もある。私の経験上，後者の問題が起こる頻

度のほうが少ない。過剰診断される状況として，軽躁症状に見えた状態が，生活上の嬉しい出来事と関連した気分の変化だった，ということはよくある。例えば，患者は宝くじに当たって，高揚気分や他の関連症状を数日間経験したのかもしれない。私の経験では，このような場合の最もよい対処法は，エピソードの回数を数えることである。宝くじに1回当たったり，有頂天になるような出来事を2，3度経験したりすることはあるかもしれないが，そうしょっちゅう繰り返し経験することは，通常は考えられない。

　われわれの脳は自動合理化マシーンであり，経験したことを解釈するストーリーを常に作りだしていることは忘れてはならない。ほとんどすべての患者が，特に発症初期には，軽躁病や躁病エピソード（さらに大うつ病エピソードまでも）の原因を外的な出来事のせいにする。そのような説明を注意深く聞いて記録しながらも，額面通りには受け取らないことが重要である。そのような生活上の出来事は気分エピソードのきっかけにはなりうるが，背景には疾病による気分の脆弱性があったはずである。生活上の出来事だけが原因で気分エピソードが生じた可能性がある場合，原発性と続発性のエピソードを鑑別するのに最もよい方法は，その反復回数に注目することである。気分エピソードを生じるような出来事が起こるのは，一生のうちに1度か，せいぜい2度までだろう。たいていの人は人生で2回も宝くじに当たることはない。すなわち，高揚して開放的な気分になる出来事が何度も繰り返されることは，現実には滅多にないということだ。きっかけに大きな出来事があったとしても，気分エピソードの経験回数が多ければ多いほど，隠れた気分障害の病状である可能性が高まる。

注意!
軽躁病を通常の幸福感と区別することは，特に過去のエピソードにおいては難しい。覚えておくべきは，繰り返すエピソードは背景に気分障害の存在を示す場合が多い一方，生活上の出来事のみが原因で起こる気分エピソードは生涯でせいぜい1，2度しか起こらない，ということだ。

　躁 manic や**軽躁** hypomanic という言葉を大雑把にとらえ**気分変動**と同じ意味で使う人がいることには注意すべきだ。本書でも取り上げたDSM-Ⅳの厳密な軽躁病の定義に忠実であることは重要だろう。「軽

微な」双極性の症状は，双極スペクトラム障害の概念に包含される可能性がある(第4章を参照)。軽躁病はただの「気分変動」以上のものであり，前述したような躁症状が明らかに存在することを意味する。

双極Ⅱ型障害は双極Ⅰ型障害より急速交代型のリスクが高い。**急速交代型** rapid cycling とは，年4回以上の気分エピソード(躁病，軽躁病，うつ病のどれでも)として定義され，非急速交代型双極性障害の罹患率に男女差はないのと異なり，男性より女性で発症しやすい。したがって，急速交代型の典型例は，うつ病または軽躁病エピソードを過去1年に合わせて4回以上経験している，うつ状態の女性である。

注意!
双極性障害の急速交代型は双極Ⅱ型障害でよく見られ，特に女性に多い。

この特徴のために，境界性パーソナリティ障害 borderline personality disorder と双極Ⅱ型障害を鑑別診断する際は，悩まされることが多い。境界性パーソナリティ障害では，急速な気分変動が見られる。急速交代型の双極性障害では気分エピソードが3か月ごと(年に4回)以上の頻度で起こるが，ときにエピソードが毎月や毎週，あるいはそれより多く起こることもある。2, 3日ごとかそれより頻繁に気分エピソードが起こる場合，これは境界性パーソナリティ障害の気分変動と区別しづらい。ただ気分変動に注目するだけでなく，軽躁病の概念に立ち戻ることが最も重要だろうというのが私の考えである。軽躁病には，躁病と同じく DIGFAST 症状が伴う。軽躁病は，症状の数は躁病と同じだが，程度が軽い。対照的に，境界性パーソナリティ障害は，2, 3日でさえ連続して DIGFAST 診断基準を満たすことはない。より正確に言えば，境界性パーソナリティ障害をもつ人は，その症状を呈しながら気分変動も併発するが，4日間以上続く睡眠欲求の減少や会話量の増加など，診断基準を満たすような躁症状は起こらない。実際，双極性障害と境界性パーソナリティ障害には非常に大きな違いがあり，この違いから，診断にたどり着くまでのプロセスがそれぞれで違ってくる。双極性障害の気分症状は，一定期間で収束する症状であり，妥当性がよく検証されている。一方で，境界性パーソナリティ障害の診断基準はたいてい慢性的な状態像についてであり，妥当性がよく検証されているとは言えない。よって私は双極性障害を診断する

際は DIGFAST のそれぞれの項目をしっかりと評価することを重視し，境界性パーソナリティ障害とパーソナリティ障害全般を診断する際には，特定の診断基準項目に固執せず，その診断がつく典型的な患者像に焦点を絞る（診断のための**原型的**手法）。

典型的な境界性パーソナリティ障害患者は，過去に幼少期の虐待を経験しており，対人関係は不安定で，急速な気分変化を伴い，全か無か思考をもち，医療者に攻撃性の逆転移感情を誘発することも少なくない。「気分変動」に加え境界性パーソナリティ障害の特徴を伴い，ほかの DIGFAST 診断基準を満たさないならば，境界性パーソナリティ障害と診断する。一方で，境界性パーソナリティ障害の基準を1つか2つ満たしたとしても典型的な患者像には一致しないならば，DIGFAST を満たす軽躁病エピソードを何度も経験していれば双極II型障害と診断すべきである。もちろん，両方を併発する患者も存在し，彼らは DIGFAST 診断基準を満たし，かつ境界性パーソナリティ障害の典型的な患者像に一致する。

> **注意！**
> 境界性パーソナリティ障害と双極II型障害を鑑別する際，双極II型障害か否かの判断には DIGFAST の診断基準を重視し，境界性パーソナリティ障害か否かは典型例の状態像（**原型**）との合致度に重きをおく。両方を合併することもある。

その他の双極スペクトラム

外来で患者を診ている精神科医は，典型的な単極性うつ病の診断基準を満たさず，かつ双極I型やII型障害とも診断できない患者が数多くいることにしばしば気付かされる。現在の DSM-IV の疾病分類上，そのような患者は特定不能の双極性障害と診断される。私はこのような患者群を，双極I型やII型障害の対語として，**双極スペクトラム** bipolar spectrum という言葉で，大まかに総称している。双極スペクトラムの患者は，主に大うつ病に悩まされているものの，単極性うつ病としては非典型的で，双極性障害として典型的な特徴をいくつも併せもつ。これらの双極性の特徴については第4章で詳述する。

4 双極スペクトラム

重要な概念

- 双極スペクトラムには，DSM-Ⅳにおける双極Ⅰ型障害の基準を満たす古典的な双極性障害に加え，双極性の特徴を備える疾患が含まれる。
- ここで新たに提唱する**双極スペクトラム障害**は，深刻な大うつ病を呈するが，自然発生した躁病／軽躁病はまだ見られない一方で，双極性の特徴が多く見られる患者につける診断である。
- 最も重要な双極性の特徴は，第一度近親者における双極性障害の家族歴と，抗うつ薬誘発性の躁病／軽躁病である。
- 大うつ病エピソードにおける双極性の特徴で他に役立つのは，エピソードの短さ，反復性，非定型の特徴，精神病性の特徴，産後の発症などである。
- 低用量の気分安定薬（例：リチウム，バルプロ酸）で治療を開始できることが多い。次の手は新規抗てんかん薬の単剤処方，あるいは気分安定薬との併用である。

近年の文献では，双極スペクトラムという語は少なくとも3通りの定義がある。1つ目は，古典的な双極Ⅰ型障害から双極Ⅱ型障害，特定不能の双極性障害，反復性うつ病まで，あらゆる双極性の特徴をもちうる疾患を表す広い定義とする使い方。これは Kraepelin が提唱した「躁うつ病」の概念が意味するところである。2つ目は，古典的な双極性障害を除くすべてを双極スペクトラムとする使い方である。例を挙げると，双極Ⅱ型障害と特定不能の双極性障害が含まれるが，双極Ⅰ型障害は除かれる。3つ目は，現在の DSM-Ⅳ の基準で診断・区別が不可能な，ごく軽度の双極性を有するあらゆる状態に適用する使い方である。これは，双極スペクトラムを昔ながらの単極性うつ病や双極性障害の重なりあう領域を示す概念と捉える方法である。DSM-Ⅳには双極Ⅰ型とⅡ型障害を見分ける具体的な基準があるので，この最後の**双極スペクトラム**の使い方は，DSM-Ⅳでゴミ箱診断となっている特定不能の双極性障害を，より明確かつ詳細に記述しようとするもの，

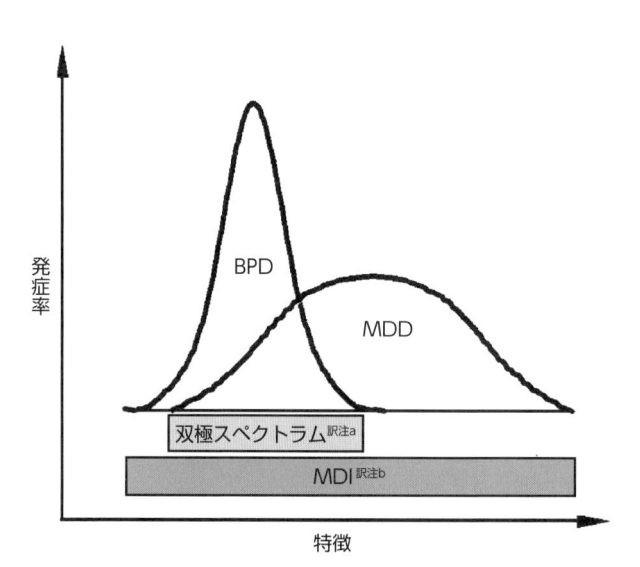

図 4.1　さまざまな双極スペクトラム概念
BPD：双極性障害，MDD：大うつ病性障害(単極性うつ病)，MDI：躁うつ病
訳注 a：3 つ目の定義。
訳注 b：双極スペクトラム(1 つ目の定義)。
SN Ghaemi, RJ Baldessarini, The manic-depressive spectrum and mood stabilization. Psychother Psychosom 2007;76:65-69. より改変。

とも言える。双極スペクトラムの1つ目と3つ目の定義を図4.1に示した。

本章では以降，**双極スペクトラム**を2つ目の定義，すなわち，双極Ⅰ型障害以外のすべてを指して用いる。また，具体的な診断基準が与えられておらず，本質的にはゴミ箱診断となっている**特定不能の双極性障害** bipolar disorder, not otherwise specified(BP-NOS) と呼ばれている多くの患者を指し，潜在的に有用な診断となりうる**双極スペクトラム障害**という病名についても後述したい。抗うつ薬と気分安定薬の効果が，双極スペクトラムの患者と標準的な双極Ⅰ型障害や単極性うつ病とでは異なるであろうことから，このような定義は重要である。

双極スペクトラム(2つ目の定義)を別の方法で視覚化したものが図4.2である。この定義では，双極スペクトラムを，古典的な双極Ⅰ型障害から古典的な単極性うつ病までの，気分障害の連なり(連続体)の

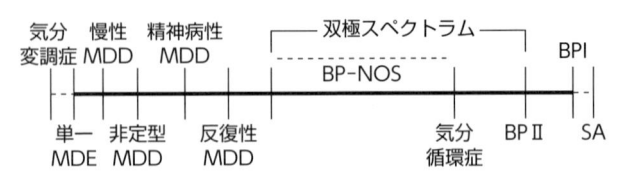

図 4.2 感情スペクトラム

MDE：大うつ病エピソード, MDD：大うつ病性障害, BP-NOS：特定不能の双極性障害, BPⅡ：双極Ⅱ型障害, BPⅠ：双極Ⅰ型障害, SA：統合失調感情障害

一部だと考える。臨床ではこういった状況に遭遇することが多い。カテゴリー診断は，教育や研究には適しているが，そこに上手くおさまらない患者が多いと思い知らされることも，実際の臨床ではよくある。連続的な見方ではカテゴリー診断をスペクトラムにおける末端の典型と見なすことで，カテゴリー診断の存在意義と，多くの患者が複数カテゴリーにまたがる特徴をもち，連続体の中間に分類される，という現実とを調和させることができる。地域医療の現場では，この図に示した連続体の中間，すなわち双極スペクトラムに分類され，連続体の両極である古典的な双極Ⅰ型障害や単極性うつ病には当てはまらない患者がより多く見られるかもしれない。

　他の双極スペクトラムと古典的な双極Ⅰ型障害を区別するために，名前を別につけると都合がよいかもしれない。Terence Ketter はリチウムの発見者 John Cade に敬意を表し，**Cade 病**という名前を提案している。ほとんどの精神科医が双極性障害を Cade 病の意味で使っている。ここでは，Cade 病を他の双極スペクトラムと切り離して考える。その一方で，古典的な双極Ⅰ型障害(すなわち Cade 病)では表現できないこの双極スペクトラムという概念が存在する可能性を真剣に考察する必要性についても強調したい。

　双極スペクトラムをとらえるもう1つの方法は，連続体の中間地点にいる人をその特徴から説明しようとすることだ。この方法では，双極Ⅰ型障害と単極性うつ病の診断からこぼれてしまう人の全員ではないが，その多くを捉える新たな診断カテゴリーを創り出すことになるだろう。Frederick Goodwin とともに私がそれを試みた結果が表 4.1 である。診断名は「双極スペクトラム障害」と名付けた。

表4.1 双極スペクトラム障害：定義案

A. 1回以上の大うつ病エピソード
B. 原発性の軽躁病または躁病エピソードがない
C. 以下のどちらかと，Dのうち2つを満たす。または，以下の両方と，Dのうち1つを満たす
　1. 第一度近親者（親・子・同胞）に双極性障害の家族歴
　2. 抗うつ薬に誘発された躁病または軽躁病
D. Cのうち1つも満たさない場合は，以下の9項目のうち6項目を満たす
　1. 発揚気質（基底気分が非抑うつ的）
　2. 繰り返す大うつ病エピソード（4回以上）
　3. 短い大うつ病エピソード（平均3か月未満）
　4. 非定型の抑うつ症状（DSM-Ⅳの診断基準）
　5. 精神病性の大うつ病エピソード
　6. 若年発症の大うつ病エピソード（25歳未満）
　7. 産後発症の大うつ病エピソード
　8. 抗うつ薬の効果の「へたり」（急性の効果はあるが，予防効果がない）
　9. 3つ以上の抗うつ薬治療に反応しない

SN Ghaemi, JY Ko, FK Goodwin, Journal of Psychiatric Practice 2001; 7: 287-297. より，許可を得て転載。

双極スペクトラムの特徴

双極スペクトラムの最たる特徴は，単極性うつ病や双極Ⅰ型障害において典型的ではない症状が混ざることである。それらを**双極性の特徴**と名付けよう（表4.2）。この特徴が最も役に立つ点は，過去の躁病/軽躁病エピソードの有無だけにこだわらず，他の視点をもつことができることである。DSM-Ⅳでは双極性障害の診断を典型的な躁症状の存在だけに頼っているために，ここでジレンマが生まれる。躁病/軽躁病を十分な根拠をもって正確に同定することは難しく，双極性障害の診断を見送らざるを得ないことも多い。しかし，症状は4つある疾患単位の検証基準の1つにすぎず（表1.2を参照），ほかに家族歴，経過，治療反応性の3つがある。ここでは，診断の根拠として，躁病の症状だけに焦点を絞るのではなく，その他の検証基準と，うつ病の症状にも注目したい（付録A 双極スペクトラム診断スケールを参照）。

躁病様の特徴は最も参考にならない。典型的な双極Ⅰ型障害では，

表4.2 双極性の特徴

1. 躁状態の症状
2. うつ状態の症状
3. 経過
4. 家族歴
5. 抗うつ薬の治療反応
6. 気分安定薬の治療反応

高揚気分がよく見られる。より微妙な形では，**気分の波** mood swingと言われるような気分不安定性が観察できることもある。気分不安定性と臨床診断との関連性については意見が分かれるところである。気分不安定性は，後に双極性障害を呈することを予測する双極性の特徴である，という報告もある。しかし私の経験では，臨床の場での双極性障害に対する気分の波の特異度は決して高くない。気分不安定性といった場合，気分がどの範囲を揺れ動くのかを吟味する必要があるというのが私の意見である。患者の「気分の波」という訴えが，抑うつ気分の軽いときと重いときがある，という意味のことがよくある。あるいは正常気分の時期と抑うつ気分が存在する時期がある，という意味の場合もある。この種の気分不安定性はほとんどが非特異的なものであり，単に抑うつ気分の時間単位の変動を表しているだけである。一方，気分の波が正常気分の水準を超えて高揚した状態になるような気分不安定性ならば，もっと双極性と関連が深い可能性も考えられる。とはいえ，この場合に**気分不安定性**や**気分の波**といった言葉を使うメリットがはっきりせず，私は単に，高揚気分が存在，と記載する。このような判断は，古典的な躁病の定義とまったく矛盾しない。うつ状態からイライラした状態への気分変動も同様に非特異的であり，解釈が難しい。今後の研究の進展により，この問題に決着がつくかもしれないが，現時点では，気分不安定性それ自体を高揚気分とは別物と考えて，あまり重視しないことを推奨する。

うつ状態の症状は双極スペクトラムの概念にとって，より重要である。

Key Point
うつ状態の症状では双極性障害と単極性うつ病を鑑別できないのは精神科医の常識となっているが，これは実証研究から支持されていない。

うつ状態における精神病性の特徴は，単極性うつ病より双極性障害でよく見られる。非定型の特徴（例：睡眠時間の増加，食欲の増加，鉛様麻痺）も同様である。産後うつ病は単極性より双極性障害で多いという報告がある。メランコリー型と慢性のうつ病は，双極性障害より単極性うつ病でよく見られる。双極スペクトラムにおける，その他すべての双極性の特徴と同じく，これらの差は疾患特異的とは言えないが，差があるという点に違いはない。

うつ状態の経過は双極性を見極める上での鍵となる。大うつ病エピソードは単極性うつ病患者の1/3で反復しないが，双極性障害患者のほとんどで必ず反復する。よって，大うつ病エピソードの数が多ければ多いほど，単極性うつ病よりも双極性障害に特徴的な経過となる。治療を行わない自然経過では，大うつ病エピソードの平均期間は単極性うつ病では6～12か月で，双極性うつ病では3～6か月である。つまり大うつ病エピソードが短いほど，単極性うつ病より双極性障害の可能性が高い。平均的な双極性障害の発症年齢は19歳，単極性うつ病では約30歳であるので，発症年齢が早いほど，疾患が単極性でなく双極性である可能性が高くなる。

Key Point
発症年齢が与える甚大な影響を理解するためには以下の記述で十分だろう。30歳で単極性うつ病を発症した患者が将来的に躁病か軽躁病となる確率は10～20％である。しかし，12歳で大うつ病エピソードのみを呈した患者が今後も単極性の経過をたどる可能性は50％である。

この12歳の患者の診断が，10年間で双極性障害へと変わる可能性は50％である。発症年齢を踏まえるだけで，コインを投げて診断名を決めたとしても半分の確率で診断が当たることになる。

繰り返しになるが，これらの症状と経過の特徴はいずれも診断特異的ではなく，単極性うつ病で生じることも確かにある。だが一方で，双極性の特徴が多いほど，単純な単極性うつ病から双極スペクトラム

へと診断は傾くことになる。例えば，15歳で発症し，大うつ病エピソードは短く（平均2か月），何度も繰り返しており（年に3回，発症から現在まで計20回），いつも非定型の特徴を伴い，時折，精神病性の特徴を伴う，という患者について想像してみよう。この患者はわれわれが理解している単極性うつ病の姿とはかけ離れているが，現在われわれは，このような患者も単極性うつ病と診断している。これは単極性うつ病の領域を過剰に広げ，まとまりに欠けた概念にする。むしろ，選び抜かれ，純粋ではあるが，狭すぎる現在の双極性障害の概念を広げ，ここで想定したような患者を含む双極スペクトラムの概念に吸収させるほうがより合理的だと思われる。

他の重要な双極性の特徴には家族歴と治療反応性がある。双極性の疾患に対する特異度が高いのは家族歴と治療反応性の特徴だ，とする報告もあり，これらの特徴には，症状やうつ状態の経過より信頼性が高い側面もある。

家族歴は非常に重要である。単極性うつ病と双極性障害が完全に区別されたのは，1960年代の遺伝に関する実証研究からである。この2つの疾患を区別する最も強いエビデンスは遺伝学である。躁病経験者は躁病の家族歴をもち，うつ病の経験しかない人は躁病の家族歴をもたない。

Key Point

単極性うつ病患者に双極性障害の家族歴があることは非常にまれである。実際に，単極性うつ病と考えていた患者に双極性障害の家族歴が判明した場合，その単極性うつ病とした推定は非常に疑わしくなる。

家族歴を真面目に扱わない精神科医が余りにも多いように思える。たいていの場合，家族歴がカルテにきちんと書かれていても，実際の診断への影響は無視されている。患者の症状が非常に重視される一方，その母親が双極性障害であることはあっさり無視され，大うつ病エピソードの経験しかなければ単極性うつ病と診断される。重要なので繰り返すが，双極Ⅰ型障害患者を第一度近親者にもつ単極性うつ病の患者は，非常にまれである。その場合，患者は双極スペクトラムの範疇にある疾患である可能性が高い。

治療反応性も重要な要素である。気分安定薬の有効性に比べると，

過去の抗うつ薬の有効性のほうが診断には有用である。最も役に立つ所見は，抗うつ薬による躁病あるいは軽躁病である。現在のところ，抗うつ薬による躁病/軽躁病が生じるのは双極Ⅰ型障害の20〜50％，双極Ⅱ型障害の5〜20％，単極性うつ病の1％未満であることが，多くの研究から明らかになった。こういった実証研究から，DSM-Ⅳの定義には含まれないものの，この所見は双極性疾患に特異的である，とも言える。

抗うつ薬に対するその他の反応も，意味のある所見である。治療への耐性は非常に重要である。抗うつ薬への耐性が生じる割合が，単極性うつ病では20％なのに対し，双極性障害では60％に達するという報告がある。この耐性とは，投与初期に反応し，正常気分に至り躁状態とはならないが，6か月以上経つと反応性が落ちる，という意味だ。つまり，急性の効果はあるものの，予防的効果はない。急性のうつ状態からは回復しても，やがては再燃してしまう。

逆に，大うつ病エピソードから回復して抗うつ薬を中断した場合に大うつ病エピソードが再燃する割合は，単極性うつ病では60％だが，双極性障害では20％程度である。

また，単極性うつ病に比べて双極性障害のほうが，抗うつ薬の効きが遅いこともある。決定的ではないが，この点を支持する実証研究によるエビデンスがいくつかある。

前にも述べたが，おそらく臨床的な見地からみて最も重要なのは，双極性障害患者の約1/4に，抗うつ薬が関連したと思われる急速交代化が見られることである。この関連性は目立たないので，正確かつ入念に治療経過と病状経過を追わなければ認識することは困難である。

以上を総括すると，抗うつ薬を何剤も試して治療に十分反応しないことは，単極性うつ病より双極性うつ病に多く，双極スペクトラムを示唆する所見だということである。

気分安定薬に対する治療反応性も，双極性障害を示唆する可能性がある。リチウムは単極性うつ病に効果的な場合がある，というエビデンスがある一方で，バルプロ酸やラモトリギン，カルバマゼピンといった他の気分安定薬は，単極性うつ病より双極性うつ病に効果的である，という指摘もある。

Frederick Goodwinと私が提案した**双極スペクトラム障害**の診断基準では，これらの研究結果を統合し，双極性疾患との関連を支持する

エビデンスの量に応じた重み付けを試みている。この基準は、実証的に正当性が確立してはいないが、臨床医に向けてここで発表することで、それぞれが臨床に有用かどうかを経験に照らし合わせて判断できるようにした。この定義で家族歴と抗うつ薬誘発性躁状態に最も重きをおいたのは、双極性疾患に対する特異度が明らかに高いからである。ほかの特徴は、双極スペクトラム障害に関係はするが、診断確定のためには複数の特徴が見られる必要がある。

症例

患者は45歳男性、難治性うつ病として紹介されて受診した。彼は「これまでの人生ずっと」うつ状態だったと訴えた。しかし、さらに問診を続けると、比較的調子がよく正常気分に近いような時期もあるようだった。確認できた範囲で、少なくとも5回のうつ状態を経験し、その間には悪くない時期もあった。17歳の頃に最初の大うつ病エピソードが始まり、最近のエピソードはこの4か月間であった。大うつ病エピソードの期間は平均2〜4か月で、食欲と睡眠時間の増加という非定型の特徴を伴っていた。3種類の抗うつ薬を最大量まで試され、2つを組み合わされていた時期もあったが、治療には反応しなかった。リチウムによる増強療法は受けたことがなかった。1度だけfluoxetineに反応したが、服薬を継続していたにもかかわらず、9か月後に症状は再燃した。後の大うつ病エピソードでこの薬物が再度用いられたが、効果は得られなかった。彼の叔母は1960年代に統合失調症と診断され入院したが、1980年代に診断が双極性障害へと変わり、リチウムがよく効いたことが問診で明らかになった。その後、現在の抗うつ薬の処方にリチウムが追加され、効果は徐々に現れ、2年後の評価面接においても効果は持続していた。

　発揚気質は、双極性の特徴として扱う価値がある最後の所見である。ほとんどの患者のパーソナリティの様式は、正規分布を大まかに3分割するような境界線をひいた形に分類できる。大多数の人は中央の**平均気質** normothymia に分類される。この群は、約8時間眠り、外交的でも内向的でもなく、普通に働き、概して癖がなく、落ち着いた人柄であろう。正規曲線の一端に分類されるのは、**気分変調症的** dys-thymic なパーソナリティの様式をもつ群である(DSM-Ⅳでの気分変調症の扱いはこれとまったく異なり、パーソナリティに関連する、という定義はされていない)。この群は、睡眠時間が長く(夜に10〜12時間)、恥ずかしがり屋で内向的であり、気力はいくらか低い状態が

慢性的に続いており，感情はメランコリー的な色彩を帯びている。もう一端は**発揚気質** hyperthymia の群である。この群は慢性的な軽躁状態と呼ばれることもあるが，軽躁状態は，定義の上で短く一時的な期間を指す。その点で軽躁状態と異なる。発揚気質の患者は，パーティーづくしの生活で，冗談好きで，ユーモアにあふれ，社交好きで，精力的で，ワーカホリックで，仕事で高い成功を収めており，あまり眠らなくても平気である(6～7時間以下)。このような人には双極性障害の家族歴が見つかることが多い。発揚気質の人が反復性の大うつ病エピソードを経た後に，もともとの高揚した基底状態に戻る，という場合がある。彼らは基底気分が高いので，双極Ⅱ型障害をもつ平均気質の人が呈するような，正常気分に至ることはない。発揚気質は，抗うつ薬誘発性躁状態の予測因子でもある。

　臨床的には，これらの特徴があればより抗うつ薬の治療反応性は悪くなり，単剤であれ抗うつ薬との併用であれ，気分安定薬の治療反応性は高くなる。また，双極性の特徴の多くは，いくつかがまとまって生じることが多い。前述したように，発揚気質をもつ患者の多くは，双極Ⅰ型障害の家族歴があり，抗うつ薬誘発性躁状態を経験しており，短く反復性で非定型の大うつ病エピソードを経験した証拠も明確に存在する。こういった人物が典型的な単極性うつ病であることはまずなく，私の経験上，双極スペクトラムの特徴によく当てはまり，最終的に(抗うつ薬の有無によらず)気分安定薬が必要になる。

臨床における有用性

なぜ双極スペクトラムを診断するために，ここまで考える必要があるのだろうか。臨床の役に立つからである。この診断がつく患者は，抗うつ薬で治療しても，単極性うつ病患者で得られるような画一的あるいは確実な効果は得られない。一方で，低用量の気分安定薬単剤か，気分安定作用をもつかもしれない薬物(新規の抗てんかん薬など)か，それらに低用量の抗うつ薬を組み合わせた治療に最もよく反応する。通常，研究者はDSM-Ⅳ診断基準の枠の中で研究するので，上記のエビデンスとなる実証研究は少ない。ここの議論は主に私の経験が元になっており，手に入る限られた研究結果で補足をしている。

> **Key Point**
>
> ほかに特別な条件がない限り，双極スペクトラムの疾患（Ⅰ型以外）と診断した場合，最初に抗うつ薬は使わず，リチウムかバルプロ酸を低用量で，または新規抗てんかん薬を単剤で治療を始めることを推奨する。

　リチウムやバルプロ酸などの標準的な気分安定薬を低用量で使うことは，とりわけこのような患者には意味があるだろう。というのも，躁状態を経験していないので，これらの気分安定薬を飲みたがらない患者が多いからである。とはいえ，大半の研究におけるリチウムまたはバルプロ酸における「治療域」，すなわち治療的な血中濃度は，躁病の急性期に限定したものであることを認識しておくことは重要である。ここでの「治療域」は他の状況（例えば子どもや高齢者。詳しくは第26章を参照）では当てはまらない可能性があるし，双極Ⅰ型障害ではない（すなわち躁病を呈さない）患者にも当てはまらないだろう。以上より，双極スペクトラムかもしれない患者の治療をどうするか，という議論で起こる当然の疑問は，これらの患者にとって適切な気分安定薬の血中濃度はどの程度か，というものだ。ここで論拠となるデータはほとんどない。ある調査では，気分循環症患者の80％以上が平均32.5 μg/mL のバルプロ酸に反応した。われわれが考える双極スペクトラムの診断基準にあてはまるであろう患者に，最初に低用量のリチウムやバルプロ酸を試すことは，そう的外れなことではない，というのが私の考えである。低用量に患者が反応すれば，高用量で使用した際に増える副作用を避けることができる。反応しなければ，治療域まで増量することもできる。患者が嫌がったり拒否したりする場合には，標準的な気分安定薬はやめて新規抗てんかん薬に変えてもよい。

　標準的な気分安定薬による治療が奏効しないか，低用量あるいは治療域で拒否された場合は，新規抗てんかん薬のどれかで治療することは理にかなっているだろう。私はガバペンチンを推す。300 mg 1日1回就寝前から始め，徐々に600 mg 分2まで増やし，治療域の600〜1,800 mg/日（通常は900〜1,200 mg/日）まで4〜7日ごとに300 mgずつ増量する。ガバペンチンが無効か忍容性がなければ，たいていはトピラマートを次に試すことにしている（25 mg 1日1回就寝前から始め，50 mg 分2に増量，100〜200 mg/日まで毎週25 mgずつ増量）。トピラマートが無効か忍容性がない場合は，ラモトリギンを使う

(25 mg 1日1回就寝前から始め，分1のまま50〜200 mg/日まで増量できる。増量の速度は週に25 mg/日以下とする)。私がこの患者群においてラモトリギンの優先度を下げる傾向にあるのは，Stevens-Johnson症候群のリスクを考えるからである。双極Ⅰ型障害患者では，他の薬物より効果のエビデンスが豊富なため，先にラモトリギンを使う。しかし，繰り返しになるが，双極スペクトラムにおいては最低限のデータをもとに治療を考えなければならない。私は，一番安全な薬物から使い，そこからより効能が高いがリスクもいくらか大きい薬物に移っていく，という方法をとることが多い。

抗うつ薬はどのタイミングで使ってもよい。過去に抗うつ薬を使用して反応が不良だった患者に対して，先行する気分安定薬の試行中に抗うつ薬を併用するのは，私なら避ける。むしろ，抗うつ薬を追加する前に，気分安定薬と新規抗てんかん薬の組み合わせ(低用量リチウムとガバペンチン，あるいはラモトリギンとトピラマート，など)を試みるかもしれない。抗うつ薬に対する治療抵抗性の既往がない患者に対しては，ためらわず早期から抗うつ薬を使用する。気分安定薬を一剤試した後に使用することもあれば，気分安定薬と同時に開始することもある。抗うつ薬を使う際には，できるだけ少ない用量で使うことが重要だ。通常は単極性うつ病に使う量の半分でよい。そして三環系抗うつ薬と中枢神経刺激薬の使用は避けること。

症例
患者は33歳女性，23歳時よりうつ病として治療を受けていた。今までに4種類の抗うつ薬(fluoxetine，セルトラリン，bupropion，venlafaxine)で治療を受けた。患者はbupropionとセルトラリンにはまったく反応しなかったが，venlafaxineの服用中に短期間の軽躁病エピソードを経験した。自然発生した躁病あるいは軽躁病の経験がないことは，患者と家族への問診で確認された。fluoxetineが最もよく効き(本人いわく「いままでで一番調子がよかった」)，明らかな軽躁病を起こすことはなかったが，1年経つと効果が減退した。最初の大うつ病エピソードは，23歳の頃，産後に起こった。大うつ病エピソードはたいてい，睡眠時間と食欲の増加という非定型の特徴をもち，通常4か月続いた。患者はエピソードを6回経験していた。いとこの1人は最近，双極性障害と診断されており，きょうだい2人は「うつ」と診断されていた。患者の祖母は1950年代に統合失調症と診断され，電気けいれん療法が奏効した。

この患者には双極性障害を思わせる所見がいくつもあるが，自然発生した躁病/軽躁病エピソードを経験していないので，正式には双極Ⅰ型障害や双極Ⅱ型障害とは診断されない。試行錯誤の末，双極スペクトラムとして考えることが有効だと分かったのは，この種の患者だ。患者はエスシタロプラムとリチウムを服用し，著しく改善した。その後5年間，安定した状態を保っている。

deref
第II部
基本原理

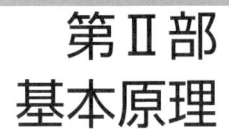

5 ヒポクラテス的精神薬理学をめざして

重要な概念

- ヒポクラテス的治療を行う精神科医は少数派である。
- ヒポクラテス的薬物療法とは，単に倫理的見地に立った手法ではなく，病に関する哲学である。
- その哲学によれば，病は自然から起こり，回復も自然から起こる。医者の役目は，自然の力を助け，その邪魔をしないことである。
- 病には，治療可能なもの，治療不可能なもの，自然に治るものがある。治療不可能なものと自然に治るものは治療してはならず，治療可能なものは治療すべきである。3つを鑑別することこそが，熟練の医術である。
- 対症療法で積極的に薬物を使うのは現代的な手法だが，ヒポクラテス的ではない。
- ヒポクラテス的精神薬理学は，Holmes の原則「すべての薬物は，害がないと証明されるまでは有罪である」と Osler の原則「症状ではなく病気を治せ」に基づく。
- この2つの原則に従わない治療は有害無益である，と私は主張する。

精神薬理学の原則：ヒポクラテス的治療の意味

「新しい雑誌と古い教科書を読め」と現代医学の父，William Osler は学生に助言した。雑誌を読めば，最新の研究に関した新鮮な情報に触れられる。そして古い教科書を読めば，全体を俯瞰する視点や普遍的な原理原則を得られる。

精神薬理学の原理原則は，医学の原理原則に従う。ヒポクラテス的治療法はその1つだが，よく引用されるにもかかわらず，誤解されることが多い。ヒポクラテス的観点では，病は自然から起こるものであり，自然現象ととらえるが，これは他の学派とは大きく異なる考え方である。病は戦う相手ではなく自然現象であり，患者自身が癒す力をもっている，と見なされる。医者の仕事は自然が健康へと導くのを手助けすることで，自然との戦いを挑んで薬物や毒物を使うよりは，食

事や運動などの方法を使うほうが望ましい。つまり、ヒポクラテスの主張の要点は、癒し手は患者であり、医者は自然に仕える「助手」にすぎない、ということだ。治療の主体は自然であり、医者はあくまで補助なのである。

ほとんどとは言わないが、多くの病気が自然に軽快する。したがって、われわれの役目は自然の邪魔をせず、自然とともにあり見守ることである。ゆえにヒポクラテスは、自然に治るもの、治療可能なもの、治療不可能なものに病を分類した。自然に治るものと治療不可能なものは治療してはいけない。治療可能なものは治療すべきである。この3つを見分けることこそが、熟練の医術である。

したがって、有名なヒポクラテスの格言「まず、傷つけることなかれ」とは、抽象的な道義的理想論などではない。むしろ、病に対するこの基本哲学から生まれたものなのだ。

ほとんどの精神科医はヒポクラテス的でない治療をしているように思える。病院の門を叩いたものは、すべて治療しなければならない、とわれわれは考えてしまいがちである。こうした考え方の起源は、米国精神医学の祖、Benjamin Rush にさかのぼる。彼はヒポクラテス的治療の哲学を攻撃し、精神疾患を含むすべての疾病を治療するため積極的に介入すべきだ、と主張した。その治療法は主に瀉血であった。ヒポクラテス的治療法は、中世から近代に至るまで長い間忘れ去られていたが、米国では19世紀末に、Oliver Wendell Holmes と William Osler の手で復活した。

彼らの著作から、ヒポクラテス的精神薬理学を実践する上で役立つ2つの原則を抜き出した(表5.1)。

Holmes の原則

最初の原則は、内科医であり、作家でもあった Holmes の 1861 年の発言に由来する。

薬物治療では、法の場がそうであるように、推定が非常に重要になる。人は有罪と証明されるまで、無罪と推定される。薬物は(中略)常に有害である、と推定すべきである。薬物は常に直接的な害をもたらす一方で、間接的に有益となることもある。この推定が検証されたなら(中略)薬物が病状を良くせず、全体的に見ればむしろ悪くしてしまった、

表5.1 ヒポクラテス的精神薬理学の原則

Holmes の原則：すべての薬物は，害がないと証明されるまでは有罪である。
Osler の原則：症状ではなく病気を治せ。

という話を(中略)こうも頻繁に聞くことは，今よりは少なくなるはずだ。アヘンなど捨ててしまおう。トウモロコシ畑に緋色のケシの花が咲いている風景を見ることはあまりに多く，空きっ腹の者がいれば痛みに苦しむ者もいるはずだと予見した神が咲かせたのでは，と思ってしまうほどだ。未知の特効薬など捨ててしまおう，そんなものが必要になることはまずない。ワインも捨ててしまおう。栄養があり，その蒸留物には魔法のような麻酔の効果もあるが，こんなものが必要だろうか。今ある医薬品をすべて海の底に沈めてしまえば，人類全体に大きな幸福をもたらすことは間違いない――もちろん魚にとっては災難だが。

　Holmes の原則が示すのは，薬物使用には不利な推定条件を補って余りある有効性の証明がなければならない，ということである。医師がこの原則に従えば，有効性が証明されていない薬物療法は行わないだろう。Holmes が言うように，すべての薬物は毒である。用法と用量があるからこそ，薬物は有効に働くのである。したがって，どんな薬物であっても，必ず使う前に，害が起こることを想定していなければならない。立証責任があるのは，薬物が無害かどうかではなく，その有効性である。危険性と有効性の計算は，危険性ではなく有効性から始めるべきである。さもなければ，結局は「ガバペンチン症候群」，すなわち安全だが有効性に欠ける処方(または限定的な状況でしか有効でない薬の乱用)に陥ってしまうだろう。

　例えば，双極性障害に対する抗うつ薬の処方では，Holmes の原則は許し難いほど無視されている。長期にわたり，大量の抗うつ薬が双極性障害に対して処方されてきたが，この20年間の無作為化比較試験の結果は，全体的に見て大うつ病エピソードの予防に抗うつ薬は効果がないことを示している。新世代の抗うつ薬を使用した最新のデータでも，結論は変わっていない。

　抗うつ薬を**中止する**ためのエビデンスがもっとほしい，と言ってくる医者が多いのには驚くばかりである。ヒポクラテス的医学を実践し

Holmes の原則に従っていたら，薬物を中止するためではなく，**使う**ためのエビデンスを求めるはずである．立証責任とは，無効かつ有害であると証明されない限り薬物を使え，ということではなく，有効性と安全性が証明されるまで薬物を**使うな**，ということである．抗うつ薬に関しては，さまざまな理由から，この順序が逆になってしまっている．

Osler の原則

2つ目の原則は，現代医学の父 William Osler による．1895年に彼が主張したのは以下のことである．

ヒトの解剖学と生理学に完全に精通していなければ，有能な外科医にはなれない．そして，生理学と生化学の知識がない内科医は，いくらもがいても疾患について正確な概念はつかむことができず，役に立たない薬物を処方することになる．その薬物は病気を叩くこともあれば，患者に牙を剝くこともあるが，処方した当人は気付くことがない．

Osler が強調したのは，実際に治療ができるようになる以前に，まず疾患について学ぶことが必要だ，ということだ．すなわち，治療すべきは(原因疾患が基礎にある)症候群であって，症状ではない，というのが Osler の原則である．症状は治療対象ではなく，治療すべき疾患(診断)がどこにあるかを示す印なのだ．この原則に従えば，複数の症状に対して複数の薬物を使って，場当たり的な多剤療法に至ることは避けられるだろう．すなわち，双極性障害の治療でありがちな，抑うつ症状に対し抗うつ薬，躁症状に対し抗精神病薬，不安症状に対し抗不安薬，不眠に対して睡眠薬，気分変動に対し気分安定薬が出される，といったことである．このような症状焦点型の薬物療法は科学的でも現代的でもなく，非科学的，19世紀的で，かつ反ヒポクラテス的である．Osler 的アプローチでは，症状ではなく診断した疾患に焦点を当てる．例えば上記の場合であれば，双極性障害に焦点を当て，疾患全体(急性のうつ状態，急性の躁状態，および気分エピソードの予防)に効果のある気分安定薬を重視し，できるだけ単剤治療とする．仮に病気が同定されていないか，あるいは存在しないかもしれない状況であれば，治療は応急的な対症療法にならざるをえない．そうした

場合に薬物療法の害と利益を比べると，大げさな薬物療法は好ましくない，と考えられるだろう。ただし，最古には帝政ローマ時代の医師であるカッパドキアのアレタイオス(紀元 2 世紀)により記録され，生物学的基礎も十分確立している双極性障害のような疾患が存在する場合は別である。

　これは，症状を抑えるためだけに薬物を使うのは絶対に避けるべきだ，という意味ではなく，その方法はヒポクラテス的ではない，ということである。使うのであれば短期間に限って当面の症状を抑えるためだけに，やむを得ずであるべきだ。精神科領域では，(小児や高齢者のような)疾病の解明が十分ではない分野で，対症療法的な多剤治療がはびこっている。そして，多くの精神科医がこの状況を容認している。Osler の原則は，このような状況で一歩立ち止まって考える機会を与えてくれる。

まとめ

ドイツの偉大な精神科医 Karl Jaspers(個人的には Sigmund Freud や Emil Kraepelin より偉大な思索家だと思う)の言葉を言い換えれば，失敗と不調和のほとんどは，科学や研究結果からではなく，われわれの信条や考え方から生じる。よりよい診断と治療を行おうと思い本書を手に取った読者は，まず最初に精神科治療について自分が前提とする考え方について思いを巡らせなければ，得るところは少ないだろう。かつてわれわれ精神科医は，薬物療法を避けすぎた。精神分析が最も優れた治療法だと信じられていたからだ。現在は，おそらく薬物を使いすぎている。症状を対象にした精神薬理学は 19 世紀のものだ。われわれは次のことをはっきりと理解しておかなくてはならない。薬物は第 1 に疾患に対して処方するべきで，症状に対してではなく，ましてあらゆる疾患に対してでもない。習慣で処方するのは避け，処方による利益が確実に存在し，それがリスクを大きく上回る場合にのみ処方すべきである。こうした基本的な哲学があってこそ，われわれは研究や調査結果やデータに向きあい，そして科学的なヒポクラテス的精神科薬物療法を実践できるのである。さもなければ，科学と情報は医者と患者の気まぐれによってねじ曲げられ，現代精神医学という名の折衷主義の寄せ集めを生み出すことになってしまうだろう。

6 遺伝と環境

重要な概念

- 気分障害の発症には遺伝因子と環境因子がおおよそ半分ずつかかわっている。
- 遺伝因子は Mendel の法則に基づくものではなく，複数の遺伝子による疾患脆弱性の集積である。
- 環境因子とは具体的な出来事の積み重ねである。それらは個々の気分エピソードのきっかけであることが多い。

気分障害の二大要因である遺伝因子と環境因子について解説する。

遺伝

気分障害(あるいは精神病性障害)の「原因」遺伝子を発見するための長年にわたる試みは，ことごとく失敗してきた。ほとんどの精神疾患が古典的な Mendel 遺伝病とは異なることが原因のようである。Mendel の遺伝学では，通常 1 つの遺伝子から質的な変化が起こる。例えば，ある遺伝子が優性であれば，いつでも同じ形質が導かれる。劣性であれば，決まった形質が作り出されるのはホモ接合(2 つの劣性遺伝子が同時に存在)の場合だけで，1/4 の確率である。このような形質の発現は予想できる。環境因子がほとんど関与しない遺伝病の多くを，この遺伝様式で説明できる。しかし，よくある慢性疾患はこれに従わない場合が多い。例えば，高血圧や糖尿病(2 型)には遺伝的な側面もあるが，発生頻度の分布は優性遺伝とも劣性遺伝とも異なる。身長，体重，知能などの通常の身体的特徴でも同じで，遺伝はしても常染色体遺伝とは別物である。慢性疾患や身体的特徴に関して Mendel 遺伝病とは違う様式で遺伝するのは，そうした状態の起こりやすさだと思われる。この種類の遺伝的影響は，質的ではなく量的である。1 つの遺伝子ではほとんど影響をもたず，病気や形質が起こる

には，わずかな影響力をもつ遺伝子が無数に集まる必要がある。そのような遺伝様式は，多くの精神疾患にも当てはまる。

したがって，精神疾患の遺伝研究は，常染色体の質的解析や遺伝子座のマッピングよりも，統計的分析による量的研究が多い。質的な遺伝子研究も頻繁に行われているが，驚くほど成功していないのが現状である。かたや，量的遺伝学の手法は，精神疾患の遺伝的基盤に関する知識の発展に大いに役立ってきた。

注意！
多くの精神疾患の遺伝的基盤は，少数の遺伝子による大きな影響ではなく，多数の遺伝子による小さな影響の集積である。環境因子も発症要因の1つとして重要である。

行動遺伝学

行動遺伝学の研究分野は，大部分が量的遺伝学の領域と言える。質的遺伝学の父をMendelとすれば，量的遺伝学の父はFrancis Galtonだ。Galtonは，いとこのCharles Darwinから強い影響を受けていた。Galtonが興味をそそられたのは，知能や知的活動（例：科学，学術，法律）での成功が，家系の中でどのように伝わるか，であった。Galtonはこのような遺伝解析を行うために，多彩な数学的手法を考案した。後にこれらの手法は他者により洗練され，現在では一般に広く使われている。

量的遺伝学の手法で最も有名なのは，おそらくは双生児研究である。一卵性双生児はすべての遺伝子を，二卵性双生児は半分の遺伝子を共有している。また，双子は似たり寄ったりの環境で育つ。年齢が同じで，同じ子宮に宿り，通常は同じ家族に育てられる。そのため双生児研究は，遺伝と環境の効果を上手く探りだすことができる，理想的な「自然環境における実験」であるといえる。仮に完全に遺伝性の疾患であれば，一卵性双生児は常に両方が，二卵性双生児では半数が発病するはずである。一卵性双生児の間で同じ疾患になる率が100％に満たなければ，その疾患は完全に遺伝性とは言えず，残りの要因は環境因子である。遺伝学者は，複雑な数学モデルを使って双子間での疾患有病率を調べることで，ある疾患の**遺伝率** heritabilityを割り出す。遺伝率とは，その疾病の全分散のうち，遺伝因子が説明する割合である。さらに，同じ数学モデルを使えば，残りの環境因子による要素を評価

でき、それが双子で**共通**(共通の家庭環境や文化圏)であるか、または片方に**限定**される「暴虐な運命の矢弾」なのかを判定できる。

大うつ病に関し、多くの双生児研究が行われている。5つの双生児研究を基にした最近のメタ解析の結果では、大うつ病の平均遺伝率は37%(31〜42%)であった。残りの分散(63%、58〜67%の範囲)のうち、双子間で共通の環境因は無視できるほど少ないはずである。むしろ環境因子とは、双子間でも共有されない個体固有のものがほとんどのようである。こうした環境因子については、後ほど論じる。

注意！
大うつ病の疾病リスクのうち、遺伝で説明できるのは、全体の37%である。具体的な環境因のほうが相対的に大きなリスクだが、家庭環境などの双子間で共有されるような環境の影響ではないようだ。

うつ病の遺伝的基盤が、質的でなくむしろ量的なものであり、その遺伝率が37%である、とは、臨床上どういうことか。第1には、気分障害の原因には環境因子が大きく関与し、その割合は遺伝因子よりも大きい、ということだ。気分障害が遺伝する、と単純には言えない。第2に、気分障害の遺伝的基盤は疾患脆弱性から成り、他の要因(主に環境因子)により、発症することもあればしないこともある。これらの結論は Adolf Meyer により、かなり前から予見されていた。彼は環境適応と心理社会的な予防法を重視し、精神疾患の遺伝性を重視しなかった。以上から、気分障害には疾病のストレス脆弱性モデルが適応可能だろう(図6.1)。気分障害の病因論に治療がどうかかわるかを理解する上で、生物学的治療(薬物療法など)は遺伝した脆弱性を標的とした治療、精神療法(または他の心理社会的手法)は繰り返す環境ストレス因を標的とした治療、と見なすのは1つの手である。

注意！
非常に単純化して考えると、薬物療法は遺伝した脆弱性を標的とし、精神療法は環境ストレス因を標的とする。

家系研究

もう1つの遺伝研究が家系研究である。家系研究では、精神疾患があ

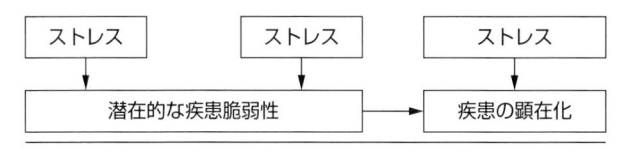

```
┌─────────┐    ┌─────────┐      ┌─────────┐
│ ストレス │    │ ストレス │      │ ストレス │
└────┬────┘    └────┬────┘      └────┬────┘
     ↓              ↓                ↓
┌──────────────────────┐      ┌──────────────┐
│  潜在的な疾患脆弱性   │─────→│ 疾患の顕在化  │
└──────────────────────┘      └──────────────┘
```

図 6.1　精神疾患のストレス脆弱性モデル

ると同定された人(**発端者** probound)の家族一人一人に対して問診する。第一度近親者(すなわち,親・同胞・子供)は,発端者がもつ遺伝子の 50％を共有している。一段階離れるごとに,共有する遺伝子は半分ずつ減る[訳注1]。小さな影響をもつ複数の遺伝子が無作為に遺伝すると仮定すれば,気分障害のリスクも同様に半分ずつ減少する。最近の 5 つの家系研究のメタ解析では,大うつ病患者の第一度近親者ではオッズ比は平均 2.8 倍であった(一般人口に比べてほぼ 3 倍のリスク増を意味する)。

注意!
うつ病患者の第一度近親者におけるうつ病発症リスクは一般人口の 3 倍である。

これらの研究に基づき,患者の近親者に精神疾患を発症するリスクに関する情報を提供することで,情報に基づいた選択ができるように,意味のある遺伝カウンセリングを患者本人や近親者に対して提供できそうなところまで研究は進んでいる。公開されている多様な遺伝研究の精緻な結果を分析したレビューには,その分析結果に基づき計算されたリスクの加重平均値が掲載されている。このような文献のレビューを参考にすると,第一度近親者のリスクは下記のようにまとめられる(表 6.1)。

・患者が双極スペクトラム疾患(Ⅰ型,Ⅱ型,統合失調感情障害)である場合,第一度近親者における気分障害の生涯リスクは 20％である。
・患者が双極性障害である場合,第一度近親者における双極性障害の

訳注 1：一卵性双生児を除いた同胞同士と親子同士では遺伝子を 50％共有している。「第〜度近親者」と「〜親等」は意味が異なる点に注意。

表6.1 気分障害患者の家系における遺伝リスク

患者の診断	患者の家族が双極性障害を発症するリスク	患者の家族が単極性うつ病を発症するリスク
双極性障害	7%	13%
単極性うつ病	2%	14%

家族のリスクは第一度近親者の場合。小数点以下は四捨五入。

生涯リスクは6.7%，単極性うつ病の生涯リスクは12.5%である。
・患者が単極性うつ病である場合，第一度近親者における双極性障害の生涯リスクは1.9%，単極性うつ病の生涯リスクは14.2%である。

一般人口のコントロール群と相対リスクを比較すると，双極性障害患者の第一度近親者は双極性障害の発症リスクが8〜10倍，単極性うつ病の発症リスクが2〜3倍であった。単極性うつ病患者の第一度近親者は双極性障害の発症リスクが1.5〜2倍になり，単極性うつ病の発症リスクが3〜4倍になった（表6.2）。

こうしたリスクの推定値は，単系遺伝，つまり，片方の家系にのみ気分障害の家族歴があることを前提としている。精神疾患の遺伝的要素は加算されるため，両系遺伝，すなわち双方の家系に精神疾患の家族歴がある場合は，こうしたリスクを倍と捉えれば，大きく間違ってはいないだろう。似たような理由で，第二度近親者に対してはリスクが半分になると考えてもよいかもしれないが，第二度以上の近親者に対する正確なリスクの値は確立していない。

加えて言えば，単極性うつ病患者の家族は双極性障害を発症するリスクが一般人口に比べて高いことを，こうした家系研究が支持しているが，双生児研究では，双極性障害の家族に比べて単極性うつ病の家族には双極性障害が少ないことが支持される傾向にある。だがこうした差は相対的なものであり絶対的ではなく，例外も存在する。かすかな，つかみづらい躁症状があるうつ状態の患者を双極性障害と診断する際，非常に重要な手掛かりになるのは，双極性障害の親戚がいる確率が高いことである。双極性障害の家族歴があるうつ状態の患者は，単極性うつ病ではなく，何らかの双極性の疾患である可能性が非常に高い。

表6.2 気分障害患者の家族の遺伝リスク：オッズ比

患者の診断	患者の家族が双極性障害を発症するリスク	患者の家族が単極性うつ病を発症するリスク
双極性障害	8～10	2～3
単極性うつ病	1.5～2	3～4

家族のリスクは第一度近親者の場合。オッズ比1は一般人口と同じ，2で一般人口の2倍のリスクを意味する。

注意！

単極性うつ病患者の家族に双極性障害患者がいることは珍しい。親戚に双極性障害をもつ人がいれば，患者自身も双極スペクトラムである可能性が非常に高くなる。

症例

マルシアは36歳の既婚女性で，12歳と14歳の2人の子供がいる。最近，妹が双極性障害と診断されたため，3人目の子供をもつことにつき，専門家の助言を受けるために電話をした。過去を遡ると，大叔母が「統合失調症」の診断で1950年代に施設で暮らしていたが，躁病として矛盾のない症状を呈していたようであった。マルシアの子供は2人とも気分障害の所見はまったくなかった。マルシアの夫とその親戚には明らかな気分障害や精神病性障害の危険因子はなかった。こうした家族歴に基づいて，第一度近親者の双極性障害（I型）の発症リスクは約7％であり，また，遺伝的リスクは加算的で，世代ごとに半分ずつ減少する，と伝えられた。叔母は第二度近親者であるため，マルシアの子供らの発症リスクは3％である。リスクはどの子供も一律であり，上の子が発症しなかったから下の子のリスクが上がる，ということはない。双極性障害の平均発症年齢は19歳であるため，マルシアの子供が双極性障害を発症するかどうかを確かめる術はない。「妊娠が分かったら，気分障害のリスクを上げる環境要因を減らすために，出生前と周産期の健康に注意しましょう。環境には遺伝と同じくらいの影響力があります」とマルシアは助言された。

環境

大うつ病の遺伝率は37％である。すなわち，疾患を引き起こす因子としては環境因子のほうが大きい。それでは，原因になるのはどんな

環境因子だろうか。

　双生児研究で分かったことは，双子同士で共有されないようなものが環境因子である，ということだ。つまり，双子で共通する家庭環境はさほど重要でないようだ。そこからどんなことが言えるだろうか。かつて信奉されてきた理論のような，幼少期の母親不在や家庭内不和は，世間一般で思われているほど重要ではないのかもしれない。ある理論の間違いを証明することは困難なことが多いが，その理論を証明するものが皆無であれば，少なくとも疑いを強めることにはなろう。前述した理論の多くは精神分析に由来する。そして，精神分析に基づいた仮説の多くは，双生児研究による裏付けをとるのに失敗しているようである。双子で共通する家庭環境の，大うつ病の素因としての役割は大きくなさそうである。仮に母親の子育てが双子に対して平等に下手だったなら，将来，片方にだけ生じた抑うつ症状は，子育てのせいにはできない。

　しかし，母親がそれぞれの子供に対して異なる扱いをした場合はどうだろうか。その場合，これは共通した家庭環境ではなく，疾病素質に大きく影響しうる，固有の環境因子として考えるべきである。

　子供の扱いに出生順序が与える影響は大きいだろう。初めて子供ができた経験と，第七子ができた経験には大きな違いがある。数々の心理学文献によると，第一子は一般的に両親との一体感を抱きやすく，良きにつけ悪しきにつけ後に生まれた子より親に関心をもたれやすい。第一子はキャリアや収入など普通の面で「成功しやすい」一方で，後に生まれた子はより創造的で，両親と比べて新しい生き方をしようとする傾向がある。第一子は政治的立場や人付き合いに関して保守的だが，後に生まれた子はよりリベラルな傾向がある。これらのパーソナリティ傾向は，同胞の数や出生順序に基づく家庭内でのさまざまな幼少期体験に影響を受ける。

　うつ病への脆弱性は，そのような環境から影響を受けうる。第一子は親から過度のプレッシャーを受けて世間的な成功に縛られるために，うつ病になりやすくなる可能性がある。はたまた，後に生まれた子供らも，忙しい親に無視されがちだったり，長子に比べて大事にされていないと感じたりして，うつ病になりやすくなる可能性がある。こうした体験は必ずしもうつ病に直結するものではないことは覚えておこう。同じ体験をしてうつ病にならない人は多い。これらの体験に遺伝

的脆弱性や他の環境因子が重なって，うつ病に至ることもある。

注意！
うつ病に関連した環境因子として，何番目に生まれたのかが重要な役割を果たしている可能性がある。

双生児研究の結果は，出生順序がうつ病の遠因になることを支持するが，その証明まではしていないことを強調しておきたい。とはいえ，同じ家庭に生まれても何番目に生まれてきたかが違えば，体験した家庭環境は異なり，双生児研究の結果と**矛盾するものではない**。

共有されない環境因子でほかに重要なものは何だろうか。おそらく次に重要なのは，友人関係であろう。子供は友人やその同胞らと仲間集団を形成する。友人関係は共有されない環境因子である。いくつかの双生児研究から，パーソナリティ形成と精神障害の発症に関して，子供時代の体験で一番重要なのは友人関係である，と断定した心理学者もかつてはいた。この見方は，少し以前の精神分析の時代には「悪い母親」があらゆる精神疾患の原因と見なされていたことの揺り戻しと捉えられるだろう。友人との経験は確かに重要だが，気分障害の発症（あるいは性格傾向）への影響という点では，家庭における経験の代わりにはならない。とはいえ，遺伝研究によれば，家庭環境だけでなく，友人関係も重要な因子であるのは確かである。友人関係におけるつらい体験は，自尊心の低下，学業への関心低下，社会機能低下や学力低下，飲酒や薬物乱用に結びつく。この種の友人の影響からの経験は，遺伝的脆弱性がある場合にうつ病のリスクを上昇させる。逆に，肯定的な友人との体験は，自尊心を高め，社会的な承認に結びつく。そして，うつ病の発症リスクも下げるだろう。

注意！
友人関係はうつ病に関連する重要な環境因子である。友人選びは慎重に。

私の経験では，共有されない環境において，うつ病のきっかけとして一番重要な経験は，自分でコントロールできない出来事だろうと思われる。人生において偶然に左右される局面は少なくない。行動遺伝学者の Lindon Eaves がよく引用しているが，Shakespeare の「暴虐

な運命の矢弾」訳注2が，共有されない環境因子を説明する際に使われる。物事は予想しないときに突然起こるので，その発生を予測して思い通りにコントロールすることは誰にもできない。

多くの人が経験する人生の出来事がある。恋人との破局，離婚，親や同胞の死，結婚，出産，病気，仕事の成功，失業，上司や同僚との衝突などである。ほとんどの人が，こうした典型的な出来事の2つ3つは経験する。その一方で，それぞれの出来事がその人の人生のどの時点で起こるか，そしてどのように起こるか（強い心理的葛藤を伴うこともあれば，そうでないこともある）は，体験する人に固有のものである。遺伝的脆弱性をもち，幼少期の環境による脆弱性も抱えていれば，結果として大うつ病エピソードが起こってもおかしくない。この種の出来事は大うつ病エピソードの**きっかけ**となることが多い。つまり，これは発症の一因ではあるが，幼少期の体験や遺伝的脆弱性とは違った性質のものである。きっかけとなる出来事は，大うつ病を発症させるのに十分なこともあるが，必須ではなく，大うつ病エピソードを発症する最後の一押しになることは多いが，特別な出来事が何もなくても発症する人も少なくない。一方で，遺伝的な，または幼少期に由来する疾患脆弱性（出生順序や友人関係も関係あるだろう）は，うつ病の発症に必要だが，それだけで十分ではないと考えられるだろう。つまり，最後のきっかけに「暴虐な運命の矢弾」があって初めて，この種の脆弱性が大うつ病に発展するのだと考えられる。いわゆるキンドリング・モデルは，これらの概念を統合するものである。

注意！

「暴虐な運命の矢弾」とは，気分エピソードのきっかけとなりうるような，予測のつかない出来事のことである。そのような出来事は，大うつ病を発症させるに十分なこともあるが，常に必要なわけではない。

幼少期の親との死別，性的虐待，激しい身体的虐待などの重大な外傷体験に関してはどうだろうか。精神分析由来の言説の多くは，そうした外傷体験が，さまざまな精神異常の核心にある，としている。重度の外傷体験は，気分障害の病因論において重要な位置を占めうるだ

訳注2：戯曲『ハムレット』に登場する言葉。

ろうか。そうした外傷体験が，共有されない環境因子であるという意味では，行動遺伝学上の現在の知見と矛盾はしない。この問題を直接扱った優れたデザインの疫学研究はほとんどない。ある報告では，幼少期の親との死別は，大うつ病など成人期の精神疾患とわずかに関連していた(成人に診断される精神疾患の約5%を説明した)。

心的外傷は重要な環境因子である。遺伝的脆弱性がある個体が外傷を受けることでうつ病が生じる，という説は，論理的に間違っていないだろう。外傷体験が十分重ければ，例え遺伝的脆弱性がわずかだったとしても，うつ病の発症リスクは増えると思われる。

> 注意!
> 身体的／性的虐待のような重度の外傷体験は，気分障害の環境因子として重大となりうる。しかし，気分障害の発症に必須でもなければ，一番重要な要素というわけでもない。

遺伝子型と環境の相互作用

自分に非がなかったとしても「勝手に」事件は起こり，Shakespeareの言う暴虐な運命の矢弾が降りかかるものだ。一方で，自分自身の決断が事件をまねく可能性もある。例を挙げれば，治安が非常に悪い地域を歩いていれば，そうでない場合に比べひったくりに遭う確率は増える。この場合，意識的な選択が自らの環境に影響しているが，これは生物学的に言えば，**遺伝子型と環境の相互作用**が，より多様で複雑なスケールで起こっている1つの典型例と言える。最近，発達過程を幼少期から思春期まで追跡した大規模な双生児研究が行われた。環境因子の影響に関心を抱いていた研究者らは，遺伝が際立って重要であることを発見して愕然とした。子供らは，もって生まれた性格傾向に基づいた，特定の環境を引き寄せるようである。子供時代を通し，両親からそれぞれの性格傾向に応じた反応が引き出され，結果として異なる発達を遂げる。この種の遺伝子型と環境の相互作用は，同じ家で育つ同胞間でも共有されない環境因子の一部となるだろう。

7 気分安定薬とは，抗うつ薬とは何か：その定義を考える

重要な概念

- **気分安定薬**は，その語感から気分安定作用が常にあると誤解されがちだ。
- 気分安定薬の定義には，抗躁効果と抗うつ効果がたいてい含まれる。
- 気分安定薬を定義する最も重要な要素は，予防（再燃防止）効果だろう。急性期の効果だけで予防効果がないのは不十分である。
- **抗うつ薬**も，その語感からうつ状態なら常に効くと誤解されることが多い。実際のところ，抗うつ薬一般は気分を持ち上げることが多いが，単極性うつ病以外の疾患に使用する場合，必ずしも効果的とも安全とも言えない。反復する大うつ病エピソードに対する抗うつ薬の予防（再燃防止）効果は，急性期の効果に比べて十分に確立されていない。

抗うつ薬とは何か

うつなら何でも抗うつ薬が効くのが当然，と思っている患者は多い。**抗うつ薬** antidepressant という名称が，要は抑うつの治療をする薬だろう，と思わせるのだろう。この問題について患者を教育することは，われわれ臨床医の大事な仕事である。抗うつ薬という名称は，三環系抗うつ薬やモノアミン酸化酵素阻害薬が新しく開発されつつあった 1950 年代に，この分野の研究者により作られた。抗うつ薬に競合する名称としては，**感情遮断薬** thymoleptic（ギリシャ語で「感情を壊す」の意）と**精神賦活薬** psychic energyzer があった。製薬会社とその他の関係者も抗うつ薬という用語をより頻繁に使うようになると，これが慣用的な言い方になった。実際には，後に**原発性単極性大うつ病性障害**と呼ばれるようになる疾患の研究から，抗うつ薬という名称は生まれたのである。

抗うつ薬を最も正確に定義するなら，原発性単極性大うつ病性障害

に有効な薬物,と言えるだろう。この定義には,双極性障害だけでなく,続発性うつ病も含まれない。

> **Key Point**
> **抗うつ薬**という名称は単極性大うつ病性障害に有効な薬物を指す。これらの薬物は双極性うつ病や続発性うつ病には効果的ではない可能性がある。

双極性障害のうつ病相(双極性うつ病)に関して,急性期における抗うつ薬の効果はかろうじて確立されているが,予防については効果がないことを示唆するエビデンスがある。それどころか,抗うつ薬によって,気分エピソードの交代頻度が増し,かえって抑うつ症状を呈しやすくなる患者もいる。つまり,逆説的であるが抗うつ薬は双極性障害のうつ病相を**悪化させる**ことがありうる。以上より,双極性障害のうつ病相に対する抗うつ薬の安全性と効果は,確立されているとは到底言い難い。

続発性うつ病とは,脳梗塞後や甲状腺機能低下症など,明らかな医学的原因や他の要因があって初めて起こるうつ状態を指す。抗うつ薬の効果は,続発性うつ病ではほとんど証明されていない。血管性認知症など,原因疾患によっては原発性単極性うつ病に比べて,抗うつ薬の効果が劣ることもあるようだ。通常,最も効果的な治療は根底にある身体疾患の治療と不可分である。

以上より,この種類の薬物に最適な名称をつけるとしたら,**抗単極性大うつ病性障害薬**だろう。しかし**抗うつ薬**のほうが響きがよいので,よく使われる。抗うつ薬は単極性うつ病に対して効果がある薬物であり,他の条件での使用は別の臨床的根拠から正当化されなければならないということを,臨床医は知っておくべきである。

気分安定薬とは何か

気分安定薬 mood stabilizer という名称に関して言えば,さらに誤解が多い。気分安定薬の起源は,**抗うつ薬**の起源より深い霧の中にあって,はっきりとは分からない。遅くとも 1950 年代には**気分安定薬**という用語は,アンフェタミンとバルビツール系薬物の組み合わせを指して使われていた。当時,この名称が何を意味していたのかは明らか

でないが、**双極性障害**と現在呼ばれている疾患に対し特に有効である、という意味ではなかったらしい。むしろ、**気分安定薬**という名称は、抑うつ的な状態に対して気分を持ち上げる方向に働き、同時に気分の不安定性をある程度減らす薬物、という意味であったようだ。

リチウムが手に入り双極性障害によく使われるようになると、リチウムに**気分安定薬**という名称が適用され、それから現在の意を含むようになった。リチウムは躁病の急性期に対して主に研究されていたので、**気分安定薬**が抗躁効果を暗に意味するようになった。しかし、同じ抗躁薬であっても、リチウムは定型抗精神病薬などのほかの抗躁薬とは大きく異なり、躁状態の治療後にうつ状態が生じにくかった。さらに、リチウムは三環系抗うつ薬と違い、双極性障害におけるうつ病相の治療と予防にも効果があった。

以上より、**気分安定薬**という名称は、急性期だけではなく予防的な維持療法に関しても抗躁効果と抗うつ効果をもつ薬物、という意味合いを、少なくとも一部では含むようになった。近頃まで双極性障害の治療においてリチウムの代わりになるものはほとんどなかったため、こうした定義の意義は限定的であった。近年、双極性障害に使える可能性のある治療薬が新しく増えてきたおかげで、気分安定薬の定義に関する議論が活発になっている。一般的な定義は4通りに分けられるであろう。これらを、狭義、広義、古典的、単純、と名付けることとする（表7.1）。

> **Key Point**
>
> **気分安定薬**という名称を、双極性障害の特定の病相に対する効果だけを指して使ってはならない。つまり、**抗躁薬**と**気分安定薬**は同じではない。定型にせよ非定型にせよ、抗精神病薬は、躁病の急性期に対する効果があるというだけでは、気分安定薬と言えない。

最も狭義の定義では、リチウムが最も信頼できる基準となる。この定義では、双極性障害の躁病相とうつ病相の急性期に効果があり、それらを予防する効果もある場合のみ、気分安定薬と見なす。双極性障害の治療において、この4つの効能に二重盲検試験によるエビデンスがあるのはリチウムだけである。欧州では、規制当局がこの定義にほぼ近いものに従っており、躁病の急性期に効果があっても予防効果も

表7.1 気分安定薬の定義

狭義

躁病とうつ病の急性期治療，躁病とうつ病の予防に効果がある
・リチウムだけが基準を満たす

広義

躁病の急性期に対して効果があり，うつ病を惹起しない
・すべての非定型抗精神病薬，リチウム，バルプロ酸，カルバマゼピンは基準を満たす

うつ病の急性期に対して効果があり，躁病を惹起しない
・リチウム，バルプロ酸，カルバマゼピンは基準を満たす

古典的

抗うつ効果と抗躁効果がある
双極性障害の治療において3つの病相(躁病相，うつ病相，予防)のうち，2つに有効で，そのうち1つが予防でなければならない
・リチウム，バルプロ酸，カルバマゼピンは基準を満たす

単純

予防効果がある(急性期への効果は問わない)
・リチウムとラモトリギンは無作為化試験の一次解析の結果から基準を満たす
・バルプロ酸とカルバマゼピンは二重盲検無作為化試験の二次解析と，非盲検無作為化試験の一次解析の結果から，基準を満たす

注：すべての定義において，単剤治療，つまり，その薬物だけで治療した場合の効果を想定しており，他剤との併用は考慮されていない。

ある薬物でなければ認可していない。この狭義の定義の問題は，双極性障害患者はすべてリチウム治療が必要であることを示唆している点だ。リチウムには多くの利点がある(第14章を参照)一方で，無効な患者もおり，忍容性の問題で使えない患者や，単にリチウムを飲みたがらない患者もいる。

広義の定義は対象範囲が広すぎると私は考えている。この定義では，躁病の急性期に有効だがうつ病相を惹起しないか，うつ病の急性期に有効だが躁病相を惹起しない薬物は**気分安定薬**である。これは予防効果についてはまったく言及していない。この定義では，リチウム，バルプロ酸，カルバマゼピン以外に，オランザピン，リスペリドン，クエチアピン，ziprasidon も気分安定薬に分類されるだろう[訳注1]。これ

らの抗精神病薬はすべて，この定義に合致した短期的な効果について二重盲検試験によるエビデンスがある。だが，気分安定薬は双極性障害の治療における要であり，これらの薬物が長期的に単剤のまま使われることもあるだろう。この定義を正しいとすれば，そういった急性期に有効であることが，長期投与の有効性をも意味するはずだが，理論的にも経験的にもそんなことはありえない。

古典的な定義は，広義の定義と狭義の定義の中間に位置する。この定義では，**気分安定薬**は抗うつ効果と抗躁効果をもつ。過去に私が提案したものだが，この概念は次のような形式で表せる。単剤で，双極性障害のうつ病相の治療，躁病相の治療，両病相の予防の3つの効能のうち2つをもち，そのうち1つは予防効果でなければならない。これまで開発された薬物で，この定義に沿う効果のエビデンスを十分にもつ気分安定薬は，リチウム，バルプロ酸，カルバマゼピンの3種類だけである。これらは，双極性障害の長期的治療において臨床的に最もよく使われる薬物でもある。

最後に**単純**な定義では予防効果のある薬物を気分安定薬とする。現在，私はこの定義を最もよく用いる。ある薬物が双極性障害において将来の気分エピソードを防ぐならば，それは気分安定薬である。前に述べたものに比べてはるかに単純な定義だが，こうした見地に立つ場合は，何をもって**予防**とするかを注意深く定義することが要求される。

Key Point
これまで市場に出た薬物のうち，真の**気分安定薬**を定義する単純な基準を満たすことが証明されているのは4剤のみである。その4剤とは，リチウム，バルプロ酸，カルバマゼピン，ラモトリギンである。

予防とは何か？

予防 prophylaxis とは，単に気分エピソードを防ぐことを指す。しかし，製薬会社の臨床研究デザインにときに見られる研究手法の複雑さを考慮すると，この問題についてはここで詳しく理解しておく必要が

訳注1：原書ではリチウム，バルプロ酸，カルバマゼピンは含まれないが，文脈より明らかなので追記した。

あるだろう。実際，真の予防効果がある薬物は，維持療法に使われる他の薬物と臨床研究のデザインに違いがある。実は研究デザインには2種類あるのだ。これを私は**真の予防** true prophylaxis デザインと**再燃防止** relapse prevention デザインと呼ぶ。再燃防止デザインを**強化** enriched デザインと呼ぶ人もいる。

両者の違いを挙げると，再燃防止デザインの研究では，患者は研究にエントリーされる前に，あらかじめ研究対象の薬物(例：オランザピン，アリピプラゾール)に反応していなければならない。すなわち，非盲検で(無作為化せずに)躁病の急性期に対するオランザピンによる治療に反応した患者だけが維持療法の研究にエントリーされる。そこで初めて，オランザピンを続けるかやめる(プラセボに変更される)かで，二重盲検無作為化がなされる。研究アウトカムは通常，次に気分エピソードが起こるまでの時間である。そのような研究の結果が肯定的であれば，躁病の急性期にオランザピンが効いた人には，より長い期間の投与がよい，と示唆される。これが，**再燃防止**という用語の意味するところである。試験結果が意味をもつのは，急性期にその薬物が使用されて有効性が認められた人だけである。やがて「気分エピソードの急性期の後，どれくらいその薬物を続けるべきか」という疑問が湧いてくる。初めに研究対象の薬物が有効であった患者だけが研究にエントリーされているため，そのような研究は有効性が現れやすい方向にバイアスがかかっているといってよい。

真の予防薬はこれとは違う。過去のリチウムの研究で主に用いられたような，真の予防効果を証明できる唯一の研究デザインでは，患者は正常気分の間に研究にエントリーされるが，最近の気分エピソードの経験は必須ではない。そして，患者が躁病相やうつ病相を最近経験していた場合は，どの薬物で治療されていてもよく，研究対象の薬物(例：リチウム)である必要はない。よって，例えばある患者のうつ病相が抗うつ薬の単剤治療で回復してからリチウムの予防研究にエントリーされた場合，そこで患者の抗うつ薬は中止され，リチウムとプラセボのどちらを投与されるかで無作為化される。このデザインでは，研究対象の薬物に有利なバイアスは存在しない。さらに(リチウムのように)有効性が証明された場合，**どんな人にも**長期的治療で有効であると結論づけることができる。つまり，その結論は，あらかじめ気分エピソードの治療に有効性を認めた患者に限定する必要がない。

両者の違いを説明するため，躁病の急性期に病院へ行き，ハロペリドールで改善が見られた患者がいたと仮定しよう。入院中に主治医は気分安定薬の投与を始めなかった。退院の2か月後，クリニックの外来で新患としてこの患者を診察する。双極性障害の診断がつき，ハロペリドールは気分安定薬でないことが分かっているので，長期的な予防のために気分安定薬を追加することに決める。例え，私がオランザピンを気分安定薬だと考えていたとしても，この患者にオランザピンを導入することは，維持療法の研究からは支持されない。なぜなら，この患者は急性期にオランザピンを投与されておらず，その有効性も不明であるためである。そのような患者に対する有効性のエビデンスをもつのはリチウムだけだろう。

以上より，一言で言えばリチウムだけが真の予防薬としての効果をもつ。この事実だけでも，気分安定薬としてリチウムが新薬(特に抗精神病薬)より，どれほど圧倒的によく証明されているか，ということがはっきりと分かるはずである。

なぜ抗精神病薬は気分安定薬ではないか

さて，本書の内容で，少なくとも精神科医の間では最も物議を醸す意見をこれから表明しようと思う。今日の双極性障害の治療において，抗うつ薬の過剰使用に次ぐ重大な誤りは，**抗精神病薬の過剰使用**であろう。このようなことが起こるのは，抗精神病薬を総じて気分安定薬と見なす，という誤りによるところが大きい。抗精神病薬は気分安定薬ではない。双極性障害の研究者の大多数はこれに同意しないだろうが，私は自らの論理的根拠を説明して，判断は読者にまかせたい。

日常診療でいつでも成立し，科学的にも反論の余地がない，次の基本的な言明から始めさせてほしい。例え特定の抗精神病薬(現在のところオランザピンとアリピプラゾール)がもつ気分安定薬としての効果を支持する情報を信じているとしても，その効果が非定型抗精神病薬全体にあると拡大解釈してはならない。そのような治療は，非科学的であり，弁解の余地なく誤りである。私が直接経験した症例を，プライバシーに配慮し最小限の変更を加えて以下に記す。使用薬物はすべて実際と同じである。

症例

受診したのは 36 歳女性。過去の躁病エピソードと大うつ病エピソードについてはっきりと述べ，双極Ⅰ型障害と診断されていた。精神病性の躁病エピソードのため，最近まで 5 か月間入院していた。ziprasidone 80mg 分 2 の処方で躁病から回復した。退院 1 か月後に抑うつ症状が再燃したため，受診時には citalopram 20mg 分 1 の処方も受けていた。問診では，軽度の抑うつ症状と中等度の不安症状が存在し，以前よりかなり良くなってはいたが，健康なときに比べるといまだに明らかに低調であった。患者はリチウムもカルバマゼピンも服薬したことがなかった。バルプロ酸は 2 週間だけ服薬したことがあったが，過鎮静が生じ中止されていた。私が citalopram を中止してリチウムを始めることを勧めると，患者は夫と相談すると答えた。その後，夫から説明を求める電話がかかってきた。私はリチウムが最も実証された気分安定薬であり，彼女は現在気分安定薬を服薬していない，と説明したところ，夫は「○○先生は ziprasidone も気分安定薬だって言いましたよ」と答えた。双極性障害の維持療法における ziprasidone の有効性について調べた研究は 1 つもなく[訳注2]，よって気分安定薬であるとは言えない，という私の返答に対し，夫は「○○先生が気分安定薬だっていうのに，違うっていうんですか。先生の仰ることは信じられません」と答えた。6 か月後，患者は ziprasidone と citalopram を継続していたが，重度のうつ状態が再燃して再び受診した。citalopram は中止され，リチウムが開始された。大うつ病エピソードは素早く寛解し，正常気分が 1 年間続いている。

この症例が強調する問題点は，「すべての」非定型抗精神病薬が気分安定薬だと考えてしまう精神科医がいることである。非定型抗精神病薬は気分安定薬ではないため，患者の病状はしばしば再燃し，うつ状態がよく起こる。そして次に追加されるのが抗うつ薬である。これも双極性障害に対し長期的な有効性のエビデンスはないのにもかかわらず，である。結局，私が「劣化版気分安定薬」と呼んでいる抗精神病薬と抗うつ薬の組み合わせになる。ここで混乱してはいけない。リチウムのような真の気分安定薬は，抗精神病薬に抗うつ薬を組み合わせたエセ気分安定薬に比べてはるかによく証明されており，明らかに効果も優れている。この症例では，前医は単に間違っており，製薬会社も

訳注2：原書の発行以降，さまざまなエビデンスが蓄積されており，2013 年 2 月現在，ziprasidone は米国ではリチウムまたはバルプロ酸との併用下でのみ，維持療法薬として認可されたが，単剤での維持療法における有効性は無作為化比較試験で証明されていない。いずれにせよ，○○先生の処方は不適切である。

公式に主張できないことを述べている。ところが，そのような治療を，エビデンスが皆無に等しいにもかかわらず，日常的に行っている臨床医が存在するのだ。

次の問題は，維持療法の研究が行われたオランザピンやアリピプラゾールのような特定の抗精神病薬が気分安定薬と言えるかどうか，である。現在のエビデンスは，これらの薬物が気分安定薬であるという見方を支持するのに不十分である。

2つの論点が関係している。1つ目は，維持療法における効果あるいは予防効果を証明するために必要な研究期間はどれだけか。2つ目は，再燃防止デザインの研究で本当に予防効果が証明できるのか，だ。

1つ目に関しては，気分エピソードの自然経過を考慮すべきである。単極性うつ病では，平均的な大うつ病エピソードは6〜12か月続くと考えられている。抗うつ薬は，多くの場合2か月以内に有効性を確認できる。初めの2か月に行われるのは**急性期治療** acute treatment，2〜12か月の治療は**継続期治療** continuation treatment と呼ばれる。なぜなら，この時期は自然経過であれば大うつ病が続いており，抗うつ薬が中止されれば最初の大うつ病エピソードが再燃する時期だからである。12か月後からの治療は**維持期治療** maintenance treatment に入り，その時期に大うつ病エピソードが起こった場合，(前のエピソードの再燃ではなく) 別の反復したエピソードとなる。こうした定義は単極性うつ病の研究者間で合意が得られている。

双極性障害では，最近になって初めてこのような合意が試みられたが，これはオランザピンとアリピプラゾールの研究への批判に対する回答という面もあった。自然経過では，双極性障害における躁病エピソードは2〜6か月，大うつ病エピソードは3〜6か月であった。以上より，急性期治療は1〜2か月続き，継続期は少なくとも治療開始後6か月は続くので，治療開始から少なくとも6か月が経たないと，維持期治療が始まったとは言えない。

オランザピンの場合には，図7.1に見られるように，12か月間にわたる調査で，プラセボよりも明らかに有効だったという報告がある。これは一見，前述の維持療法の基準を満たしているように見える。しかし，これらの研究はすべて再燃防止デザインで行われている。つまり，すべての患者は研究開始前にオランザピンによる急性期治療を非盲検で受けているのである。そして，躁病の急性期に対し，2週間以

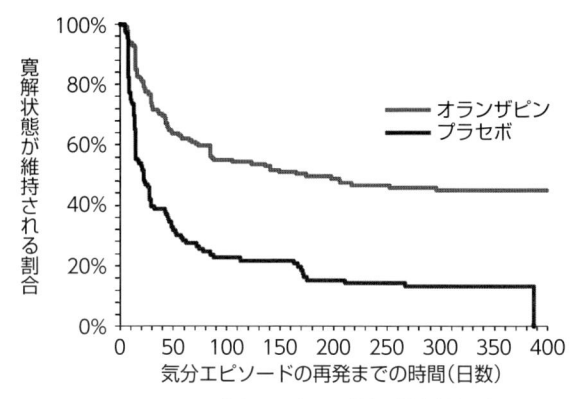

7 気分安定薬とは,抗うつ薬とは何か:その定義を考える

図7.1 オランザピンのプラセボ対照維持療法研究
(Tohen M, et al. Am J Psychiatry. 2006. より)

上の期間で治療反応性が認められた患者しか,この維持研究には組み込まれていない。エントリーされた患者の大部分は,躁病の急性期に対して処方されたオランザピンに2〜3週間反応があっただけである。そして,急性期が過ぎ,まだ継続期が始まったばかりで維持期治療の研究にエントリーされたものと思われる。図7.1をよく見てみると,オランザピンとプラセボの差は大部分が研究開始直後に生じている。プラセボ群では75％の患者が2か月で再燃した。その後,同群では1年を通じて数％の患者が再燃しただけであった。すなわち,躁病の急性期に対するオランザピンの効果が2週間続いた人が中止した場合は2か月以内に再燃する,というのがこの研究から得られる結論である。これは,明らかに継続期に元のエピソードが再燃したのであって,急性期後,維持期に入ってからの6か月間の新たな気分エピソードの予防を示しているとは言えない。すなわち,中断症候群または離脱症候群がなかったことが維持期の効果のごとく見えている,ということである。そのような批判を受け,この研究の事後解析では,治験開始後2か月以内に再燃した患者を除いて解析してもオランザピンはプラセボより有効であることが証明できる,と報告している。それでもオランザピンとプラセボの差の大部分が,初期の離脱症候群によるものだという事実は変わらない。その影響を考えると,オランザピンは長期的な維持療法に効果があるという主張はかなり弱いと思われる。

FDA（米国食品医薬品局）が，こういった研究結果から薬物の維持期への適応を承認した理由を訝る人もいるだろう。FDAが間違えて適応を承認し，後に適応を取り下げることがまれでないことは心に留めておいたほうがよい。特にオランザピンについては，研究デザインに重大な不備があり，将来の研究では，対象者は再燃防止研究にエントリーされる前に2週間以上安定している必要がある，とその後FDAは明言している。抗精神病薬がFDAの承認を得ていることを，維持療法におけるリチウムの有効性をFDAが承認しているのと同等だと誤解している精神科医がいることが，無用の混乱の元になっているように思われる。リチウムの研究は何十年にもわたって行われ，いくつもの施設で追試されており，その他の抗精神病薬に関して製薬会社が行っているような1回のみの研究とは著しい違いがある。裏付けとなるデータには天と地ほどの差がある。リチウムの気分安定薬としてのエビデンスはアリピプラゾールやオランザピンとは比較にならないほど優れている。にもかかわらず，精神科医はアリピプラゾールやオランザピンがリチウムと同等だと誤解するか，あるいはもっと悪い場合，他の抗精神病薬さえもリチウムと同等かより優れていると判断してしまう。このような治療者の態度は，きわめて非科学的であり，公衆衛生上，有害だとすら思える。

結論

最もよく証明された気分安定薬は依然としてリチウムであり，競合薬よりはるかに優れたエビデンスがある。私の考えでは，抗精神病薬は気分安定薬ではない。必ずリチウムのような有効性が証明された気分安定薬と同時に用いる併用薬として使うべきである。ほかに気分安定薬だと言えるのは，バルプロ酸，カルバマゼピン，ラモトリギンであろう。双極Ⅰ型障害では4つの気分安定薬のうち1つを治療の中心に据え，ほかの薬物はすべて併用薬として扱うべきである。

第Ⅲ部
単極性うつ病の治療

8 単極性うつ病の治療原則

重要な概念

- 単極性うつ病患者の大半は急性期の抗うつ薬治療に反応するが，寛解まで至るのは全体の約半数でしかない。
- 抗うつ薬の長期的な有効性は，急性期の有効性に比べ十分に確立されていない。
- 抗うつ薬の適応範囲は十分に確立されていない。**抑うつ神経症**への長期投与は現状ではエビデンスに乏しく，効果がない可能性もある。抑うつ神経症とは，大うつ病エピソードの反復という古典的なうつ病の経過はとらず，全般性の不安と慢性の軽度抑うつが持続する疾患である。
- 認知行動療法と対人関係療法は，うつ病に対する実証研究が存在する二大精神療法であり，非常に重要な治療法である。
- これらの精神療法は，単極性うつ病の1回目と2回目のエピソードに対しては抗うつ薬と同等の効果をもつ。3回目以降では抗うつ薬が必要になることが多いが，薬物療法と併用する精神療法も効果的である。
- 精神療法は抗うつ薬なしで行われることが多く，抑うつ神経症に対しては最も費用対効果の高い治療法だと思われる。
- 急性期の抗うつ薬治療で注力すべきは，抗うつ薬を1剤ずつ十分量まで増量し，十分な期間継続してから効果判定し，無効な場合は異なる種類に変更することである。
- 抗うつ薬の多剤併用で寛解が得られるとは限らない。抗うつ薬を追加しても明らかな効果がない場合は，多剤併用で副作用の負担が増えるだけ，ということのないよう注意すべきである。

単極性うつ病に対し精神療法と薬物療法のどちらを行うべきかは複雑な問題である。本章では論点をまとめて解説する。

精神療法の効果

認知行動療法 cognitive behavioral therapy(CBT)と対人関係療法 interpersonal therapy(IPT)は，単極性うつ病に対する効果が証明されている(第22章を参照)。認知行動療法と対人関係療法は，標準化されマニュアルが整備されているので実証研究になじみやすく，気分障害の治療法としての研究が十分に行われている。だが，それらの研究に関しては論争や矛盾したデータが少なからず存在する。精神療法の効果は抗うつ薬治療の効果と同等だという報告もあれば，違うという報告もある。薬物療法に精神療法を付加すると効果が増強されるという報告も，そうでないという報告もある。精神療法の有効性は抗うつ薬と同程度だと結論したものもあるし，それを否定したものもある。これらの研究の意味を，どう理解すればよいのだろうか。

　論文を比較する際に，要約を読む限りは矛盾しているように見えても，本文の「方法」の項をよく読むとまったくそうでないことはよくある。この分野の文献から導かれる次の2つの結論に私も賛同する。1つ目は，精神療法が抗うつ薬と同等，またはより優れているとする報告において，ほとんどの患者が1，2回目のエピソードであったこと。2つ目は，抗うつ薬が精神療法より効果的であったという報告で，ほとんどの患者は3回以上のエピソードを経験していたことだ。単極性うつ病を呈する患者の1/3が1回のエピソードしか経験せず，2/3が複数(通常は3回以上)のエピソードを経験することを思い出してほしい。前述したように，Kraepelinが長い間区別していたのは，感情病が反復するかどうかであった。反復性の疾患と非反復性の疾患を別の疾患と考えたのである。したがって，研究から得られたエビデンスは次のようにまとめられよう。精神療法が特に有効なのは，非反復性うつ病(1，2回目のエピソード)であり，反復性うつ病(3回目以上のエピソード)ではない。

> **注意!**
> 大うつ病エピソードの回数を数えることは重要である。なぜなら，精神療法か薬物療法かを選ぶ際の鍵となる情報だからである。

　エピソードの反復回数を重症度の指標と見なすのもいいだろう。実

は，初回エピソードの症状が重い(抑うつ症状評価スケールの点数が高い)ほど精神療法より抗うつ薬治療に対する反応が優れているというのは，ほとんどの文献が示すところである。だが興味深いことに，薬物療法をすでに行っている重症うつ病患者(特にメランコリーの特徴を伴うもの)に精神療法を加えると，治療効果は高まる。したがって，重症または反復性のうつ病に抗うつ薬は必要だが十分でない可能性があるのに対し，精神療法は必須でなくとも追加で行うとさらに治療効果が上がる可能性がある。一方，初回の軽症うつ病エピソードに対する急性期治療は精神療法だけで十分かもしれない。

非反復性のうつ病に長期的な精神療法が不要なのは言うまでもない。反復性うつ病は抗うつ薬による長期的な治療(実証研究で証明されているのは5年間)が必要だが，一方で長期的な精神療法の効果は不明である。反復性の単極性うつ病患者で抗うつ薬を中止した場合，ほぼ必ず再発する。

これらの研究に基づき，単極性うつ病における精神療法と抗うつ薬治療の使い分けとして推奨するものをまとめた(表8.1)。

症例
患者は27歳男性で，どのような精神症状も経験したことはなかったが，最近離婚してから著明な落ち込みが生じた。患者は薬物療法を拒否したが，認知行動療法に4か月間，毎週通うことには同意した。治療により抑うつ症状は徐々に消退し，2年後の診察時も寛解を維持していた。

抗うつ薬の効果

反復性うつ病に抗うつ薬が効いた場合，一般的には継続する必要がある。その一方，「うつ病の急性期に抗うつ薬が効く患者はどの程度いるか」という疑問がある。この疑問に答えうる，本書の第1版では手に入らなかった実証データが今版では入手できた。米国国立精神衛生研究所(NIMH)が資金提供したSTAR*D研究によるデータである(図8.1)。

注意!
うつ状態を呈する患者に抗うつ薬を試みた際，約50%は3剤目までに治療反応が得られる。残りの約50%には，双極性障害患者が多数含ま

表8.1 単極性うつ病の急性期の治療原則

うつ病の種類	治療選択肢	治療継続期間
非反復性	薬物療法と精神療法のいずれか	6〜12か月
反復性	薬物療法が必要なことが多い 精神療法を補助的に利用	無期限のことが多い(短期間の場合もある) 必要に応じて
抑うつ神経症	通常は精神療法が最も効果的	長期間のことが多い(無期限の場合もある)
	補助的な薬物療法(薬物療法だけ行うのは精神療法が行えない場合)	短期間が望ましいが，無期限のこともある

注：非反復性とは，大うつ病エピソードが1, 2回のもの，反復性は3回以上のものを指す。精神療法は認知行動療法と対人関係療法を指す。抑うつ神経症に対して有効または無効と証明された精神療法はない。

れている可能性がある。

図8.1 に示した残りの約50％に入るような患者については，双極性障害の可能性を精査するよう強く勧める。抗うつ薬が無効なときに，見逃しが判明することが最も多い疾患だからである。最新の知見によると，治療抵抗性の単極性うつ病とされた患者の半数が双極性障害をもち，気分安定薬の追加(あるいは単剤の気分安定薬)に反応する(詳しくは第18章を参照)。残りの半分(50％のさらに半分，つまり全体の25％)は真の治療抵抗性単極性うつ病である。そうした患者には，まず三環系抗うつ薬(TCA)を使い，次にモノアミン酸化酵素阻害薬(MAOI)か電気けいれん療法(ECT)，あるいはその両方の使用を強く推奨する。実際には，こうした非常に有効な治療法が提案すらされないか，患者本人により拒否されていることがほとんどである。

抗うつ薬の効果判定を十分量，十分期間で行う，とはどういうことか。この問題に関しては，この10年間，議論が揺れていた。一般的に，単極性うつ病に対しては次の規則が一般的に受け入れられている。

・効果判定期間は，ほとんどの抗うつ薬で最短4週間だが，8週間が理想的である。

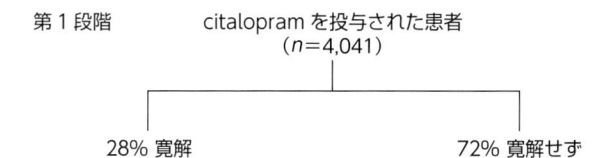

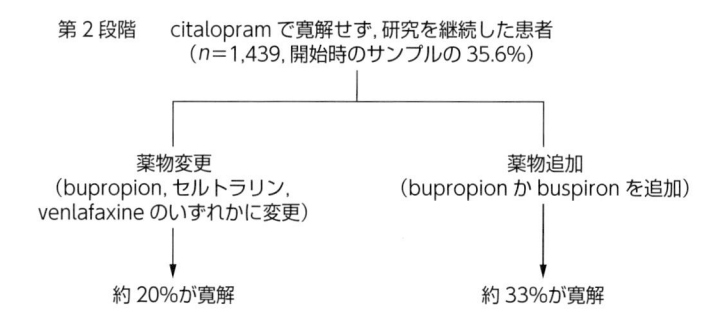

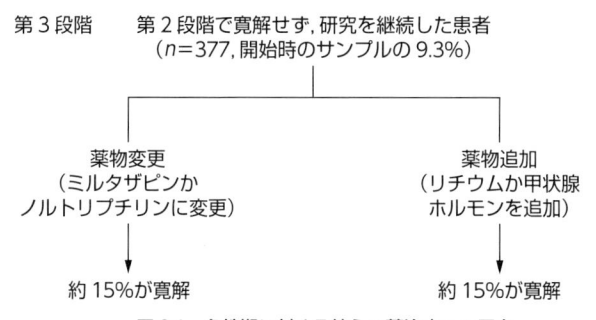

```
第1段階    citalopram を投与された患者
              (n=4,041)
         ┌──────────┴──────────┐
      28% 寛解              72% 寛解せず


第2段階    citalopram で寛解せず, 研究を継続した患者
           (n=1,439, 開始時のサンプルの 35.6%)
         ┌──────────┴──────────┐
      薬物変更                薬物追加
   (bupropion, セルトラリン,   (bupropion か buspiron を追加)
    venlafaxine のいずれかに変更)
         ↓                      ↓
     約20%が寛解            約33%が寛解


第3段階    第2段階で寛解せず, 研究を継続した患者
           (n=377, 開始時のサンプルの 9.3%)
         ┌──────────┴──────────┐
      薬物変更                薬物追加
   (ミルタザピンか           (リチウムか甲状腺
    ノルトリプチリンに変更)    ホルモンを追加)
         ↓                      ↓
     約15%が寛解            約15%が寛解
```

図 8.1 急性期に対する抗うつ薬治療への反応

STAR*D(Sequenced Treatment Alternatives to Relieve Depression)研究から。各段階は 12 週間である。第 1 段階の非盲検投与で全体の約 30%が反応し,次の段階で薬物の変更もしくは追加を行い,残った患者の約 30%が反応した。1 段階目と 2 段階目を合わせると,累積で研究への参加を継続した患者全体の 53%が寛解に至った。ただし,副作用やその他の理由で多くの患者が脱落した。STAR*D 研究についての詳細は第 12 章を参照。

- 抗うつ薬は,必ず有効用量の下限までは増量すべきである。
- 患者の服薬アドヒアランス不良を除外することは必須である。

これらの規則は使用する抗うつ薬により若干の差がある。例えば,fluoxetine の最短効果判定期間は,上述より長い。なぜなら fluoxetine の半減期が非常に長いからである。最低でも 6 週間はないと効果判定できず,理想的には 12 週間ほしい。抗うつ作用を期待してアンフェタミンを使用する場合,1 週間で効く可能性もあるが,理想的な効果判定期間は 4 週間である。

症例

患者は 35 歳の女性で,22 歳と 28 歳のとき,計 2 回の大うつ病エピソードを経験していた。現在の大うつ病エピソードは 5 か月間続いていた。うつ状態は毎回,大学と大学院で難しい講座を選んでしまったことに由来する,学業面のストレスに関連していた。今回も博士号を取得して最初の教職に就く際に起こった重大なトラブルが引き金となっていた。主治医は抗うつ薬による薬物療法を勧め,患者も同意した。治療反応は良好で抗うつ薬の維持療法を続けており,有名大学の教職に就き,非常に多忙にもかかわらず,3 年間よい状態を保っている。

抗うつ薬の効果判定のステージにより,治療抵抗性うつ病の定義は異なる。最低でも抗うつ薬 1 剤に対し,十分な量と期間による投薬に反応しなかったのを確認しなければ,治療抵抗性とは言えない。一方で,ステージを表す数字が暗示するように,2 剤,3 剤の抗うつ薬が無効であれば,治療抵抗性がより強いと言える。よって,最も厳密な基準では,3 剤の効果判定で無効でなければならない。また,特定の種類の抗うつ薬(例:セロトニン再取り込み阻害薬)をいくつ使っても効かなかった患者が,違う種類の抗うつ薬(例:TCA のような,ノルアドレナリンにも作用する薬物)に反応することもある。これにより,異なる種類の抗うつ薬に変更する,という考え方を取り入れた新しい定義が推奨されている。最近提唱された案のうち,使いやすそうなものを表 8.2 にまとめた。この表が特に優れているのは,TCA,MAOI,電気けいれん療法が,最も有効性の高い治療である,というエビデンスを反映した治療抵抗性を定義している点である。

今日,多くの患者が TCA,MAOI,電気けいれん療法の効果判定をされていない。ほとんどの症例がステージ II までいかないだろう。

表8.2 治療抵抗性のステージ

ステージⅠ　抗うつ薬1剤の効果判定を行い，無効であった
ステージⅡ　別種の抗うつ薬2剤の効果判定を行い，無効であった
ステージⅢ　TCAを含む抗うつ薬2剤以上の効果判定を行い，無効であった
ステージⅣ　MAOIを含む抗うつ薬3剤以上の効果判定を行い，無効であった
ステージⅤ　MAOIを含む抗うつ薬3剤以上の効果判定にて無効，ECTも無効であった

TCA：三環系抗うつ薬，MAOI：モノアミン酸化酵素阻害薬，ECT：電気けいれん療法

患者の治療抵抗性のステージを把握することを心がけよう。そうすれば，適切な手段をとれば患者が治療に反応する可能性が残っていることが分かるだろう。

寛解か，それとも反応か

最近，非常に注目を集めているのが，患者の50％が抗うつ薬に反応するにもかかわらず，より少数（おそらく20〜30％）の患者しか元の機能まで回復しない，という事実である。すなわち，患者が臨床的にうつ状態ではなくなったとしても，元の仕事，生活，人間関係には戻らないかもしれない，ということだ。よりよい治療が手に入るようになったのに，いまだうつ病は世界中で死亡原因の上位を占める。なぜこういうことが起こるのか。

1つは，治療反応は寛解と別物であることが理由のようだ。抗うつ薬の治験では，**治療反応**は抑うつ症状評価スケールにおける50％以上の減少，と定義される。これは通常の臨床場面では質的にも顕著な回復とされる類のものだ。しかしながら，40％，30％，20％の症状が残っている可能性がある。これを**残遺抑うつ症状** residual depression と呼ぶ。残遺抑うつ症状のある患者は，機能面での障害も非常に強いことを示唆する研究がいくつかある。

治療寛解の定義は，もともとあった症状が，ほぼ完全に消え，10％以下になることである。通常，そのような患者はほぼ元の機能まで回復している。急性期に治療反応が得られ50％以上の回復が見られることは大いに歓迎すべき結果であるが，長期的には寛解を目標にする

べきである。すなわち，患者が最初の治療に反応したが残遺抑うつ症状が残った場合，そこに甘んじることなく残遺症状を取り去る方法を探し続けるべきなのだ。その方法には，薬物調整または精神療法の追加が含まれるかもしれない。一方で，薬物を頻繁に変更すると，患者は混乱し，医師はいら立ってくる。調整時に，薬物は単に追加されることが多く，多剤療法により副作用が増え，QOLが下がる。その結果ありがちなのは，最終的に治療を中断してしまうことである。

　患者に説明する際によく使う例えだが，残念なことに精神科の薬物は，抗うつ薬であれ気分安定薬であれ，建築作業用の巨大ハンマーのように，微調整が効かないものなのだ。つまり，重症のうつ病もしくは躁病の治療に薬物を使うとき，気分は改善し最もつらい症状は取れるかもしれないが，まったく普段と同じ気分でぴったり平常，という状態に，常に戻してくれるとは限らない。患者に若干抑うつ症状が残っているが，抗うつ薬や他の薬物を追加することで簡単に問題が解決するとは思えない，ということはよくある。そんなとき必要なのは巨大ハンマーではなく，調律用ネジ回しだ。そうした患者を寛解まで到達させる方法は確立していない。残遺抑うつ症状をとるためには，慎重に選ばれたエビデンスのある精神療法が重要な役割を果たしうるだろう。しかし，この件に関してはまだ限定的なエビデンスしかなく，患者（例：時間的制約，金銭面での負担）や米国企業主義（例：保険会社がそのような長期的な精神療法を拒むこと，製薬会社には薬物のよさを宣伝するインセンティブがあること）による抵抗もある。うつ病の治療で寛解という目標を達成するのは，一筋縄ではいかない。

単極性うつ病に対する抗うつ薬の長期投与

抗うつ薬の長期的な効果が短期的な効果に比べて十分確立されていないことは知っておくべきである。新規抗うつ薬に関する10以上の長期的な治験に関するメタ解析では，有効性が認められた。しかし，これらの研究のほとんどにおいて，セロトニン再取り込み阻害薬（SRI）かその他の新規抗うつ薬の投与後1年間しか追跡されていない。より長期にわたる治療はエビデンスに基づいて行われているとは言い難い。さらに言えば，製薬会社が否定的な研究結果を通常出版しないことは明白であり，まったく公になっていない研究も存在する可能性がある。

よって，出版された研究に基づいたメタ解析があるからといって，それ以外を排除している可能性もあり，信頼性が確かとは言えない。最後に，抗うつ薬の長期投与にはメリットがないことを示唆する研究もいくつかはある。例を挙げると，イタリアの研究によれば，80人の患者の治療を抗うつ薬から認知行動療法へ無作為に変更し，4〜10年間追跡したところ，抗うつ薬を継続した群のほうが認知行動療法に変更した群より予後が悪かった。

単極性うつ病に対し長く続けていた薬物を中断すると，早期に抑うつ症状が再燃する，ともよく言われる。抗うつ薬による長期的な効果，あるいは継続する必要性の根拠と見なされることも多い。もう1つの説は，離脱症候群が原因だとするもので，耐性と離脱を防ぐためにより早期の中断が望ましい，とさえ言われている。

この論争に決着が付くかどうかは分からない。現時点では，抗うつ薬の長期的な有効性に関するエビデンスが限定的であることを受け入れるのが，臨床医にとっては穏当な判断だと思われる。おそらく，長期的な抗うつ薬による治療が必要な患者もいれば必要ない患者もいる，というのが最も理性的な結論だろう。医師と患者で2つの可能性について率直に話し合うべきである。

抑うつ神経症とは

第2章で述べたように**抑うつ神経症** neurotic depression という用語は，DSM-Ⅲで公式用語集から削除され，より力強い響きの**全般性不安障害** generalized anxiety disorder(GAD)と**気分変調症** dysthymia という言葉に置き換えられた。結果的に，全般性不安障害と気分変調症を合併した患者をよく見るようになった。彼らは1980年以前に**抑うつ神経症**と呼ばれていた患者と同じ分類に属するようだ。**抑うつ神経症**のほうが，見かけだけ医学用語らしい全般性不安障害や気分変調症よりも，患者の状態をよくとらえていると考え，私はこの名称を再び使用するようになった。**この症候群の中核となる，慢性的に続く中等度の不安と抑うつ症状は，大うつ病エピソードの基準をほとんどの期間満たさない。**このような患者は，反復する断続的な大うつ病エピソードの間に，元の機能に近い状態に戻ることがなく，不安による障害が気分症状による障害と同じくらい問題になる。

抑うつ神経症（全般性不安障害/気分変調症）の治療に，反復性の単極性うつ病と同じ方法，つまり，抗うつ薬の長期投与が行われることはよくある。その理由の1つは，これらの症候群がすべてDSM-Ⅳでは**大うつ病性障害**（気分変調症と全般性不安障害が併存症として追加されることもある）と呼ばれることだ。これらの疾患に同じ診断名が付けられたがために，有効性の証明がなく不要かもしれない治療が行われている，と私は見ている。長期的な抗うつ薬治療は，全般性不安障害と気分変調症に対して確立されているとはとても言い難い。短期的な効果では，このような慢性疾患への使用をほとんど正当化できない。抗うつ薬の長期投与は，不明瞭な効果に対し，かかる費用と生じる副作用を考えると，現在のところまったく非科学的であり，反ヒポクラテス的とさえ思える。以前は古い精神分析医の意見に懐疑的だった私も，今では彼らが正しいと考えている。すなわち，抑うつ神経症の患者は精神療法で治療されるべきだろう。精神療法は少なくとも害にはならず，助けになることが多いようだ。精神療法は時間と金銭の両面でコストがかかることは確かであり，保険会社から治療代が払われることは少ない。精神療法を宣伝してくれる製薬会社もない。しかし，よく知られている健康保険システムの問題点について，ここで多くを述べることはしないが，科学的見地から厳密にみても，抑うつ神経症患者に対しては抗うつ薬の長期療法より精神療法のほうがよいと私は考える。

症例

患者は38歳男性。慢性的な不安と抑うつ気分，不眠，心配症，胃腸の不調，頭痛，全般的な意欲の低下（いくつかの趣味に関しては別），自尊心の低下，集中力の低下を訴えた。罪責感や自殺念慮は否定した。気力は上がったり下がったりし，調子が良いときは健常な頃と同程度まで上がった。頻繁に気力がひどく低下するわけではなかった。不安と抑うつ気分により，人間関係や専門分野での業績に多くの支障をきたしていた。自殺企図や入院の経験はなく，向精神薬の使用歴や精神科の受診歴はなかった。詳細な問診と，母親からの電話で得た情報によると，慢性的に続く中等度の不安・抑うつ状態よりさらに症状が重くなったエピソードはなかった。10代の頃と20代初期に1，2回だけ抑うつ症状が悪化した状態が3か月間持続した可能性があったが，他の病状は慢性的なものだった。精神療法は患者の保険では10セッションまでしかカバーできず，患者はこれを受けるか決めかねていた。医師は3

か月かけて、セルトラリンを 200mg/日まで増量したが、症状はわずかに改善したのみで、性機能障害が生じた。bupropion の 400mg/日を 2 か月間続けたところ、効果が得られた。venlafaxine は、開始 1 週間で心臓の動悸が生じた。3 か月の citalopram 40mg/日で不安は改善したが、抑うつ症状は変化がなかった。bupropion と citalopram の併用で症状は改善せず、不眠が悪化した。最終的に、治療抵抗性うつ病であると医師は患者に告知した。母親も同席の上、診断検証のための面接を繰り返したが、病歴には間違いないことが確認された。主治医は精神療法を追加することを勧めた。医師との面接より安い値段で、同じ病院のソーシャルワーカーから精神療法を受けることに同意した。精神療法を始めて 3 か月経つと若干の改善が見られた。6 か月後、不安症状に中程度の改善が見られた。1 年後、不安と抑うつの両方に中程度以上の改善が見られた。同時期に主治医は、唯一患者の症状を悪化させることなく服薬が続いていた citalopram を漸減・中止した。すべての抗うつ薬を完全に中止しても症状は悪化しなかった。1 年後には診察の頻度を月 1 回に減らし、精神療法は長期間続けた。

まとめ

単極性うつ病の治療は、主に 2 段階(急性期と予防期)に分けられる。急性期にすべき最重要事項は、きちんと 1 剤ずつ(分類ごとに)適正に抗うつ薬の効果判定を行うことである。予防期には、抗うつ薬はそれほど効果的でないかもしれない。精神療法が最も効果的なのは、非反復性単極性うつ病の急性期である。また、残遺抑うつ症状は機能障害と関係するので注意が必要である。精神療法と薬物療法を併用すべき最大の理由は、反応ではなく寛解が治療の最終目標だからである。

9 モノアミン酸化酵素阻害薬と三環系抗うつ薬

重要な概念

- モノアミン酸化酵素阻害薬(MAOI)は最も強力な抗うつ薬である。
- MAOIには高血圧クリーゼのリスクがあり,セロトニン再取り込み阻害薬(SRI)や麻酔薬との相互作用から重大な副作用を起こすことがある。
- うつ病患者の約10%はMAOIの適応がある。
- セレギリンを含有した新型のMAOIパッチ剤は,有効治療域下限で使えばほぼ合併症リスクはなく,安全性がかなり高い剤形である。
- 難治性うつ病患者に関しては,三環系抗うつ薬(TCA)の使用はほぼ必須である。
- ノルトリプチリンは最も効果が高く,忍容性も高い,第一選択のTCAである。

モノアミン酸化酵素阻害薬

モノアミン酸化酵素阻害薬 monoamine oxidase inhibitor(MAOI)は,一般に最も強力な抗うつ薬と考えられている。たびたび重大な合併症を起こしうる点においては最もリスクが高い薬であり,残念ながら近年ではあまり使われなくなっている。

最も標準的なMAOIは,tranylcypromineとphenelzineである。これらは2つの系統(AとB)のモノアミン酸化酵素(MAO)に対する非可逆的阻害薬である。MAOはモノアミン,つまりノルアドレナリン,セロトニン,ドパミンを分解する。MAO-Aはモノアミン全種類の代謝を主に担う酵素である。一方,MAO-Bはドパミン代謝により特異的に働くようだ。MAO-AとMAO-Bの両方に非可逆的に作用する標準的なMAOIに加えて,MAO-Bに特異的に作用するMAOIであるセレギリンもあることは意義深い。作用機序の違いから,この薬物の副作用は標準的なMAOIとは異なる。関連する薬物種に可逆的MAO-A阻害薬 reversible inhibitors of monoamine oxidase A(RIMA)があり,MAO-Aのみを阻害するが,作用は可逆

的であり副作用の概観も異なる。moclobemide は RIMA の基本型であり，米国では手に入らない[訳注1]が，カナダやヨーロッパ，その他の地域で広く使われている[訳注2]。

この部類の薬物の使い方は次のようにまとめられる（表 9.1 も参照）。phenelzine は鎮静作用が優位であるが，一方で tranylcypromine は刺激作用が優位である。両方で起こる副作用には，体重増加，高血圧クリーゼがあり，薬物相互作用により深刻な合併症を引き起こすこともある。高血圧クリーゼは，MAOI 服薬中のチラミンの摂取により起こる。チラミンはチロシンと似ており，ノルアドレナリンやドパミンの前駆体でもある。チラミンは MAO により分解される。よって MAO が阻害されるとチラミンは体内で過剰になる。チラミンは交感神経系の活動を亢進させる効果をもっており，血圧を上昇させる。過剰なチラミンにより血圧は危険なレベルまで上昇し，脳卒中に繋がり，場合によっては死に至ることもある。チラミン反応が起こりうる食べ物は，熟成されたチーズ，ワイン，マメの一部である（表 9.2）。

MAOI が適応となるのは，重症の反復性うつ病であり，かつ激しい衝動性も服薬アドヒアランス不良も認知機能低下もなく，ほかに複雑な食事制限の遂行を妨げる要素もない，という矛盾した状況である。さらに，患者は重度のうつ状態である必要がある一方で，前述したリスクによる切迫した希死念慮があってはいけない。そのような患者もいないわけではない。実のところ，うつ病患者の大半は（重度のうつ状態にある場合でも），自殺傾向はなく，衝動的でもなく，焦燥感もなく，重度の認知機能障害もないものだ。良好な治療同盟も MAOI の処方には重要な要素であり，精神科医は，患者が責任をもって服薬することを信頼する必要がある。

MAOI に関連する薬物相互作用は多数あり（表 9.3），なかでも最も深刻な副作用をきたすのは，SRI との組み合わせと，ペチジンのようなオピオイド誘導体との組み合わせの 2 つである。どちらの組み合わせも致命的であることが立証されており，絶対禁忌である。いずれの場合も，自律神経症状，発熱，ミオクローヌス，火照り，発汗，血液

訳注 1：日本でも未発売。
訳注 2：ここに挙げられた薬物のうち，わが国で使用できるのは経口のセレギリンに限られる。セレギリンは日本では Parkinson 病のレボドパによる治療への追加にのみ保険適応があり，精神科領域での適応はない。

表9.1 モノアミン酸化酵素阻害薬

薬物名	有効量 (mg/日)	説明
tranylcypromine	20～60	アンフェタミンに作用が類似。phenelzine より忍容性が高い
phenelzine	15～45	鎮静作用，体重増加あり
セレギリン（エフピー）	5～30	低用量では選択的。おそらく最も忍容性が高い[訳注a]
セレギリン・パッチ剤	6～12	消化器系の代謝経路を通らない。高血圧クリーゼのリスクを軽減または回避できる。低用量では食事制限が不要
moclobemide	150～500	可逆的作用。食事制限が不要。米国では未発売

訳注a：日本での適応症は Parkinson 病のみ。添付文書上の用量上限は 10 mg/日となっている。

表9.2 MAOI 服用中にチラミン反応を避けるための食事における推奨事項

絶対に避けるべき食材：熟成チーズすべて，熟成/燻製肉すべて，ソラマメ，生ビール，赤ワイン，ザワークラウト，醤油，その他マメ由来の香辛料，マーマイト（イーストエキスペースト）

多すぎなければおそらく安全な食材：カッテージチーズ，クリームチーズ，生乳を含む食品，鮮肉，ウォッカ，ジン，白ワイン，缶ビール，瓶ビール（アルコールは 1 日 1 杯まで），ビール酵母，豆乳

MAOI：モノアミン酸化酵素阻害薬

表9.3 MAOI 併用による危険な副作用

高血圧クリーゼ：L-DOPA，他の MAOI，phentermine（市販の総合感冒薬に含まれる）

セロトニン症候群：ペチジン，SRI，TCA も可能性あり

モルヒネは低血圧と関連あり。コデインはいくらか安全だが，まったく危険がないとは言えない

MAOI：モノアミン酸化酵素阻害薬，SRI：セロトニン再取り込み阻害薬，TCA：三環系抗うつ薬

検査の異常に続いて，セロトニン症候群が起こることが分かっている。もう1つの主なリスクが，高血圧クリーゼである。これは，phentermine のような中枢刺激系薬物の併用により起こる。phentermine は薬局で購入可能な総合感冒薬にも含有されていることがあり，注意が必要だ訳注3。

> **注意!**
> MAOI と SRI を組み合わせるとセロトニン症候群が起こる。セロトニン症候群と悪性症候群は，高熱，自律神経症状，高い死亡率という特徴が共通しているが，臨床的には筋症状により2つを区別できる。セロトニン症候群ではミオクローヌス，悪性症候群では重度の固縮が起こる。

　標準的な MAOI は，現存する抗うつ薬すべての中で最も有効性が高いことがすでに実証されている。他の薬物種(TCA や SRI)が無効な患者や，最重度のうつ病患者(メランコリー型など)，双極性障害のうつ状態にも効くことが分かっている。よって電気けいれん療法が使えない場合には，重度のうつ病を治療する際に医師が使える武器のうち，MAOI が最も強力であろう。

　MAOI のすばらしい利点を認識している精神科医でも，高いリスクを天秤にかけると使用を避けがちなようである。この問題に対しては，私が個人的に行っている手順が実践的で役立つだろう。難治性うつ病患者に MAOI を最初に試す場合には，セレギリンから始め，その後で tranylcypromine や phenelzine を試す。この手順をとる理由は，セレギリンが選択的 MAO-B 阻害薬であり，選択的にドパミン代謝に影響するからである。低用量のセレギリン(5〜10 mg/日)はノルアドレナリン系に関与しないので，高血圧クリーゼや薬物相互作用に関して明らかなリスクはない。低用量は Parkinson 病に対する適応量だが，抗うつ作用が得られる患者もいる。その場合，ほとんどリスクなしで MAOI による治療反応が得られる。残念なことに，抗うつ作用を得るにはほとんどの患者でより高い用量(20〜30 mg/日)が必要になり，この量では MAO-A と MAO-B の両方が不可逆的に阻害され

訳注3：日本の総合感冒薬にはエフェドリンが含まれていることが多く，同様の理由から併用には注意が必要である。

る。しかしながら、こうした通常のMAOIの薬理作用を示す用量でも、phenelzineやtranylcypromineに比べると、いくらか高血圧クリーゼのリスクは低いようであり、MAOIの中では最も安全性に優れているようだ。セレギリンの大きく不利な点は、他のMAOIに比べてうつ病に対する治験が少ないことである。とはいえ、うつ病に対する有効性を支持する二重盲検プラセボ対照試験がいくつかは存在する。新しいセレギリン・パッチ剤は、消化器系による代謝を迂回して高血圧クリーゼのリスクを下げる目的で開発された。1日1回、6、9、12 mgで処方する（どの用量でも単極性うつ病の急性期に対してプラセボより有効であった）。パッチ剤は、6 mgであれば特別な食事制限を考えなくてもよいが、それより高い用量では通常の食事制限が必要である。セレギリン・パッチ剤は、脳ではMAO-AとMAO-Bを阻害するが、消化管では主にMAO-Bを阻害する。結果的に、高血圧クリーゼのリスクは低くなる。より高用量で使用した場合でも、経口のMAOIに比べると高血圧クリーゼのリスクは低いはずである。

症例

患者は53歳男性、難治性の慢性うつ病と診断された。17年前からうつ病の治療を受けており、fluoxetine、セルトラリン、パロキセチン、フルボキサミン、citalopram、ノルトリプチリン、venlafaxine、ミルタザピンにつき十分な用量と期間で効果判定されたが無効であった。nefazodoneとbupropionは副作用が強く、1か月以内に中断されていた。紹介先の精神科医からはMAOIの使用が勧められた。希死念慮が10年以上続いていたため、主治医と患者は制限食の導入に躊躇した。しかしながら、妻の支えと励ましを受けて、患者はセレギリンの導入に同意した。5 mg/日ではまったく変化がなかった。そして2週間後、10 mg/日に増量された。特別な制限食はまだ必要なかった。6週間経ったが、効果も副作用も現れなかった。用量が15 mg/日に増量され、MAOI治療のための制限食が開始された。患者が自覚できるだけの効果はまだなかったが、いくらか不安が減り、若干眠気が生じた。20 mg/日に増量されると（12週目）、抑うつ気分が少し改善したと話すようになった。25 mg/日では、妻によれば近所に出掛けることが増え、社会活動への興味も増えたという。少なかった食欲も、徐々に増えた。30 mg/日では、今までにないほど気分がよくなった、と話すようになったが、1日の1/3は気分が落ち込むことが続いており、病気になる前ほどには活動的ではなく、物事への興味もわかなかった。希死念慮は消失していた。

三環系抗うつ薬

三環系抗うつ薬 tricyclic antidepressant(TCA)はかつて，うつ病治療の要であった(表9.4)。しかし米国では TCA の使用頻度は年々減っており，レジデント研修を終えたばかりの精神科医は TCA の使用法に関してまったく知らないことがほとんどである。

メランコリー型うつ病と難治性うつ病に関しては，SRI と比較して TCA がより効果的であることを強く示唆する研究が無数にあるのにもかかわらず，この現状は嘆かわしいことだと思う。難治性うつ病の患者が TCA による治療を試されたことが1度もないとすれば，十分な治療を受けているとは言えないだろう。単極性うつ病患者に新規抗うつ薬がいくつも試され，それが何年にも及んでいるのに，まだ1度も TCA を試されてないことも近年ではよくある。このような敬遠は，患者より医師の側の問題である。

私の経験上，TCA の処方になじむためには，単純なルールをいくつか押さえておけばよい(表9.5)。まず基本として，三級アミンと二級アミンを区別することは重要だ。三級アミンとは，アミトリプチリンやイミプラミンといった薬物であり，二級アミンとは，それぞれの代謝産物であるノルトリプチリンや desipramine である。三級アミンは，セロトニンの再取り込みと，ノルアドレナリンの再取り込みの両方を阻害するが，二級アミンはよりノルアドレナリンの再取り込みに特異的である。三級アミンは，他の複数の伝達系統を阻害するため，ほかにも多数の副作用を引き起こす(表9.6)。一方で，二級アミンも同様の副作用を引き起こすが，程度が軽い。それゆえに，原則として二級アミンのほうが忍容性が高いが，三級アミンのほうがよく効く場合もある。

一般的に，TCA を使うときは二級アミンから始めるのが賢明だ。三級アミンは最終手段としてとっておこう。ノルトリプチリン以外の TCA は通常 200〜300 mg/日まで増量しないと十分な効果が出ないが，実際の臨床で難治性うつ病に対して処方する場合，十分量まで増量できることは少ない。ノルトリプチリンは，有効血中濃度が決まっている唯一の TCA であり(50〜150 ng/mL，100 ng/mL が最適量)，血中濃度(ng/mL)は1日量(mg)と同程度の数字となることが多い(つまり，100 mg/日のノルトリプチリンでは，血中濃度も 100 ng/mL 程

表9.4 代表的な三環系抗うつ薬

薬物名	アミンの級数	説明
イミプラミン（トフラニール）	三級	同クラスで最も古い
アミトリプチリン（トリプタノール）	三級	鎮静作用がかなり強い
desipramine	二級	賦活作用が強すぎることが多い。ノルアドレナリン作用が最も強い
ノルトリプチリン（ノリトレン）	二級	最も忍容性が高い
クロミプラミン（アナフラニール）	三級	セロトニン作用が最も強い。強迫性障害に有用である
doxepin	三級	ヒスタミン作用が最も強い。鎮静作用がきわめて強い

表9.5 三環系抗うつ薬治療の一般原則

1. 三級アミン（アミトリプチリンなど）が代謝されると二級アミン（ノルトリプチリンなど）になる
2. 二級アミンはノルアドレナリンの再取り込みにより特異的であり，忍容性が高い
3. すべての三環系抗うつ薬は200〜300mg/日で効果を完全に発揮する。ノルトリプチリンは唯一の例外である
4. ノルトリプチリンは，血中濃度の治療域（50〜150ng/mL）が決まっている唯一の三環系抗うつ薬である
5. ノルトリプチリンは，最も効果的で忍容性も高く，通常，最初に投与する三環系抗うつ薬として最もよい選択肢である

表9.6 三級アミン三環系抗うつ薬の受容体遮断による副作用

1. 抗コリン作用：口渇，便秘
2. 抗アドレナリン作用：鎮静，性機能低下，起立性低血圧
3. 抗ヒスタミン作用：体重増加，鎮静

度になる)。したがって，他の TCA よりノルトリプチリンのほうが躊躇なく処方でき，増量できる。ノルトリプチリンは二級アミンでもあるので，最も効果的で忍容性が高い TCA として，私は好んで使っている。

> **注意!**
> すべての TCA のうち，ノルトリプチリンが最も忍容性が高く，処方調整も容易である。

あらゆる TCA は心筋に対してキニジン様の作用をもち，伝導障害を起こしたり悪化させたりすることがあり，結果として QT 間隔を延長させる。ひどければ，torsade de pointes や心室性頻脈をきたし，致命的になることも少なくない。この作用は用量依存性があるため，TCA を過量服薬したとき死に至る要因となる可能性がある。原則として，TCA の 2 週間以上の処方には，過量服薬による死亡リスクがある。

低用量の TCA をうつ病ではない患者に使うのであれば比較的害が少ない，と考えている精神科医もいる。アミトリプチリンや doxepin のような三級アミンが不眠に対して低用量で処方されていることが多い。しかし，このような TCA の使用は不適切である。不眠に対する安全な治療薬は数多くある(例：トラゾドン)。鎮静のために TCA を使う利点はまったくない。低用量であっても不整脈を起こすリスクは存在し，特に高齢者や心疾患をもつ患者に対するこのような使い方は有害である。そのようなリスクに曝される可能性がわずかであっても，そもそも不必要な処方ならば過剰なリスクへの曝露と言える。さらに言えば，不眠に対する低用量の TCA は多剤併用療法における 4 剤目か 5 剤目の処方であることも珍しくなく，患者はまず間違いなく併用薬による鎮静などの副作用を経験している。通常，低用量の TCA をすべて中止しても危険ではない。

難治性の単極性うつ病に対し TCA の使用をためらうべきでないことは強調しておきたい。特に，ノルトリプチリンのような二級アミンを十分量まで使用することは重要である。しかし，不眠のようなうつ状態以外の病状に対して低用量の三級アミンを使用することには強く異を唱えたい。

10 非定型抗うつ薬

重要な概念

- トラゾドンは非常に優秀な睡眠薬として利用できるが,副作用で重度の持続勃起症が生じうる。
- bupropion はおおむね忍容性が高く,新規作用機序をもち,特に性機能障害の予防と治療に有用である。
- ミルタザピンもまた新規作用機序をもつ抗うつ薬であり,性機能障害を惹起することは少ないが,過鎮静や体重増加をきたすことがある。
- venlafaxine は難治性うつ病やメランコリー型うつ病に対して効果が比較的高い可能性があるが,著明なセロトニン離脱症候群を惹起しうる。突然死を含む心血管系合併症のリスクも,以前考えられていたより高い。
- デュロキセチンはセロトニン系とノルアドレナリン系の作用を有し,抑うつ関連の身体症状に特別よく効く,というのが宣伝文句である。だが,喧伝されている効能が他の抗うつ薬より優れていることは立証されていない。

トラゾドン(デジレル／レスリン)

三環系抗うつ薬(TCA)が世に出た後で,最初に開発されたトラゾドンが新規抗うつ薬として売り出されたのは 1980 年代後半だった。発売当初の評価は,TCA に似た特徴をもつが,不整脈を惹起しないという大きな長所があり,過量服薬しても危険がない薬,というものだった。トラゾドンの用量は TCA とほぼ同じであり,有効量は 300 mg/日以上であるが,この用量では鎮静作用が生じやすかった。結果的にトラゾドンは特に低用量(25〜150 mg/日)で,睡眠薬としての地位を確立した。この使い方は人気を博し,セロトニン再取り込み阻害薬(SRI)が睡眠構築を阻害するのに対して,トラゾドンは阻害された睡眠構築を元に戻す作用があるため,とりわけ SRI と組み合わせて使われた。

しかし,トラゾドンを手放しで安全な睡眠薬と見なす風潮には気を

付けたほうがよい。というのも双極性障害の不眠に対してトラゾドンが処方されているのをよく見るからである。詳細は後に述べるが，双極性障害の患者は抗うつ薬に対して過敏性をもつことがあり，使っているうちに気分エピソードが悪化する可能性がある。理論的に抗うつ作用をほぼもたない低用量のトラゾドンでさえ，双極性障害の気分を不安定にする一因になる可能性がある。双極性障害において，不眠は非常に起こりやすく，躁病エピソードの前触れにもなりうることは覚えておいてほしい。その場合，トラゾドンの使用は実際に躁症状と，ひいては不眠を悪化させうる。しかし双極性障害を除外できれば，うつ病においてトラゾドンは安全で有効な睡眠薬である。鎮静以外の副作用は比較的生じにくい。覚えておくべき副作用の1つに持続勃起症priapismがある。約6,000人に1人にしか起こらないが，長期化すると障害が残るリスクがある。この副作用がよく起こるのは治療開始後1か月以内の，まだ低用量で使用している時期である。理論的には，SRIと併用すれば低用量のトラゾドンでもセロトニン症候群のリスクが存在する。だが，実際に起こる可能性は非常に低く，単独の症例報告が数例あるのみである。

トラゾドンがほかの薬物にない作用機序をもち，多くの新規抗うつ薬の原型となったことは重要なので覚えておこう。トラゾドンはセロトニン再取り込み阻害作用に加え，セロトニン2型(5-HT$_2$)受容体遮断作用ももつ。トラゾドンは5-HT$_2$受容体遮断作用のおかげでSRIと比べると性機能障害が起こりにくい。

nefazodoneはこの作用機序をトラゾドンと共有する薬物で，同時にその誘導体でもあり，用量や副作用がよく似ている。トラゾドンほどではないが鎮静作用もある。持続勃起症の有意なリスクはない。前述したように，性機能障害は生じにくい。よってnefazodoneは，SRIで症状が改善したが性機能障害が耐え難い場合に代替薬として使われることが多い。nefazodoneはセロトニン再取り込みに影響することから，SRIの特徴でもある消化器系の副作用を起こしうる（第11章を参照）。起立性低血圧も起こることがある。nefazodoneは強力な肝チトクロムP450(CYP)3A4阻害作用をもつので，この酵素で代謝される抗ヒスタミン薬や抗真菌薬などとの間に薬物相互作用が生じる可能性がある。近年，nefazodoneの内服により肝不全をきたした症例がいくつか報告され（25,000〜30,000患者・年に1例），その結果，

添付文書に警告が入り，使用が著しく減った。

bupropion

bupropion の生化学的特徴は未解明の部分が多い。すでに分かっているのは，せいぜいどんな作用が**ないか**である。セロトニン受容体にもセロトニン神経系にも直接的には作用しない。ノルアドレナリン受容体にも直接的には作用しない。ノルアドレナリン作動性ニューロンに対しては軽い間接的な刺激作用があり，非常にわずかなドパミン再取り込み阻害作用がある。だが，これらのノルアドレナリン系とドパミン系への軽い作用ではこの薬物の抗うつ作用は十分説明できない。bupropion には明らかなセロトニン系への薬理作用はないが，それでも抗うつ薬として有効である。

　発売当初，bupropion はあまり人気がなかった。主な原因は少数の痙攣発作の報告だった。特に痙攣発作が起こりやすかったのは神経性過食症の合併例である。これにより摂食障害をもつ患者に bupropion は禁忌となった。また，臨床治験における痙攣発作のリスクが SRI で 0.1% なのに対し bupropion で 0.4% だったので，医師は痙攣発作のリスクが高い，という印象をもった。bupropion の用量が 450 mg/日を超えると，痙攣発作のリスクはさらに高くなる。150 mg 1 日 1 回以上となる用法でも，痙攣発作は起こりやすくなる。徐放剤ではない bupropion の有効量は 300 mg/日以上であるため，複数回投与が必須であるが，投与回数が増えると服薬アドヒアランスが悪化しうる。これらの理由から，徐放剤でない bupropion は単極性うつ病の治療において第一選択にはならなかった。

　bupropion の徐放剤が 2 種類(Wellbutrin SR と XL)開発され，上述した問題点のほとんどは解決した。徐放剤を最大使用量である 400 mg/日以下で使えば，痙攣発作のリスクは 0.1% である。SR 製剤では，最小有効量は 200 mg/日であり，1 回につき投与できる最大量は 200 mg である。よって，200 mg/日で治療に反応した患者は 1 日 1 回の処方で済む。多くとも，400 mg/日まで使用する患者に対する 1 日 2 回の処方となる。XL 製剤では，300 mg 1 日 1 回の処方で済む。結果として，私はどちらかの徐放剤を勧めるようになった(表 10.1)。

　どの剤形でも，bupropion は興奮作用が生じ睡眠に影響する可能性

表10.1 非定型抗うつ薬

薬物名	有効量 (mg/日)	作用機序	薬物相互作用	説明
トラゾドン (デジレル/レスリン)	300〜400	5-HT再取り込み阻害作用と5-HT$_2$受容体遮断作用	SRIとの併用でセロトニン症候群が起こる可能性 (ただしまれ)	心臓への影響はない。高用量では鎮静がかかる。不眠に使いやすい
bupropion	200〜400	5-HT系への作用はなし。NAと5-HTの軽度賦活作用	CYP2D6を中程度阻害するため，SRIの血中濃度を上昇させる可能性あり	効果的。副作用は少なく，性機能に影響しないが，興奮作用が生じうる
デュロキセチン (サインバルタ)	20〜60	5-HTとNA再取り込み阻害作用	なし	身体症状に効果的との報告あり

5-HT：セロトニン，5-HT$_2$：セロトニン2型，NA：ノルアドレナリン，SRI：セロトニン再取り込み阻害薬，CYP：チトクロムP450

がある。よって，17時以降の服用は一般に避けるべきである。不安が増悪したり，パニック発作を起こしたりする患者もいる。私の経験上，パニック障害の既往のある患者に最も起こりやすい。一方で，全般性不安障害の患者や大うつ病エピソード中にしか不安症状が起こらない患者の場合，不安症状は気分症状と連動して増減することが多い。bupropionにより抑うつ症状が改善すると，これらの患者の不安も改善する。したがって，うつ病に不安を合併した患者に対しbupropionを処方すべきでない，とは必ずしも言い切れないだろう。繰り返しになるが，不安が抑うつ症状と関連しているようであれば，bupropionは有効なはずである。もともとパニック障害をもち，症状が慢性的に続いている患者に対しては，bupropionを第一選択薬にしないほうがよいだろう。bupropionの投与により不安が生じたり増悪したりした場合，薬物の減量や変更を行ってもよいが，ベンゾジアゼピン系薬物を併用するのも一案である。そのような判断には，患者の症状と薬物の副作用を含め総合的な考慮が必要である。

bupropionは性機能障害を起こさず，実のところ性機能の改善に役立つことすらある。SRIの副作用で性機能障害を起こした患者や，性機能障害の予防を希望する患者が変更するのに適した薬物である。

注意!

性機能障害の改善、あるいは抗うつ作用増強のために、SRIとbupropionを併用する精神科医は多い。この組み合わせは作用機序が異なるため、難治性うつ病に対して用いるのは理にかなっているが、STAR*D研究の結果によると、特に効果的ではないようだ。

bupropionは薬物相互作用をほとんどもたない、と考えられていた。だが実際はCYP2D6を阻害するので、結果的にSRIの濃度を上げる可能性があることが近年の報告により明らかになった。この組み合わせは今ではよく使われているので、SRI様の副作用が薬物相互作用により増加する可能性があり、注意すべきである。

bupropionの別の新規用途についても触れておいたほうがよいだろう。bupropionは禁煙補助薬としても有効性が示され、Zybanという商品名で販売されている。軽度〜中程度の体重減量効果があることも、二重盲検試験で確かめられている。

ミルタザピン(リフレックス/レメロン)

ミルタザピンはアドレナリンのα_2受容体遮断作用をもち、ネガティブフィードバックがノルアドレナリン系とセロトニン系の神経細胞に作用し、結果的にノルアドレナリン系とセロトニン系の神経伝達が増加する。さらに、ミルタザピンが遮断作用をもつセロトニン受容体が何種類か存在する。nefazodoneやトラゾドンのように、5-HT_2受容体遮断作用をもつので性機能障害が起こりにくい。さらに、SRIによる消化器系副作用(嘔気や下痢)と関連がある、腸管のセロトニン3型(5-HT_3)受容体に対する遮断作用ももつ。その結果、SRI全般に比べて、ミルタザピンが消化器系副作用を起こすことは少ない。

Key Point

ミルタザピンは5-HT_2受容体遮断作用があるため、性機能障害が少ない。そして、5-HT_3受容体遮断作用により、SRIに多い消化器系副作用も生じにくい。

新規作用機序をもつということは、nefazodoneやSRIに反応しな

い患者でもミルタザピンに反応する可能性がある,ということである。さらに,nefazodone と同じく,ミルタザピンは SRI が効いたが性機能障害に耐えられない患者にぴったりの代替薬でもある。さらに,消化器系副作用で SRI の服薬継続が困難な場合も,ミルタザピンがよい代替薬になるだろう。

残念ながらミルタザピンには鎮静作用があり,体重増加の原因になることも多い。これが原因で服薬を続けられない患者は多い。こうした副作用は少ない用量でより起こりやすく感じられるかもしれない。だが私の経験上,相関関係がはっきりある,とまでは言えないようだ。ミルタザピンに明らかな肝酵素阻害作用はない。まれな副作用としてミルタザピンによる無顆粒球症 agranulocytosis の報告があるが,明らかな因果関係が証明されているわけではない。

venlafaxine

venlafaxine は,セロトニン系とノルアドレナリン系の両方に作用する薬物として販売されてきた。この表現は間違ってはいないが,現実はより複雑である。venlafaxine の作用は用量依存性に変化するのだ。低用量(150 mg/日未満)では,基本的にセロトニン再取り込みだけを阻害する。つまり低用量の venlafaxine は,事実上は SRI である。高用量(150 mg/日以上)では,用量が増えるごとにノルアドレナリン再取り込み阻害作用も強まる。ただし,venlafaxine のノルアドレナリン再取り込み阻害作用は *in vitro* 実験ではそれ程高くなかった。つまり,ただの SRI 以上の効果がある,という売り文句の venlafaxine にはノルアドレナリン再取り込み阻害作用もあるが,せいぜい fluoxetine より若干強い程度であり,ノルアドレナリン系への作用が最も強い TCA である desipramine よりはずっと弱い。

venlafaxine には SRI(セロトニン再取り込み阻害)と TCA(ノルアドレナリン再取り込み阻害)の組み合わせと同等の効果がある,と見なす精神科医も存在する。この考え方は原理的には正しいが,臨床的には正しくない。というのも,TCA のほうが venlafaxine よりノルアドレナリン再取り込み阻害作用はずっと強いからだ。本書の第 1 版が出た頃には,venlafaxine が TCA の安全な代替薬だ,といううたい文句をわれわれは信じ切っていたが,きちんと検証された説ではな

い。英国の統計によると，venlafaxine の過量服薬による死亡率は，SRI より高く，TCA より低い。心疾患の既往がある患者に対しては，venlafaxine は慎重投与とすることが推奨される。心血管系の毒性に関する英国当局の懸念に対し製造元は異議を唱えているが，そのようなリスクがないことを示すデータがすべて公開されてはいないので，真実はいまだ不明である。安全性と効能に関するすべてのデータが必ずしも製薬企業側から提供されるわけではないので，精神科医は副作用のリスクに注意すべきであろう。以上より，venlafaxine の心血管系リスクの問題は，かつてより深刻に受け止められるべきである。venlafaxine の使用は慎重に行うことをお勧めするが，この薬物を使うべきでない，という意味ではない。これは TCA についても同様で，単に以前より身体状況に注意しながら使う必要がある，ということだ。

単極性うつ病に対する venlafaxine の有効量は通常 150～225 mg/日であることから，ある程度のノルアドレナリン系の作用が抗うつ作用に必要なことが分かる。もちろん，より低い用量に反応する患者もいるだろう。また，全般性不安障害の治療薬としても 75 mg/日（純粋にセロトニン系に作用する用量であり，SRI と作用は変わらない）で FDA から承認されている。

注意！
重症うつ病患者に対しては venlafaxine が SRI より有効なことがある。

venlafaxine は単に有効性が証明されているだけでなく，入院中あるいはメランコリー型うつ病で重症の患者に対して SRI より有効性が高い，という報告もある。venlafaxine の難治性うつ病に対する有効性は複数の非盲検試験により示されている。venlafaxine は一般的に他の新規抗うつ薬に比べて多少効果が高そうだ，という印象をもたれているものの，鎮静などの副作用のため，必要性がなければ処方は避けられる傾向が強い。

venlafaxine がセロトニン離脱症候群の原因になりうることは明白である。セロトニン離脱症候群が生じると，不安の増悪と，危険はないが非常に不快な身体症状が出現する。セロトニン離脱症候群は半減期と関連があると考えられ，おそらく venlafaxine で最も起こりやすく fluoxetine で最も起こりにくい。徐放剤ではない venlafaxine は半

減期が5時間しかなかったが，最近追加された徐放剤(Effexor XR)では1日1回処方ができる。しかし，非徐放性製剤より若干頻度は減ると思われるが，XR製剤でもセロトニン離脱症候群は生じる可能性がある。この件に関する文献に決定的なものはないので，パニック発作やインフルエンザ様の症状が生じる可能性があるが，これは身体的な危険はない，ということを患者にあらかじめ伝えておくことは非常に有用だと思われる。このように説明することで患者を安心させておけば，患者が離脱症状の原因が分からず救急外来を受診するのを予防でき，症状が続く約1週間をやり過ごすことができる。離脱症状を起こさないためには，venlafaxineをゆっくりと減量する必要がある。例えば300 mg/日を服用中の患者でほかの薬物に変更したい場合，まず225 mg/日に減らし，その3日後に150 mg/日に，その3日後に75 mg/日に，その4日後に37.5 mg/日に減らし，最後に5日後に37.5 mg/日の隔日投与として，その4日後に完全に中止するのが私のやり方だ。75 mg/日からの減量が最も厄介である。非常にまれだが，離脱症状が非常に重くなったり1週間以上続いたりすることもあり，そんなときに私がよくするのは，venlafaxineを漸減しながらの低用量のfluoxetine(10 mg/日)の上乗せである。最後にゆっくりとfluoxetineを漸減・中止する(1週間おきに5 mg/日ずつ)。

venlafaxineは肝代謝酵素にほとんど影響しないので，有意な薬物相互作用を起こすことはない。

症例

患者は27歳女性，単極性うつ病と全般性不安障害の診断で，venlafaxine 150 mg/日を4年間服用し，ガバペンチン1,600 mg/日も併用していた。昨年の治療効果は芳しくなかったので，主治医は新しい抗うつ薬を使う決断をした。かつてSRI全種類とTCA数種類を服用し無効だったので，主治医はモノアミン酸化酵素阻害薬(MAOI)を使うことにした。MAOI使用の準備として，セロトニン症候群をきたす危険性があるvenlafaxineを漸減・中止してから，MAOIの服用開始まで1か月以上空ける必要があった。まず，venlafaxineが75 mg/日に減量され，その1週間後に37.5 mg/日に減量され，さらに1週間後に中止された。その2週間後，患者は電話で嘔気とひどい風邪にかかったような感じを訴えた。患者はひどく不安そうに，venlafaxineをやめるのが早すぎたのでは，と訴えた。主治医はその症状は長くは続かないと伝え，患者を安心させた。患者は数日後に再度電話をし

て，パニック発作，強い不安感，全身に電撃が走るような感覚，抑うつ症状がぶり返すのではないかという恐怖感を訴えた。主治医は患者の症状をよく承知した上で，それらはすべてセロトニン離脱によるものなので，もう数日待つように，と患者へ伝えた。もう1週間症状が続くようであればvenlafaxineを再開するか他のセロトニン系薬物を始めようと考えていることも伝えた。1週間後，離脱症状は軽快し始め，2週間で完全に消失した。

デュロキセチン(サインバルタ)

この新規抗うつ薬はセロトニン・ノルアドレナリン再取り込み阻害薬である。製造元が治験で身体症状の評価を取り入れたため，うつ病だけでなく，うつ状態に関連した身体症状についても，FDAによる適応承認が得られた。ここから，デュロキセチンは臨床的に抑うつ症状に関連した身体症状を伴う患者に特に有効かもしれない，という期待が生じた。もちろん，うつ状態の患者のほとんどは，関連する身体症状も経験する。科学的に重要なのは，うつ状態に関連する身体症状に対して他の薬物よりデュロキセチンが効く，と言うためには，他の薬物とデュロキセチンを直接比較した研究が必要なことである。そのような治験はまだ行われていない。単純にセロトニン・ノルアドレナリン再取り込み阻害薬として，SRIやbupropionに反応しない患者に試みる価値はあるだろう。

11 セロトニン再取り込み阻害薬

重要な概念

- セロトニン再取り込み阻害薬(SRI)は他の抗うつ薬より有効なわけではない。最大のメリットは忍容性の高さである。
- fluoxetine は半減期が最も長く，ノルアドレナリン系作用が最も強い。
- セルトラリンには軽度から中程度のドパミン系作用がある。
- パロキセチンには軽度から中程度の抗コリン作用があり，高用量では軽度から中程度のノルアドレナリン系作用も現れる。
- 強迫性障害にはフルボキサミンが最もよく使われる。
- citalopram は最もセロトニン選択的な SRI であり，高齢者での忍容性が高い。
- セルトラリンと citalopram は薬物相互作用が最も少ない。fluoxetine は最も多い。パロキセチンとフルボキサミンはその中間である。
- SRI には，自殺関連行動を増加させるリスクがわずかだが確実にある。特に危険なのは，見逃された双極性障害の混合状態と，アカシジアである。

有効性と安全性

セロトニン再取り込み阻害薬 serotonin reuptake inhibitor(SRI) は，三環系抗うつ薬(TCA)より有効だと証明されているわけではない。SRI の利点はむしろ，患者側の受け入れやすさと忍容性であることは覚えておくべき事実である。米国には，ほとんど SRI しか使わない精神科医が多い。彼らは全種類の SRI を試すこともざらだが，たまに新規の非定型抗うつ薬を使うことはあっても，TCA やモノアミン酸化酵素阻害薬(MAOI)を使うことはほとんどない。このような処方の仕方をする理由は，SRI の効果が他剤の効果と同じか，より優れていると思っているからだ。ところが実際は，うつ病患者の一部，特に入院患者とメランコリー型の患者に対しては，TCA や MAOI や venlafaxine のほうが，SRI より有効である。安全性は重要な問題であり，

SRIが好まれる理由でもある。しかし，薬理学的な安全性と臨床上の安全性は混同されやすい。言い換えると，SRIの生理的作用で死に至ることはないというだけで，どんな状況でも安全で，患者が死ぬことはない薬物であるかのようにSRIが処方されることは少なくない。しかし，状況によってはSRIも危険を伴い死を招きうる。中でも重視すべきは双極性うつ病の場合とアカシジアを伴う場合である。双極性うつ病では，自殺と非常に関連が強い混合状態がSRIにより惹起されることがある。また，SRIによりアカシジアが惹起された結果，患者が自殺に至ることもある。よって，薬理学的にSRIが安全だからといって，実際の臨床において病状と無関係にSRIの使用が安全なわけではない。本書の第1版で上記のように警告した当時も論争になっていたが，その後，特に子供へのSRIの処方と関連した自殺関連行動に関しては，添付文書上の警告文(Black Box Warning)がFDAにより義務付けられた。この件は重要なので，後に詳しく述べる。

作用機序

あらゆるSRIがセロトニン再取り込み阻害作用をもつことは共通しており，この作用はSRIの抗うつ作用に必要不可欠である。しかし，セロトニン再取り込み阻害作用の強さと，ほかの生化学的作用は，薬物により大きく異なる。このため，これらの薬物がセロトニン系に突出して選択的ではない事実を強調するため，選択的セロトニン再取り込み阻害薬 selective SRI(SSRI)という，より一般的な呼称を私はあえて避け，SRIと呼ぶようにしている(表11.1)。

薬物相互作用

SRIほど肝チトクロムP450(CYP)に関する関心と知識を広めた薬物は，おそらくほかにないだろう。個々のSRIの使い方を理解するため，それぞれの薬物が肝代謝酵素へ与える影響の違いを知っておくことは必須である。この章を通して，薬物相互作用について強調して伝えたい。そのまとめは表11.2を参照されたい。

表11.1 セロトニン再取り込み阻害薬の作用機序

1. ノルアドレナリン系作用：fluoxetine，パロキセチン(高用量で)
2. ドパミン系作用：セルトラリン
3. セロトニン再取り込み阻害作用が特に強い：citalopram，フルボキサミン，パロキセチン

表11.2 セロトニン再取り込み阻害薬との薬物相互作用

セロトニン症候群：モノアミン酸化酵素阻害薬。トラゾドンでも可能性あり
アカシジア：抗精神病薬
肝チトクロム P450 阻害(第12章で詳述)：抗精神病薬，三環系抗うつ薬，バルプロ酸，カルバマゼピンの濃度上昇
絶対禁忌[訳注a]：フルボキサミンとケトナゾール，terfenadine, astemizole（肝チトクロム P450 3A4 阻害による濃度上昇により不整脈）

訳注a：日本では，モノアミン酸化酵素阻害薬およびピモジドとの併用が禁忌である。フルボキサミンはこれに加えてチオリダジン，チザニジン塩酸塩，ラメルテオンとの併用が禁忌である。

性機能障害

性機能障害 sexual dysfunction は，おそらく SRI で最も起こりやすい副作用である。初期の比較対照治験における報告率は高くなかったが，臨床で使われるようになると，SRI を長期間服用している患者の約50％に性機能障害が生じた。性機能障害は，性欲減退から不感症，勃起障害まで多岐にわたる。この副作用の原因の一部は，セロトニン2型($5\text{-}HT_2$)受容体刺激作用である可能性がある。というのも，この受容体を遮断する薬物(nefazodone やミルタザピン)は性機能障害を起こしにくいからである。後述するが，週末の「休薬日」を設けることで，特にセルトラリンの場合はこの副作用を最小限に抑えられる。実際の臨床では，主治医が具体的に聞かなければ性機能障害は報告されないことが多い。恥ずかしがって，あるいは薬物の影響だと思わずに，性機能障害を報告しない患者は山ほどいる。

> 注意！
> SRI の性機能障害については具体的に患者に尋ねなければならない。恥ずかしがって自分から言おうとしない患者は多いのだ。

うつ状態では，症状の1つとして性機能障害が起こることが多く，これは薬物治療によるものと判別が難しいため，特にSRIを用いた治療でよく問題となる。抑うつ症状がおおむね改善しているのに性機能障害が続く場合は，SRIの影響を疑わなければならない。繰り返すが，性機能障害の遷延に気付き対応するためには，性機能について面接で常に話すようにすることが必要である。

その他の副作用

上記のほかに，SRIに共通の副作用としてよく見られるのは，消化器系副作用と睡眠構築 sleep architecture への影響である。消化器系副作用で多いのは下痢と嘔気である。セロトニン受容体が脳より消化管の神経系に多いことは，あまり知られていない事実である。腸の消化管神経系は独立した末梢神経系で，セロトニンによる情報伝達は，ほぼセロトニン3型($5-HT_3$)受容体を介して行われる。ミルタザピンは $5-HT_3$ 遮断薬であり消化器系副作用を起こしにくい。化学療法に伴う嘔気の治療薬としてFDAに承認されている，選択的 $5-HT_3$ 遮断薬のオンダンセトロン(ゾフラン)を併用するのも1つの手である。

　睡眠構築(睡眠段階の遷移進行)に対するSRIの影響もよく見られる。睡眠段階は，中脳と橋にある縫線核のセロトニン系神経細胞の影響を強く受ける。SRIは睡眠段階の深化を妨げる。臨床的には夜中に中途覚醒するだけでなく，鮮明な夢を見ることもある。トラゾドンは睡眠構築を正常化するので，SRIと併用する睡眠薬としてよく使われる。nefazodoneやbupropionも睡眠構築を改善するようだ。

　この睡眠への影響があるので，SRIは一般的に朝1回で服用するとよい。例外はパロキセチンで，fluoxetineでもまれにそうだが，眠気が生じることがあるので，就寝前1回の処方がよい。

「別人のように元気になる」症候群
(『驚異の脳内薬品』[訳注1] 仮説)

Prozac(fluoxetine)やSRIが有名になったのは，メランコリー気質と当時呼ばれていた慢性的な気分変調と不安が混在するパーソナリティを変え，「別人のように元気になる」可能性のある薬物，としてPeter

Kramer が紹介したからである。そのようなパーソナリティの人が SRI を服用すると，不安感が軽くなり，より外交的になる。まずこれが事実か否か，そして事実なら倫理的，臨床的にどういう意味をもつかという点で，この問題は激しい論争を呼んだ。論争が始まって 10 年経つが，私の印象では，パーソナリティの変化や，あるいは**抑うつ神経症**のような DSM-Ⅲ で除外された疾患の抑うつ症状が改善して，そのような反応が起こる人は確かに一定数いるようだ。ただし，こうした反応はそう頻繁に起こるものではない。また，双極性うつ病が見逃されて SRI が投与された結果，患者が躁病/軽躁病を呈することは非常に多いので，常に注意して鑑別診断を行うべきである。

アパシー症候群（『驚異の脳内薬品』過剰症）

逆の作用も起こりうることは，あまり知られていない。もともと外交的で，不安が少ないパーソナリティの人（発揚気質が多い）には，SRI の抗不安作用が抑制的に働き，アパシー症候群が惹起されるようだ。その機序についてはよく分かっていないが，SRI が前頭葉の活動を低下させることが推測される（SRI は前頭葉の活動を高めることのほうがずっと多いのだが）。これで結果的に情動平板化をきたし，一部の患者は「『感性』が鈍くなった」，「感情の起伏が少なくなった」と訴えるようになる。つまり，患者は悲しむべきときに上手く悲しめず，喜ぶべきときに上手く喜べない。そういった状況でたいていの健康な人のように反応できないのだ。このアパシー症候群は目立たないので，本人も主治医も気付かないことがある。うつ病によるアンヘドニアが遷延していると誤解されることもありうるし，うつ病の再燃だとも見られかねない。他の抑うつ症状がほとんど軽快してもアンヘドニアが遷延する場合，アパシー症候群を疑うべきである。その場合は SRI の用量を減らすか，非セロトニン系の薬物に変更することが推奨される。

訳注 1：ピーター・D. クレイマー，渋谷直樹（監修），堀たほ子（訳）『驚異の脳内薬品 — 鬱に勝つ「超」特効薬』（同朋社，1997）

> **Key Point**
> アパシー症候群は SRI の副作用だが,うつ病の症状と間違えやすい。その他の抑うつ症状がすべて改善してもアンヘドニアだけ遷延する場合には,アパシー症候群の存在を疑うこと。

自殺とアカシジア

SRI を論じる際に避けられない論点は自殺リスクである。この問題が取り上げられる頻度が最も高いのは fluoxetine だが,これは他の SRI に比べて販売期間が長いためであろう。ほぼ全種類の SRI で自殺に関連した訴訟が起こっており,今では子供における SRI 誘発性の自殺傾向を添付文書で警告することを FDA は義務付けている[訳注2]。

FDA の警告の根拠は,総計 5,000 人の子供を対象とした複数の無作為化試験(そのほとんどは発表されていない)に関するメタ解析で,SRI 投与群における自殺傾向(自殺企図または自殺念慮)の相対リスクが 50% 以上増加したことである。これは確実なリスクがあることを示す重要な結果である。しかし,自殺傾向が生じる実際の確率は,プラセボ群で約 2% なのに対し SRI では約 4% となる。つまり,子供を SRI で治療する際に自殺傾向が生じる確率はせいぜい 5% だということも心に留めておくべきだろう。とはいえ,自殺傾向の生じる確率が低く,治験中に自殺を完遂した被験者がいなかったからといって,その危険性を甘く見てはいけない。無作為化試験では皆そうだが,治験にエントリーされているのは低リスクで服薬アドヒアランスが高い選りすぐりの患者であり,明らかな自殺念慮が存在すれば,程度にかかわらず治験の対象外になるのが一般的である。したがって,どちらかと言えば FDA のメタ解析は一般の小児人口における真のリスクを低めに見積もっている。さらに言えば,副作用は単に不快なものから致死的なものまで多様であり,嘔気のリスクなら 5% でも許されるが,死亡リスクが 5% であれば,例え命を救う薬物でも許容はできない(SRI による自殺予防効果は現在のところ証明されていない)。

FDA の警告は,その意図通りに受け取られるべきであり,実際,

訳注 2:2013 年 4 月現在,日本・米国のどちらでも,自殺傾向に関する警告文は,SRI のみならず抗うつ薬全般に付けられている。

かつての見境ない処方は姿を消した。本来最初からそうあるべきだったが，SRI はより慎重な臨床判断のもとで処方されるようになった。しかし，危険だから SRI は絶対に使わない，というのも逆の意味で極論であり，不適切である。

> **Key Point**
> SRI がわずかながら確実に自殺リスクを上昇させることは，ほぼ疑う余地がない。その原因で最も多いのは，見逃された双極性うつ病により惹起された混合状態，そしてアカシジアである。

SRI により自殺傾向が生じることを認めるならば，次の疑問はそれがなぜ起こるか，である。SRI そのものに何かしら危険な作用がある，と考える SRI 批判者もいるようだが，根拠のある話ではない。次の，2 つの潜在的な原因が可能性としては高そうである。そして，その 2 つは未然に防ぐこともできるものだ。

まず第 1 に，私を含めた双極性障害の専門家の意見としては，最も疑わしい原因は見逃された双極性障害である。うつ状態を呈した子供（平均 12 歳）の 50％が，10 年間のフォロー中に躁病/軽躁病エピソードを呈する。平均発症年齢は，双極性障害（10 代後半）のほうが単極性うつ病（20 代後半）よりずっと若年であり，うつ状態の子供は潜在的な双極性障害をもっている可能性が高いことは，常に意識する必要がある。さらに，子供に起こる躁病エピソードは混合性エピソードであることが多く，また混合性エピソードの 60％が自殺傾向の増加を伴う。これは純粋な大うつ病エピソードより高い割合である。統計上，大うつ病エピソードを呈している子供の 50％が本当は双極性障害なのであれば，抗うつ薬の単剤治療でその 1 割（あるいはそれ以上）が躁転することは容易に予想される。この数字を見れば，FDA のデータにおける 5％の自殺傾向もまったく不思議ではない。

第 2 に，SRI は錐体外路症状のアカシジアも起こしうる（詳細は第 17 章を参照）。アカシジアは非常につらく不快な体験だが，不安・焦燥やうつ病の増悪と誤解されることが多い。気付かずに放置されるとアカシジアは自殺念慮を惹起することがあるが，これはまれに報告される fluoxetine に関連した自殺の一因でもあるようだ。SRI による躁転よりおそらく少ないが，アカシジアの報告は SRI 内服中の患者の

最大10％にものぼる。

　臨床医はどのように対処すべきだろうか。まず双極性障害の可能性を除外する際は慎重に行うこと。子供の場合はまだ最初の躁病/軽躁病エピソードを経験していない可能性もあり，完全に除外することは不可能であることは心に留めておくべきである。そのような事情から，子供の場合は家族歴に重きをおくことも含め，双極スペクトラムの概念が特に有効である(第4章を参照)。また，アカシジアに関しては患者にあらかじめ警告しておくべきであり，特に投与開始直後の数か月はこの副作用に注意する必要がある。そしてアカシジアが起こった際はSRIを漸減・中止するか，プロプラノロールで治療できるよう準備しておくべきである。決してアカシジアを放置して悪化させてはならない。見つけ次第，必ず速やかに治療すべきである。

SRI 各論

表11.3で適応用量を確認し，表11.4で一般的な原則を確認されたい。

fluoxetine(Prozac)

fluoxetineはSRIの草分けであり，米国で発売開始されたのは1989年である。続いて，セルトラリン，パロキセチン，フルボキサミン，citalopramの順で，相次いで発売された。fluoxetineは，10年を超えて莫大な利益を上げた後，2001年にジェネリック医薬品として最初に世に出たSRIである。fluoxetineは最良のSRIではないが，初めて市場に出た強みがあると私は思う。臨床医にも患者にも，またたく間もなく知れわたった薬物であり，馴染みのある人が多い。発売後，TCAからの切り替えが行われるようになり，fluoxetineは副作用が少なく穏やかに作用する薬物の代表格となった。患者と精神科医は，この薬物をあらゆる効果が期待できる頼みの綱だ，と考えるようになり，米国では患者が「プロザック」と薬物の名前を指定してくることは今も珍しくない。

　発売から10年経ったところで医学的観点から冷静に評価すると，fluoxetineには長所も短所もあるが，競合する他のSRIに比べて際立った違いがあるとは言えないだろう。現状での最大の長所は，citalopramやセルトラリンと同じく，米国ではジェネリック医薬品と

表11.3 セロトニン再取り込み阻害薬

薬物名	有効量(mg/日)	説明
fluoxetine	20〜80	あらゆる抗うつ薬の中で最も半減期が長く効果判定に時間がかかるが、セロトニン離脱症状が起こりにくい。ノルアドレナリン系作用が若干あり、強い薬物間相互作用あり(すべてのCYP系、特に2D6と3A4を阻害)
セルトラリン(ジェイゾロフト)	50〜200[訳注a]	ドパミン系作用あり。性機能障害に対して週末「休薬日」を設けやすい。薬物相互作用は弱い
パロキセチン(パキシル)	20〜50[訳注b]	抗不安作用が強い。中程度の抗コリン作用。セロトニン離脱症状が若干起こりやすい。FDAによる適応が複数あり、CYP2D6を阻害
citalopram	20〜60	セロトニン再取り込み阻害作用が最も強い。セロトニンの再取り込みに最も選択的。薬物相互作用が最も少ない。特に高齢者で使いやすい
フルボキサミン(デプロメール/ルボックス)	50〜250[訳注c]	強いセロトニン再取り込み阻害作用、強迫性障害に適応あり

CYP:肝チトクロムP450
訳注a:日本では25〜100mg/日。
訳注b:日本では、非徐放剤ではうつ病・うつ状態・パニック障害に20〜40mg/日、強迫性障害には50mg/日まで。徐放剤でうつ病・うつ状態に対して50mg/日まで。
訳注c:日本では50〜150mg/日(適宜増減)。

して手に入ることだ。コストを考えてfluoxetineの使用を控える必要はもはやない。

fluoxetine固有の特徴の1つは、fluoxetineそのものと、その活性代謝物であるnorfluoxetineの半減期が非常に長く、あらゆる向精神薬の中でも最長であることだ。fluoxetineの半減期は約1日だが、norfluoxetineの半減期は3〜5日である。したがって、fluoxetineは平均4日間かけて50%代謝される。血中濃度が一定になるまで半減期の3倍の期間がかかるため、血中濃度が定常状態になるだけで12

表11.4 セロトニン再取り込み阻害薬の一般原則

- パロキセチン(眠気が出ることがある)とfluoxetine(まれに眠気が出る)を除いて,朝1回の処方にすること
- fluoxetineは効果判定に時間がかかるものの,セロトニン離脱は起こりにくい
- 性機能障害への対応策として週末「休薬日」を設けるのに,セルトラリンは適している
- citalopramは最も選択的にセロトニン再取り込みを阻害する
- セルトラリンとcitalopramは他の薬物との相互作用が最も少ない
- パロキセチンは抗不安作用が最も強い可能性がある
- 自殺傾向の潜在リスクとして,アカシジアと見逃された双極性障害の混合状態に注意して患者を観察すること

日かかる。あらゆる抗うつ薬は,薬理作用が臨床上の抗うつ効果を発揮するまで4~6週間ほどの遅れがある。この遅れは,おそらく細胞内のセカンドメッセンジャーや遺伝子発現の変化に必要な期間だろう。しかも,この4~6週間とは,定常状態に達した後に要する期間である。ほとんどの抗うつ薬は,1,2日で定常状態に達する。一方のfluoxetineは定常状態に達するのに平均で12日かかり,臨床効果が得られるのはさらに4~6週間後となる。これが効果判定を行うのにfluoxetineだけ6~8週間かかる理由である(他の抗うつ薬では4~6週間)。この性質は,やや不利な点だろう。fluoxetineを投与して4週間後に反応がない場合でも,効果判定には期間が足りないので,もう2週間は別の薬物に変えてはならない。他の抗うつ薬の効果判定には4週間かければ十分であり,このようなことは起こらない。逆の見方をすると,半減期が長いことの潜在的な利点は,排出が遅いことによりセロトニン離脱症候群が起こりにくいだろうということだ。

Key Point

半減期が長いため,fluoxetineの抗うつ効果を判定するには,より長期間待つ必要がある。同じ理由から,セロトニン離脱症候群は生じにくいだろう。

もう1つの特徴は,通説に反して,純粋にセロトニン選択的ではないことである。実際fluoxetineには,強くはないがノルアドレナリン

再取り込み阻害作用がある。この作用による効果は小さくなく，venlafaxine の作用にも若干似ている。fluoxetine の「賦活作用」がよく報告されているが，この機序が関与しているかもしれない。

あらゆる SRI がそうだが，fluoxetine も睡眠構築を阻害しうる。賦活作用との相乗効果で，不眠を惹起する可能性がある(しかし，鎮静される患者も少数ながらいる)。

そのほか，fluoxetine の代表的な働きの 1 つに，広範かつ強力な肝チトクロム P450 の阻害作用により，抗精神病薬や TCA や気分安定薬など他の薬物の血中濃度と効力を引き上げる効果がある。

副作用で「賦活」が起こることはあるが，fluoxetine は他の SRI と同じく不安を軽減する薬理作用もある。

fluoxetine は最も古い SRI であり，治験が行われた疾患も最も多く，過食症，拒食症，心的外傷後ストレス障害(PTSD)，パーソナリティ障害，強迫性障害，パニック障害での有効性が報告されている。これらの疾患に fluoxetine は有効だが，他の SRI も使えるだろう。今では，月経前症候群(後期黄体期不快気分障害)の治療薬としても(商品名は異なるが)，FDA の承認を受けている。

前述したように，fluoxetine にはパーソナリティに対する特別な効能がある，と考える精神科医もいる。うつ状態の有無にかかわらず，fluoxetine で「別人のように元気になる」人がいて，うつ状態から回復するだけでなく，以前の性格とは別人のようになると考えられている。服薬により外交的で陽気になる人が多い。そして fluoxetine を服薬中の性格が「本来の自分」だと感じる人もいる。調査によれば，この効果はまれで，fluoxetine に明らかに固有の作用ということでもないようだ。パーソナリティへの影響は，抗うつ作用とは別物として説明できるかもしれない。さまざまな角度で性格傾向を分類すると，とりわけ**損害回避** harm avoidance と呼ばれる傾向は脳のセロトニン系と関連している可能性がある，というエビデンスがいくつか報告されている。SRI がセロトニンを増やすことで損害回避傾向が弱まり，警戒心・羞恥心・内向性が少ない性格に変化するのかもしれない。結果，この不可思議な fluoxetine の作用は，パーソナリティの基礎となる生化学系に対する直接的な作用にすぎない可能性がある。しかし一方，このような改善効果は，アパシー症候群のようなパーソナリティに対する望ましくない影響が起こるリスクと裏表の関係と考えるべきである。

セルトラリン(ジェイゾロフト)

セルトラリンは,中程度のドパミン再取り込み阻害作用をもつSRIである。現在,米国ではジェネリック医薬品としても入手可能である。fluoxetineに比べ半減期は約1日と短く,肝チトクロムP450への阻害作用はずっと少ない。しかし,肝酵素への影響がまったくないわけではない。高用量では臨床上明らかな肝酵素への影響が現れる。とはいえ通常はわずかな影響しか及ぼさず,臨床的に有意な薬物相互作用を生じない。

他のSRIと同じく,セルトラリンにも抗不安作用があり,睡眠構築を阻害するリスクもある。現在のところ,PTSDの治療薬としてもFDAに承認されている。月経前症候群にはfluoxetineがFDAの承認を受けているが,セルトラリンも効果的である。毎日ではなく月経時期の前後5日間だけの服用を希望する患者には,おそらくセルトラリンのほうがよいだろう。そのような短期間の使用はすべてのSRIで有効だが,fluoxetineだけは例外である(繰り返しになるが,半減期が長いため)。セルトラリンの半減期の短さは,「休薬日」を設けることで性機能障害に対処するのにも有効と思われる。

> ### Key Point
> SRIによる性機能障害への対策として,セルトラリンを金曜と土曜に休薬し,週末に性活動を行えるようにする方法がある。

この中断法は,fluoxetineでは半減期が長すぎて機能せず,パロキセチンやvenlafaxineでは半減期が短すぎるのでセロトニン離脱症候群が起こるリスクがあり,より難しいだろう。一方,セルトラリンはデスメチルセルトラリンという半減期が約3日の活性代謝物をもつこともあって,週末「休薬日」方式に適しているのだろう。つまり,セルトラリンの半減期は,週末の休薬日に性機能が回復する程度には短いが,セロトニン離脱症候群を生じるほど短すぎない,ということである。

潜在的な副作用として,セルトラリンの軽度ドパミン系作用により,特に脆弱性をもつ患者で精神病状態のリスクが高まることが挙げられる。精神病症状の既往がない患者にもこの副作用の報告はあるが,まれである。双極性障害に対しては,実証されているわけではないが,

私の経験では臨床的に有用とは思えず，きわめて躁転をきたしやすい。躁転のリスク因子としてセルトラリンのドパミン系作用を問題視するのに，bupropion の躁転のリスクは比較的低いのはなぜか，と質問を受けることがある。程度の問題かもしれないが，セルトラリンは通説に反して bupropion よりもずっと強いドパミン系作用をもつからなのだろう。このような機序はあくまで仮説の域を出ないが，臨床的にセルトラリンが精神病状態や躁状態を惹起しやすいようだ，というのは事実である。

パロキセチン（パキシル）

パロキセチンも短時間作用型であり，半減期は 1 日程度で，活性代謝物の半減期が長いセルトラリンよりも作用時間はおそらく短い。パロキセチンのセロトニン再取り込み阻害作用はセルトラリンや fluoxetine よりも強いので，より強いセロトニン再取り込み阻害作用が必要なときにはパロキセチンが役に立つだろう。つまり，セロトニン再取り込み阻害作用だけを取り上げても，SRI の効果はそれぞれで違うのだ。患者によって反応する SRI が異なることは，この違いから説明できるかもしれない。

パロキセチンには中程度の抗コリン作用もある。この抗コリン作用は，*in vitro* の実験環境下では著明だが，ヒトに対する *in vivo* の実験ではさほど強くなく，TCA で見られるよりも確実に軽い。とはいえ，敏感な人だと，臨床上問題になる抗コリン作用が起こることがある。抗コリン作用による副作用には口渇，眠気，便秘，認知機能障害などがある。

ほとんどの SRI は体重にあまり影響しないが，減る人もいれば，増える人もいる。パロキセチンは，重度の体重増加こそ引き起こさないものの，総じて最も体重が増えやすい SRI である。服用後に著明な体重増加を経験する人もいる。

SRI はどれも抗不安作用をもつが，中でもパロキセチンは最も作用が確実だという定評があり，さらに今では全般性不安障害，パニック障害，社交不安（社会不安障害）への適応が FDA に承認されている。

残念ながら，パロキセチンでは半減期の短さからセロトニン離脱症状が他の SRI より起こりやすい。一方で，こうした症状は一時的であり，主治医の適切な対処でやり過ごせることが多い。

パロキセチンはCYP2D6を阻害する。薬物相互作用に関しては，パロキセチンの影響は中程度であり，fluoxetineより弱いが，セルトラリンより強い。

citalopram(Celexa)およびエスシタロプラム(レクサプロ)

citalopramは，1999年に米国で導入される何年も前から欧州では使われていた(欧州での発売はfluoxetineよりも前)が，現在は米国でもジェネリック医薬品として手に入るようになった。セロトニン再取り込み阻害作用の強さはパロキセチン以上である。SRIの中では，最もセロトニン系作用に特化した薬物であり，まったくと言っていいほど他の神経伝達物質に影響を及ぼさない。肝酵素への影響はほとんどなく，半減期は短く(また短すぎもしない)約1日程度である。多くの利点から総合的に判断して，citalopramはSRIの決定版と言えよう。

抗不安作用などの作用に関しても，全般的に他のSRIと同程度の効果があるようだ。生化学的な特性がSRIとして「きれい」なので，セロトニン系以外の機序では副作用や薬物相互作用が生じにくい。このため，高齢者の治療には特に有用だろう。近年の研究によれば，双極性うつ病にも多少は効果があるようだ(第18章を参照)。

エスシタロプラム(レクサプロ)は，citalopramの活性型鏡像異性体(エナンチオマー)である。製造元の利ざやが高く，citalopramより低用量で同じ効果が得られるという特徴はあるが，この高価な薬物をわざわざ使う必要性は非常に低いと考える。製造元ではcitalopramと比較して忍容性が高いことを喧伝しているが，臨床的に証明されているわけではない。

フルボキサミン(デプロメール/ルボックス)

フルボキサミンは強迫性障害の治療薬としてFDAの承認を受けているが，抑うつ症状や不安症状にも他のSRIと同様の効果が期待できる。パロキセチンやcitalopramのように，セロトニン再取り込み阻害作用が強い薬物である。しかし，それ以外の生化学的作用はほとんどなく，他のSRIと比べて突出したメリットはない。肝チトクロムP450を広く阻害するため，薬物相互作用という点では，いくらかデメリットがあるだろう。

難治性うつ病の治療戦略

重要な概念

- Sequenced Treatment Alternatives to Relieve Depression (STAR*D) 研究とは，米国国立精神衛生研究所(NIMH)が資金を提供した抗うつ薬治療の大規模調査である。これにより，単極性うつ病において治療抵抗性は例外ではなく，むしろ起こるのが常であることが示された。以下は STAR*D 研究の結果から導かれた法則である。
  - 1剤目の抗うつ薬を十分期間服用して，完全に回復(寛解)する患者は約1/3しかいない。急性症状への反応(75%の改善)は，約半数の患者で得られる。
  - 残りの2/3の患者にはどんな介入(薬物を変える，他の薬物を足す)をしても，症状が有意に改善する割合はせいぜい30%である。
  - 主剤の抗うつ薬を変更するより，そこに別の薬物を追加するほうが若干効果が高い。
  - 副作用で脱落した患者を除いて計算しても，複数の抗うつ薬を試み，一時的にでも完全に回復(急性症状が寛解)する単極性うつ病患者は2人に1人である。
  - 副作用で脱落した患者を入れて計算すると，複数の抗うつ薬を試み，完全によい(急性症状が寛解した)状態を1年以上維持できる単極性うつ病患者は4人に1人しかいない。これは自然経過よりましかどうかも危うい数字である。
  - 完全寛解ではなく，ある程度の改善を意味する治療反応率についても，上記の割合は高くならない。
- 最近の研究によると，短期間でさえ抗うつ薬に反応しない患者の半数は，うつ病と誤診された双極性障害，特に双極Ⅱ型障害の可能性がある。そのような患者は気分安定薬の追加に反応するだろう。
- 双極性障害が完全に否定された難治性うつ病には，薬物療法以外の選択肢として，迷走神経刺激法(VNS)，経頭蓋磁気刺激法(TMS)，脳深部刺激療法(DBS)，電気けいれん療法(ECT)がある。

- VNS はプラセボと効果が変わらないことがすでに証明されている。科学的標準から外れた選択肢であり，どれだけ効果が喧伝されようとも，侵襲的な外科治療であるため，リスクが当然上回る。
- 難治性うつ病への TMS の効果はまだ証明されておらず，ECT よりは効果が弱いようだ。DBS は将来性はあるが，まだ研究の初期段階である。
- 双極性障害が除外され，難治性うつ病が確実であれば，ECT も選択肢に残る。認知機能障害をきたす可能性があるため，短期的な効果は明らかであっても，そのリスクと照らして検討する必要がある。十分な薬物療法と比較した維持 ECT による長期的な効果は証明されていない。
- 最もよく検証されている併用療法は，リチウム，buspirone，甲状腺ホルモンによる増強療法と，セロトニン再取り込み阻害薬(SRI)と三環系抗うつ薬(TCA)の併用である。
- 精神病性の単極性うつ病に関しては，20-40-80 の法則を覚えておこう。20%が抗精神病薬単剤に反応し，40%が抗うつ薬単剤に反応し，80%がその 2 つの組み合わせに反応する。
- 治療抵抗性が，実は治療不耐性であることは多い。副作用のせいで治療に反応しない場合と，薬物が効いていない場合を区別すること。
- 向精神薬の代謝速度が遅い患者と速い患者がいることに注意すること。
- TCA やモノアミン酸化酵素阻害薬(MAOI)が使われたことがなければ，それらを単剤で使用することを検討すべきである。

第 8 章で，うつ病の治療抵抗性について論じ，そのステージを定義した。本章では難治性うつ病 refractory depression について述べ，「薬物の変更」と「薬物の追加」という主な 2 つの戦略を比較しようと思う。副作用が少なくて済むこともあり，薬物の変更は最もよく行われる。ところが，この方法ではほとんどの種類（クラス）の抗うつ薬を，あっという間に試し終えることになってしまう。ある薬物に別の薬物を足す場合，副作用が増える可能性がある一方で治療選択肢は劇的に増える。最近の研究によれば，追加戦略は治療反応性を総じて上げるようだ。

誤診

治療抵抗性に取り組むための第一歩は診断の見直しだ，とは実によく耳にするが，実際にきちんと診断が見直されることはまれである．誤診の重大性を叫ぶだけでなく，どの診断が見逃されやすいかを把握しておく必要がある．驚くべきことだが，難治性うつ病をこの視点で定量調査した研究はほとんどない．この少ない文献を調べると，軽視されている次の重要な事実が浮かび上がる．難治性うつ病の約半数は誤診であり，正しい診断は「双極性障害」である．すなわち，統計的に考えると，単極性うつ病の治療に反応しない患者の半数は単に診断が間違っているだけで，正しい診断は双極性うつ病なのである．したがって，向精神薬の組み合わせをあれこれ試すのに没頭するより，半分の症例で診断を変更することになると予想しつつ，病歴をあらためるのが賢い方法である．こうした最近の調査研究でもう1つ分かったことは，過去に無効であった抗うつ薬に気分安定薬を加えるか，抗うつ薬を中止して気分安定薬に置き換えることで，誤診されていた双極性障害の症状に改善が見られることだ．双極性障害の見落としは難治性うつ病の最大の原因であり，この事実が非常に軽んじられている現状では，リチウムの増強療法が難治性うつ病に対する最もよく証明された治療法であることも不思議ではない．リチウムの増強療法に関する治験のほとんどが，双極性障害の中でも最も見逃されやすい双極II型障害がDSM-IVで定義される1994年以前に行われた．当時，双極II型障害は鑑別にすら入っていない．

注意！
難治性うつ病の原因として最も多いのは双極性障害の見逃しであり，特に多いのが双極II型障害である．難治性うつ病の約半分は，この見逃しによるものだ．気分安定薬を抗うつ薬に加えるか，あるいは気分安定薬で抗うつ薬を置き換えることで，これらの難治性うつ病とされた患者にも治療反応が得られる．

難治性うつ病のその他の原因をすべて合わせると，見逃された双極性障害とほぼ同程度の割合である．これら他の原因については図12.1にまとめた．

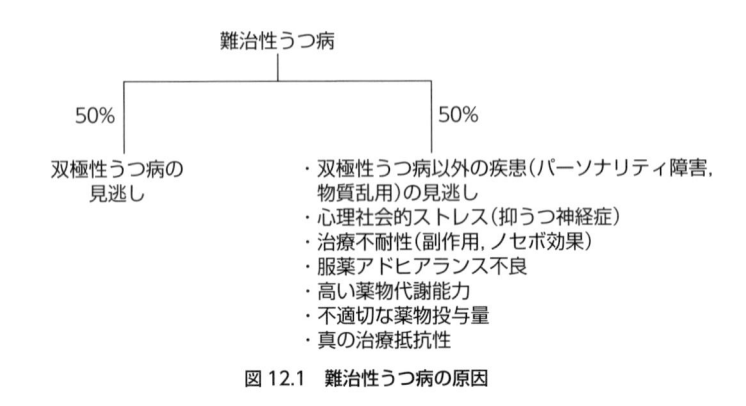

```
            難治性うつ病
    ┌───────────┴───────────┐
   50%                     50%
双極性うつ病の          ・双極性うつ病以外の疾患(パーソナリティ障害,
  見逃し                物質乱用)の見逃し
                      ・心理社会的ストレス(抑うつ神経症)
                      ・治療不耐性(副作用,ノセボ効果)
                      ・服薬アドヒアランス不良
                      ・高い薬物代謝能力
                      ・不適切な薬物投与量
                      ・真の治療抵抗性
```

図 12.1　難治性うつ病の原因

他の診断の見逃し

双極性うつ病を除くと，他の疾患で最も見逃されやすいのはパーソナリティ障害と物質乱用である。これらの症状は抑うつ症状と区別しづらいことがあり，抑うつ症状そのものの原因となることもある。また，本当に単極性の反復性うつ病性障害を併発していることもある。そのような患者の抑うつ症状には，抗うつ薬があまり効かない可能性がある。それよりも，個々人に合わせた精神療法や物質乱用への介入が不可欠だろう。パーソナリティ障害や物質乱用のある患者が抗うつ薬だけで回復することは通常望めず，薬物はせいぜい補助的な役割しか果たさない。その一方で，心理社会的介入は必須である。

心理社会的ストレスと抑うつ神経症

強い心理社会的ストレスにより，大うつ病エピソードに対する抗うつ薬の効果が減弱する，という報告がある。臨床でよく見られるこの現象は，抑うつ神経症の病態にも関連が深い(第8章を参照)。かつて抑うつ神経症という病名で説明されたこれらの患者の多くは，強い心理社会的ストレス下で慢性的な抑うつ症状が持続する傾向がある。この心理社会的ストレスに焦点をあてず，精神療法や他の治療法を試したとしても，抑うつ症状への効果は見込めないことが多い。繰り返しになるが，ストレスがある環境への心理社会的介入がまず必要であり，

抗うつ薬の利用はその後である(抗うつ薬は不要となることも多い)。とはいえ，抑うつ神経症における心理社会的ストレスの働きは，反復性うつ病性障害におけるそれとは区別される。抑うつ神経症とは臨床像であって疾患ではない。あくまで心理社会的ストレスの影響が根本の原因である。反復性うつ病性障害は疾患であり，生物学的脆弱性が最も問題になる。前者に必要なのは精神療法であり，薬物療法はあくまで補助である。後者にまず必要なのは薬物療法であり，精神療法が補助的な役割を果たす。心理社会的ストレスが存在するというだけで，薬物療法を軽視したり，精神療法を始めたりすべきでない。むしろ重要なポイントは，心理社会的ストレス下にある患者が，抑うつ神経症なのか反復性うつ病性障害なのかを見極めることである。

注意！
心理社会的ストレスは，特に本物の反復性うつ病性障害においては，疾患の原因ではないし，必ずしも精神療法の適応ともならない。一方，抑うつ神経症においては，抗うつ薬だけの治療は精神療法よりも効果が低ようである。

治療不耐性の問題

抗うつ薬が効かない場合，まず診断の見逃しと心理社会的要素を除外し，次に図12.1にある他の要因を評価してからでなければ，難治性うつ病とは診断できない。これらはすべて，治療反応性ではなく，さまざまな治療不耐性の問題である。十分量の抗うつ薬を十分期間使い，無効だった場合に初めて，難治性だと言える。十分な効果判定を行った抗うつ薬治療が1剤もない患者を「難治性」と呼ぶのをよく見かける。第8章で定義した，完全で十分な抗うつ薬の効果判定の定義を思い出してほしい。

・有効な効果判定期間は，ほとんどの抗うつ薬で最短4週間だが，8週間が理想的である
・抗うつ薬は，有効用量の下限までは必ず増量する必要がある
・患者の服薬アドヒアランス不良は必ず除外すること

> **注意！**
> 抗うつ薬の効果判定に失敗する理由で最も多いのは(1)副作用，(2)用量不十分，(3)服薬アドヒアランス不良，の3つである。

どの薬物であっても，数日からせいぜい2～3週間しか服薬を続けられないような，薬物に敏感な患者は珍しくない。こういった患者はすぐにSRIを3種類と，bupropion, venlafaxine, nefazodoneを試し終わってしまい，2か月もすれば，使用可能な薬物を使い果たしてしまうだろう。これは治療抵抗性ではなく治療不耐性の問題である。この2つは同じではない。治療抵抗性と判断するには，効果判定を最後まで行った薬物が存在しなければならない。治療不耐性のある患者は，治療効果を判定できない。

> **注意！**
> 治療不耐性と治療抵抗性はまったく異なる概念である。

ノセボ効果

ある意味，真の治療不耐性の患者は，治療抵抗性の患者より治療が難しい。治療不耐性には，2つの要素が大きくかかわっている。1つ目は，潜在的なノセボ効果である。

> **Key Point**
> **ノセボ効果**とは，基本的にはプラセボ効果の反対である。すなわち，服用した人が心の中で予想する作用により，具合が良くなるのがプラセボ効果，逆に悪くなるのがノセボ効果である。

治験では，**単盲検のプラセボ導入**と呼ばれる手法がよく使われる。この方法では，患者がプラセボを服用していることを調査者は知っているが，患者自身は知らない。最初の1週間この状態を続けてから，患者は治験のプロトコルに沿って，プラセボ対照二重盲検試験などにエントリーされる。単盲検のプラセボ導入時期に，頭痛，疲労感，悪心，筋肉痛，胸痛などのさまざまな副作用を訴える患者は珍しくない。プラセボの影響を減らし，その上で真の薬理学的効果を効率的に検出

するために，このような患者は治験から除外される．実臨床で，こういった患者がどの程度存在するかは想像するしかないが，ノセボ効果が起こりやすい患者は，薬を飲むことに対する不安が非常に強いようである．そのような患者は，精神科の受診を長い年月渋り続けていたか，あるいは家族や友人に引っ張って連れてこられたことが多く，根本的には薬物治療を望んでいない．例え服薬を開始したとしても，心中にある内服に否定的な固定観念によって，まず間違いなくさまざまな副作用が起こる．

ノセボ効果を強化しうる別の要素は，副作用に対する過剰な関心である．薬剤師は患者に副作用を詳細に説明することが多いのだが，普段は役に立つ副作用の情報でも，ノセボ効果を高めてしまうことがある．インターネットを使うことで，信頼性のない誇張された薬物の副作用リスクに関する情報に触れやすくなる可能性がある．また，**机上医薬品集** Physicians' Desk Reference(PDR)の副作用リスク一覧を見るだけでも服薬への不安は高まるのが普通である．一般的に情報量が多いことは，患者の利益になる．患者がより多くを知れば，治療成功率が向上するからである．しかし，中途半端な知識は，ノセボ効果が起こりやすい傾向がある患者に非常に危険な影響を与えうる．

薬物に対する否定的な固定観念が明らかな患者には，2，3のポイントに絞って話をするようにしている．まず最初に，処方に関する薬剤師からの説明を踏まえて，服薬について心配なことはないか患者に尋ねる．次に，信頼できるWebサイトを教え，他のサイトには誤った情報が載っている可能性があることを警告しておく．

注意！
薬物の副作用に関する情報に多く触れ過ぎることで，副作用が起こりやすくなる，という報告がある．

その次に，机上医薬品集の副作用リストに関して患者に話しておく．机上医薬品集の副作用リストは治験の結果を元にしており，治験には，観測されたあらゆる事象が記録されているため，ほぼすべての薬物でその記載の量は膨大になる，という点を強調する．臨床使用の経験が蓄積して初めて，起こりやすい副作用や重篤な副作用がどれかを判断できるようになる．さらに大事なことだが，机上医薬品集の記述は患

者向けではない。薬物の導入時期以外で，医師が主要な情報源として使うことを想定しているわけでもない。私の経験では，最初に処方するより前にこのような話をしておくと，ノセボ効果を減らすのに役立つ。

代謝速度が速い人，遅い人

ノセボ効果以外に治療不耐性をきたすもう1つの重要な因子は，生来の肝代謝の遅さである。白色人種の5～10％が遺伝的に肝代謝能力が低いと考えられている。このような人は非常に少量の抗うつ薬で治療すべきだろう。代謝速度が通常より速いのも，これと表裏一体の問題である。こちらもまた白色人種の5～10％が該当するが，非白色人種ではもっと少ないようだ。代謝速度が速い人は肝チトクロムP450がよく働き過ぎ，結果として向精神薬の血中濃度が低くなる。そのような患者は，複数の抗うつ薬を試しても無効で**副作用もまったく生じなかったという経験がある**ことが多い。その場合，適切に理論的根拠を説明し，患者に同意を得て，最大用量を超える処方で効果判定を行うのが望ましい。

症例

患者は21歳男性。3種類の抗うつ薬につき十分な効果判定が行われたものの，治療に反応しなかった。また，その他2種類の抗うつ薬は，副作用により中断されていた。最近試されたのはセルトラリンで，200 mg/日まで使われたが，2か月継続後の採血で通常の有効血中濃度の下限であった。書面による同意後に，セルトラリンが300 mg/日まで増量された。すると，薬物と代謝物の血中濃度は有効血中濃度の中央付近まで上昇した。その後，中程度の改善が得られ，目立った副作用は生じなかった。

追加と変更，どちらがよいか

薬物不耐性を除外したら，次は薬物を追加するか変更するかを決める必要がある。これは難治性うつ病を治療する以上，避けられない問題である。変更する場合，効いていない抗うつ薬をやめて，完全に新しい薬物に置き換える。追加の場合，効いていない抗うつ薬に他の薬物を足すので，必然的に多剤併用療法となる。どちらの方法にも一長一

表12.1 薬物変更と薬物追加の比較

薬物変更	薬物追加(併用)
より少ない副作用	比較対照研究の数が多い
1剤目の治療反応がまったくなかった場合に適している	1剤目の治療反応があった場合に適している
生化学的標的をピンポイントで見つけられる可能性がある	複数の生化学的標的から効果が得られるかもしれない
より確かな服薬アドヒアランス	それぞれの効果が追加される
	治療選択肢が尽きることがまずない

短がある(表12.1)。患者が内服に耐えられる前提であれば,一般的に変更より追加が有利だとする十分な根拠が,STAR*D研究より得られた。

症例

患者は45歳女性。難治性うつ病の診断で紹介されて受診した。患者は「あらゆる」抗うつ薬を試したが,効果がなかったと訴えた。SRIはすべて単剤で使われており,他にはbupropion, venlafaxine, ミルタザピン, nefazodoneが単剤で試みられていた。SRIがbupropionと組み合わされたこともあった。紹介先で,TCAのノルトリプチリンが単剤で開始され,そこそこ有効であった。その後,リチウムが追加され著効したが,残遺症状は多少残った。この時点で,セルトラリンが少量加えられ,さらに改善した。

STAR*D研究:第1段階

米国国立精神衛生研究所(NIMH)が資金提供したSequenced Treatment Alternatives to Relieve Depression(STAR*D)研究では,最も大きな規模($n=3,671$)で,最も潤沢な資金を使って,単極性うつ病への抗うつ薬の効果が検討された。この事実だけでも,抗うつ薬にまつわるわれわれの臨床判断でこの研究結果を最重要視すべき理由として十分である。本書の第1版で私が推奨した治療は,臨床経験と,質が均一ではない数々の文献を元にしていた。今回は,より強固なエビデンスのもとに治療を推奨できるだろう。一方で,STAR*D研究はその努力によって多くの疑問に答えたが,それ以上に新たな疑問も生んだようだ。詳しくは後述する。

STAR*D 研究のデザインは第1に，ある基本的な問題への答えを出すためのものだった。とはいえ，他の情報も得られたのだが。ある基本的な問題とは，「抗うつ薬を1剤使ってよくならないときの最善の治療は何か」である。この研究で，最初に非盲検で使用された薬物は citalopram だった。**第1段階の非盲検での治療反応**(大うつ病エピソードの基準を満たさなくなる)が47%であり，寛解(3か月後に抑うつ症状がほぼなくなる)が33%であった。この準備段階の結果は，先行研究と比べても大きく変わらない結果となった。

　しかし，いくらか予想外だったのは主要評価項目と第2段階以降のデータである(図12.2)。非盲検で citalopram が効かなかった患者に第2段階の治療(二重盲検試験での増強療法と薬物変更。プラセボは含まない)を行い，寛解に至ったのは31%だけで，選択肢(bupropion か buspirone による増強療法，bupropion かセルトラリンか venlafaxine への変更)による大きな違いはなかった。この寛解率は予想されていたものよりやや低い。

　研究者らは，この結果を朗報と解釈した。全体を見れば，1/3の患者が1剤目の抗うつ薬で完全寛解し，2剤目で残りの1/3が寛解し，積算した寛解率は約1/2である。これは確かに朗報だ。では次に，悪い知らせを述べよう。STAR*D 研究の最初の2段階で寛解した患者のうち，34〜47%が1年以内に再燃した。したがって，実際に1年間寛解状態を維持した割合である**累積寛解率**は，たったの25%である。

　これは，抗うつ薬2剤を試した場合でも，長期間よい状態を保てる患者は25%しかないということだ。残りは部分寛解か，寛解後に再燃するか，副作用に耐えられず治療が中断されるか，まったくよくならないかである。実際のところ，この25%の長期寛解率は，TCA や MAOI を含めどんな治療でも大差ない。

　研究者らの最大限の努力にもかかわらず，全体としての結果はバラ色ではなかった。

注意！
抗うつ薬により寛解を維持できる単極性うつ病患者は，全体の約1/4しかいない。

```
第 1 段階（n＝3,671）
3 か月間の citalopram 非盲検試験

    寛解率      33%
    寛解維持率  20%
```

```
第 2 段階（n＝1,439）
薬物変更（bupropion, セルトラリン,
    venlafaxine のいずれか）あるいは
増強療法（bupropion, buspirone,
    認知行動療法のいずれか）

    寛解率      30%
    累積寛解率  48%
    寛解維持率  25%
```

```
第 3 段階（n＝390）
薬物変更（ノルトリプチリン,
    ミルタザピンのいずれか）あるいは
増強療法（リチウム, 甲状腺ホルモンのいずれか）

    寛解率      14%
    累積寛解率  50%
    寛解維持率  26%
```

```
第 4 段階（n＝123）
薬物変更（tranylcypromine）あるいは
併用療法（ミルタザピンと venlafaxine）

    寛解率          13%
    実際の累積寛解率 51%
    寛解維持率      26%
```

図 12.2 STAR*D 研究の結果

Rush AJ, et al., Am J Psychiatry. 2006; 163: 1905-1917, Trivedi MH, et al., N Engl J Med. 2006; 354: 1243-1252, Rush AJ, et al., N Engl J Med. 2006; 354: 1231-1242. より。

　私自身，双極性障害への抗うつ薬の効果に関しては懐疑的であったが，単極性うつ病には効くものと思っていた。今では，一部の単極性うつ病患者にそこそこ効くかすら疑わしく思える。寛解を維持できる

患者が全体の25%しかいない，という結果は，きわめて衝撃的である。つまりこれは，プラセボ効果や自然経過による回復，どんな治療にも含まれる非特異的な支持的療法や精神療法の要素とも区別がつかないほどわずかな効果しかない，ということだ。25%という割合を好意的に解釈して，何も出さない（かプラセボ）よりまし，ととる人もいるだろうが，例えそうでも，その効果はたいていの精神科医が期待するよりはるかに小さい。

STAR*D研究：第3段階以降

非盲検でcitalopramを投与した第1段階と抗うつ薬を変更または追加した第2段階の後，STAR*D研究では，より難治性の単極性うつ病患者に対する治療法が探索された。非盲検のcitalopramと次の治療が失敗した場合，二重盲検無作為化比較試験として，より効果的な抗うつ薬（例：ノルトリプチリンかミルタザピン）か，よりしっかり証明された増強療法（例：リチウムか甲状腺ホルモン）に割り付けられた。これらの治療が失敗した後は，最もよく証明された抗うつ薬であるモノアミン酸化酵素阻害薬（MAOI），つまりtranylcypromineか，またはvenlafaxineとミルタザピンの組み合わせに割り付けられた。いずれの段階も寛解率は非常に低く（13～14%），かつ群間の差もほとんどなかった。ここでも，プラセボ対照がないため，14%の寛解率が「何もやらないよりまし」だとする確証はない（まったく無効ということはないだろうが）。仮に効果があったとしても，わずかである。つまり，抗うつ薬を2種類試して無効だった場合，さらに別の抗うつ薬を使い，それがTCAやMAOIなどの最もよく検証された選択肢であっても，ほとんどの患者は完全には回復しない，ということである。

> **注意！**
> 難治性うつ病では，最初に投与した抗うつ薬2剤で反応が得られなければ，それ以降の治療で寛解を維持できる患者の割合は，わずか15%である。

STAR*D研究の前半2段階には，認知行動療法による増強療法も含まれていたことには注目しておきたい。ただし少数の患者しかこの

選択肢に同意せず，十分なデータは得られていない。それでも，認知行動療法は他の抗うつ薬による治療選択肢と比べて効果に大差はなさそうだった。

STAR*D 研究での治療が治験プロトコルに沿ったもので，大部分で二重盲検を使っていたので，実臨床に比べて悪い結果になった可能性はあるだろうか。そういう例はよく聞く。しかし，STAR*D 研究は可能な限り実臨床での治療に近くなるようデザインされた治験である。最初の治療はただの非盲検で，実臨床と同じ環境である。さらに，後半の二重盲検試験の段階でも最初の約 2 か月が過ぎ，研究のための結果を評価し終わった患者は，どの種類の治療でも受けることができた。これも実臨床と同じだ。したがって，治験プロトコルに沿った治療のせいで多少効果が落ちた可能性は否定できないが，大きな影響はなかっただろう。

STAR*D 研究に参加した患者の大部分が，すでに大うつ病エピソードを何度か経験しており，抗うつ薬による治療も受けたことがあるので，そもそも母集団に難治の要素があった，という指摘もできるだろう。しかし，非反復性のうつ病であれば，抗うつ薬の長期継続が必要ないことはすでに明らかである。それゆえ，STAR*D 研究の結果は，長期の抗うつ薬治療を考慮する患者に適用できるものであろう。

STAR*D 研究：ではどのように治療すべきか

このような STAR*D 研究の結果を見ると，この章の残り部分はほとんど不要のように思える。どの治療もほとんど効かないなら，難治性うつ病の治療について微に入り細にわたって論じる必要があるだろうか。読者に重々理解してほしいのは次のことだ。私は，難治性うつ病の患者全員に今から述べる治療法をすべて試すことを勧めているのではない。しかし，実際にある治療が有効な患者は一定数いるだろう。したがって，効果が見込めそうな治療は，医師と患者の両方でリスクを慎重に検討した上で実施することが大切である。

併用療法

難治性うつ病に対する検討が行われている併用療法を下に挙げる。

リチウム増強療法

リチウムは難治性うつ病に対する併用療法のうち、突出して強固なエビデンスをもつ治療薬だ。やはりこれは、かつて双極Ⅱ型障害が見逃されていたことによるものと思われる。総勢 300 名以上の患者が参加した 13 もの比較対照試験において、難治性うつ病患者に対し TCA や SRI へのリチウム追加は総じて有効であった。低用量のリチウム（600 mg/日）の有効性を報告する研究もあれば、最大量（非高齢者において 900〜1,200 mg/日、血中濃度 0.8 mEq/L）まで増やした際に効果が最大になった、と報告する研究もあった。増強療法における臨床反応と濃度に相関はないが、低用量でリチウムの濃度測定を行っても「低濃度」になることは分かっており、必ずしも測定する必要はない。用量に関係なく、腎機能と甲状腺機能の測定は行う必要がある（第 14 章を参照）。

注意！

私の経験では、難治性うつ病に対して低用量のリチウムが効くことは多い。そして、投与開始 1 か月経った時点で治療に反応せず、副作用が許容範囲内であれば、最大用量に増量してから効果判定を終えるようにしている。服薬アドヒアランスを最大限高め、腎障害を最小限にするため、リチウムは 1 日 1 回就寝前服用とすべきである（第 14 章を参照）。

私見だが、米国でうつ病に対してリチウムが使われる機会が相対的に少ない理由は、医師側の知識不足と患者側の偏見にあると思う。リチウムを単なる「気分安定薬」と見なし、双極性障害以外に使い道がない、と思っている精神科医は少なくない。気分安定薬に関する数々の誤解については第 7 章で重点的に取り上げた。

患者側には、リチウムを飲む＝重い精神疾患、という誤解がある。リチウムは躁うつ病に使われる薬物であり、躁うつ病は精神病や統合失調症と同じものだ、と一般人は思っている。そのため、リチウムを服用するのであれば、非常に重い精神疾患に違いない、と患者は考えるのだ。一方で、「**うつ**」には、そういった偏見はない。よって、単極性うつ病の診断を受け入れても、リチウムを飲みたがらない患者は多い。患者を教育して、このような誤解を正すのも医師の務めである。

詳細は第 14 章で解説するが、上の問題以外に本来心配すべきの

は副作用に関することだろう。ただし，しょっちゅう副作用が起こる薬物だと思い込んでいる人も多い。リチウムが重篤な身体合併症をきたすことは滅多にない。深刻な腎機能障害が生じる患者も，非常に少数である。甲状腺機能への影響は可逆的であるし，不快な副作用もそうひどくならないことがほとんどだ。そして，単極性うつ病の患者は副作用が起こるより少ない用量で治療に反応することが多い。体重増加が生じることもあるが，通常心配されるより程度は軽い。

とはいえ，リチウムはたいていの抗うつ薬に比べて服用しやすさは劣るし，副作用にはより気を付けたほうがよい。リチウムの使用は，その相対的なデメリットと，難治性うつ病へのリチウムの効果に強力なエビデンスがある，という多くの抗うつ薬がもたない重要なメリットとを天秤にかけて検討すべきである。

Key Point
リチウムには証明された自殺予防効果があるが，抗うつ薬にはない。難治性うつ病の患者には，自殺リスクがあることが多く，リチウムの追加は，気分症状の改善だけでなく，自殺予防という点でも意味がある。

難治性うつ病に関する研究のほとんどは，うつ病の急性期に限定したものだ。通常，抗うつ薬の併用療法に関しては1～2か月の期間で急性期の効果を評価される。難治性うつ病に対する長期的な効果に関しては，リチウムだけが比較対照試験で検討されている。ある29名の患者が参加したプラセボ対照二重盲検比較試験では，リチウムは急性期の効果を約6か月間維持し，再燃の予防効果も確認された。

SRI と TCA
この組み合わせを検証した研究は6つある。比較対照試験ではない研究が大半であり，無作為化された研究はたった1つである。これらの研究はほとんどが組み合わせの有効性を支持している。しかし唯一の無作為化試験では，SRI と TCA の組み合わせと単なる SRI (この研究では fluoxetine) の増量とを比較し，有意差を示すことができなかった。一般的に，2番目の抗うつ薬を追加するより先に，既に服薬している抗うつ薬の増量から始めるほうが失敗は少ない。

今日最もよく使われる抗うつ薬は SRI だが，実際には開始時に薬

物相互作用に関して慎重に検討する必要がある。SRIは肝チトクロムP450を阻害することでTCAと相互作用を起こし,fluoxetineとパロキセチンは特に阻害作用が強い。肝チトクロムP450が阻害されるとTCAの血中濃度が高まり,中毒症状が生じる可能性がある。TCAを少量から始め,慎重に濃度を測定することで,この問題は最小限に抑えられる。もう1つの選択肢は,TCAと組み合わせた場合に薬物相互作用が最も少ないSRI(セルトラリンとcitalopram)を選ぶことである。第9章でも述べたが,私はノルトリプチリンを好んで使っており,その理由は有効血中濃度に達するまで漸増できるからである。desipramineもほぼ純粋にノルアドレナリン系に作用する薬物で,SRIとはまったく別の機序で作用し,互いに補いあうので,次の選択肢としては悪くないだろう。TCAの中でもイミプラミンやアミトリプチリンのような薬物は忍容性がより低く,セロトニン作用が強い点でSRIに似ており,互いに補完しあう利点も少ないと思われる。

甲状腺ホルモンによる増強療法

リチウムによる増強療法を除けば,難治性うつ病に対するプラセボ対照試験は甲状腺ホルモンで最も多く行われている(4つの研究,$n=117$)。これらの研究はトリヨードサイロニン(T_3,商品名:チロナミン)とL-サイロキシン(T_4,商品名:チラーヂンS)の両方で行われ,主にTCAに反応しない単極性うつ病患者が研究対象になっているようだ。通常の用量はT_3で25〜50μg/日,T_4の用量は50〜150μg/日である。甲状腺ホルモンは,通常1日1回朝に投与する。

T_3とT_4のどちらがより有効かは不明である。ある研究では,T_3はT_4より有効だったが,別の研究ではT_3とT_4の組み合わせが最も効果的であった。内分泌学的には,T_3のほうがいくらか骨粗鬆症のリスクが高い。いずれにせよ生理的にT_3への変換が多少は起こるので,T_4が最善の選択肢だ,という意見もある。現状では,両方を試し,臨床経験に基づきどちらにするか決めるべきだろう。

このエビデンスの水準は,たいていの抗うつ薬をしのぐ。にもかかわらず,難治性うつ病に対する甲状腺ホルモンの使用は,エビデンスの割に普及していない。不快な副作用が問題になることは通常ない。多少の体重減少が起こることはあるが,これは患者には歓迎される場合が多い。振戦,発汗,不安も起こりうるが,いずれも薬物をやめれ

ば消退する．ここで挙げた用量は非常に少ないので，二次性の甲状腺機能亢進症をきたすことはほとんどなく，そのような副作用は起こったとしても程度は軽い．甲状腺ホルモンがあまり使われないのは，しばしば内分泌専門医により強調される内分泌学的な副作用に対して，精神科医が不安を覚えるからだろう．それには，骨粗鬆症のリスクや甲状腺機能亢進症の惹起が含まれる．上述したように，甲状腺機能亢進症は低用量治療においては非常にまれであり，起こったとしても可逆的である．骨粗鬆症は閉経後の女性で主に問題となり，甲状腺ホルモンの投与量が過剰な場合に起こることが多い．

　甲状腺ホルモン治療が過剰でないかを調べる1つの方法は，甲状腺刺激ホルモン thyroid-stimulating hormone(TSH)を定期的に測ることである．このホルモンは下垂体から放出され，体内の甲状腺ホルモンの量に反応してフィードバック・ループを形成する．甲状腺ホルモンが過多となると，負のフィードバック信号が脳に送られ，TSHの濃度が下がる．よって，TSHの低さは甲状腺ホルモンの活動過剰と，それによる潜在的な骨粗鬆症リスクの上昇を示唆する．

　それでも，こうした潜在的副作用に十分注意していれば，甲状腺ホルモンによる治療は総じて副作用も非常に少なく，効果も大変優れている．

無作為化試験によるエビデンスのあるその他の治療法

比較対照試験により有効性が示された治療法は他にも多く存在するが，上述した3つの選択肢に比べると，大部分はエビデンスにおいて劣る．SRIに β アドレナリン/セロトニン受容体の遮断薬であるピンドロール(イスハート)を追加するという治療法がある．ピンドロールはセロトニン自己受容体と β アドレナリン受容体の両者を遮断する．しかし，ピンドロールには難治性うつ病に効果があるというより，むしろ抗うつ薬の治療反応を早める，ということを強く示唆するエビデンスもあり，使われることは少ない．

　最近行われた STAR*D 研究では，難治性うつ病に対する SRI と buspirone の併用療法の有効性が明らかになった．うつ病に対する buspirone の量は，通常 30 mg/日以上必要なようだ．10 mg/日の分2から開始し，30〜45 mg/日の分2または分3まで，5 mg ずつ増量する．

非定型抗精神病薬も難治性うつ病に使用されることがある。その場合は，抗精神病作用ではなく，抗うつ作用のために用いられる。非定型抗精神病薬が抗うつ作用をもちうることの生化学的根拠は，セロトニン2型($5-HT_2$)受容体の遮断作用である。この作用機序をもつ抗うつ薬に，nefazodone やミルタザピンが挙げられる。とはいえ，この機序自体はせいぜい軽い抗うつ作用しかもたらさないだろう。そして，今のところ臨床の現場でもその程度の効果しか見られていない。

双極性うつ病と精神病性単極性うつ病だけでなく，非難治性/難治性の単極性うつ病に対しても多くのプラセボ対照二重盲検試験が施行され，最もよく研究されている抗精神病薬はオランザピンだろう。これらの研究を総合した結果，単極性うつ病に対するオランザピン単剤の長期投与の効果は，プラセボと変わらないことが分かった。すなわち，単剤のオランザピンは単極性うつ病に効果がない。さらに，抗うつ薬に対するオランザピンの追加が，抗うつ薬単剤に比べ有意に効果を改善した，という研究はほとんどない。追加の効果が唯一あったのは，双極性うつ病の急性期において fluoxetine と併用した治験で，躁状態を惹起しなかったことくらいである。この治験から，FDA はオランザピンと fluoxetine の合剤を双極性うつ病の急性期の治療薬として承認した。これをもってオランザピンと fluoxetine の組み合わせを長期間処方することが支持された，と考えるのは間違いであり，オランザピン自体の単極性うつ病に対する抗うつ効果を証明するものでもない。

対照的に，クエチアピン(300 mg/日)は，2つの研究において双極性うつ病の急性期に対し有意な効果があると示されている。そうした効果が単極性うつ病に対しても見られるかどうかは不明である。また，この効果は真の抗うつ効果ではなく，混合性エピソードが軽快しただけ，という可能性もある(第3章を参照)。

新規の抗精神病薬である ziprasidone とアリピプラゾールは，それぞれ固有の抗うつ薬に似た作用機序をもつ(ziprasidone は SRI 様作用，アリピプラゾールはセロトニン作動薬様作用)。最近施行された無作為化比較試験の結果によると，難治性うつ病に対して抗うつ薬とアリピプラゾールの併用療法は有効である。私の臨床経験上の印象では，難治性うつ病に対する有効性は見込めるが，純粋な大うつ病エピソードより混合性エピソードへの効果が高い。どちらも低用量のほう

がドパミン遮断作用が少ない分，抗うつ効果が高い可能性がある(ziprasidoneは分2で40～160mg/日，アリピプラゾールは5～15mg/日)。

非定型抗精神病薬を使う上で，問題となることが非常に多いのが体重の増加(例外はziprasidoneとアリピプラゾール)と，メタボリック症候群(特に問題なのがオランザピンとクロザピン)と，錐体外路症状である。ほかの薬物にもそれぞれ固有のリスクがあるので，心に留めておく必要がある(第17章を参照)。

これまで未使用なら，TCAかMAOIの処方を検討しよう

効くことも少なくないが，比較対照試験で効果が実証されたわけではない他の治療選択肢を紹介する前に再度強調しておきたいのは，難治性うつ病に対してTCAまたはMAOIの使用を検討することの重要性である。数種類のSRIが無効で，併用療法を始めた時点で難治性うつ病の診断が付けられる患者は多い。そのような患者は，5～10通りのさまざまな併用療法を試行されても，TCAやMAOIは1度も試されていない場合が多い。第9章で述べたように，TCAとMAOIは非常に有効であり，特にSRIが無効な患者にも効く可能性がある。併用療法を始める前に，TCAやMAOIを単剤で使ってみることを真剣に検討すべきである。当然，副作用は懸案事項だが，難治性単極性うつ病においては，投薬で得られる効果は副作用のリスクを上回る場合が多い。

エビデンスが十分ではない他の治療法

プラセボ対照二重盲検試験によるエビデンスはなくとも，安全でよく使われる併用療法について述べる。米国のさまざまな医療機関で最もよく併用されるのはSRIとbupropionだろう。この組み合わせはセロトニン系とドパミン系の作用を併せもち，互いの作用を阻害しない。bupropionの追加は抗うつ効果を増強するだけでなく，SRIによる性機能障害にも著効する。

venlafaxineにリチウムかbupropionを加えるという組み合わせも珍しくない。セロトニン系作用と若干のノルアドレナリン系作用もも

つ venlafaxine にリチウムや bupropion を加えると，SRI にこれらを追加した場合と同様の効果があるだろう。

nefazodone とミルタザピンはどちらも，少なくとも弱いセロトニン系作用をもつ。よって前述したような薬物との組み合わせが効果的な可能性がある。nefazodone とミルタザピンのどちらも，TCA，リチウム，甲状腺ホルモン，bupropion との併用が可能である。

MAOI はリチウムや TCA とも併用可能だが，併用による中毒例の報告も数例ある。第9章で論じたように，セレギリンは他の MAOI に比べて潜在的な毒性が低い。MAOI は SRI および他のセロトニン系作用のある薬物とは，決して併用してはならない。

中枢神経刺激薬であるアンフェタミンは，ドパミン系作用を加えるという，bupropion の追加と同様の理由で，SRI との併用が可能である。アンフェタミンは，venlafaxine，ミルタザピン，nefazodone，リチウムとも併用できる。

精神病性単極性うつ病

精神病性単極性うつ病 psychotic unipolar depression は，非精神病性の単極性うつ病と誤診され難治になりやすいため，ここで解説しよう。精神病性うつ病の患者が難治になりやすいのは，おそらく抗うつ薬と抗精神病薬の両方による治療が必要なことが理由である。大うつ病エピソードが診断されても精神病症状に気づかれない場合（ありがちなケース）は抗うつ薬しか投与されないであろうし，その場合の治療反応は悪い。抑うつ症状を呈する患者全員に幻覚と妄想について注意深く尋ねることは，精神病性うつ病を除外するのに非常に重要である。難治性うつ病患者に対しては必ず精神病症状について慎重に問診すること。調査によれば，精神病性うつ病の患者は精神病症状に関して病識がないことが多い。おそらく抑うつ症状よりも自覚しづらいのだろう。それによって，精神病症状よりも抑うつ症状を訴える頻度が高くなるのだと思われる。

精神病性うつ病の標準的な治療は，抗うつ薬と抗精神病薬の併用である。よく引用される昔の文献によると，定型抗精神病薬単剤による反応率は19％，TCA 単剤による反応率は41％，両者の併用による反応率は78％である。

注意！
抗精神病薬単剤の反応率は20%（実質的にはプラセボと同等），抗うつ薬単剤の反応率は40%（プラセボより若干勝る），抗精神病薬と抗うつ薬の併用による反応率は80%（非精神病性うつ病に対する抗うつ薬の反応率より若干勝る）である。上記の数字を「20-40-80の法則」として覚えることをお勧めする。反応率が倍々に上がるので覚えやすい。

症例
患者は60歳男性，難治性うつ病として紹介されて受診した。すでに，SRI全種類と，venlafaxine, bupropion, ノルトリプチリンを含む7種の抗うつ薬が単剤で使われていたが，いずれも治療は奏効していなかった。SRIにTCA，リチウム，甲状腺ホルモンを追加した併用療法についても結果は変わらなかった。初診時に，妻は大うつ病エピソード中のほとんどに見られた被害念慮について語った。MAOI単剤による治療が開始されたが，効果が得られなかったため，リチウムと甲状腺ホルモンによる増強療法が続けて行われた。2，3か月経ち，医師患者間の信頼関係ができてきたころ，日中に自分の名前を呼ぶ声が聞こえることがある，と患者は打ち明けた。非定型抗精神病薬が1剤追加され，症状は劇的に改善した。他の薬物はやがて整理されて最終的にMAOIと非定型抗精神病薬の2剤になり，その後も安定している。

　特に繰り返し治験が行われたオランザピンとリスペリドンに関しても，精神病性うつ病の急性期に対する単剤の効果は乏しかった。したがって，精神病性うつ病に対する有効な治療のためには単剤ではなく抗うつ薬との併用が必要だという点で，非定型抗精神病薬と定型抗精神病薬は大きく変わらないようだ。今後，ziprasidoneとアリピプラゾールの治験には好成績を期待できるかもしれないが，現時点で効果の有無は不明である。

電気けいれん療法

電気けいれん療法electroconvulsive therapy(ECT)は難治性うつ病の重要な治療選択肢の1つであり，入院でも外来でも行うことができる。実際の臨床では入院中に最もよく行われるが，早期退院の必要（マネージド・ケアの制限によることが多い）にせまられてのことも少なくな

い。ECT は，特に精神病性うつ病に対して最も有効な治療法（全体寛解率82%）であり，最近のメタ解析によれば，TCA と抗精神病薬の併用療法よりわずかに優れている。

一方で大事なのは，ECT が万能というわけではないことだ。一般人は当たり前のように ECT は危険で効果がないと思っているが，精神科医はそれと同じくらい当たり前のように ECT は安全で有効だと考えている。臨床医にとって，ECT の限界についても心得ていることは重要である。もし何も気にせず施行できるのなら，本章で論じた治療法はすべて不要ということになってしまう。ECT の限界の1つは，短期間しか効果が続かないことである。難治性うつ病の急性期に ECT が必要になり，施行して寛解に至ることはあるが，急性期の効果が予防効果に転じることはない。難治性うつ病（大部分が単極性）に ECT 治療を要した場合，維持 ECT を続けるほうが，薬物療法に戻るより効果がずっと高い，という最近の報告がいくつかある。これは言い換えれば，ECT で難治性うつ病を治療しようとする場合，この治療を患者に終生続けさせる心構えをする必要があるということだ。さらに，双極性うつ病に対する ECT の効果のエビデンスは十分でないのが現状であり，長期的効果に関しては無きに等しい。

再燃をよく繰り返す難治性うつ病の患者に使用する際は，長期間の治療継続を覚悟する必要があるが，もう1つの欠点は認知機能における副作用である。長期にわたって研究されている問題だが，結論は出ていない。ほとんどの研究が，そのような副作用は短期的かつ軽度であると示している。しかし私の経験では，こういった研究から予想されるより重い認知機能障害を訴える患者は少なくない。関連する因子には，電極の配置方法（両側のほうが副作用が大きい），電圧（おそらく高電圧のほうが副作用が大きい），併用する薬物（リチウムなどの認知機能に影響する薬物の併用），患者因子（併存する神経疾患やその他の病気）などがある。

したがって，ECT は急性期には確かに有効だが，利用については慎重に判断する必要がある。長期的に見ても行うメリットがあるかどうか検討すべきであり，認知機能への副作用と維持 ECT 治療が必要になるかもしれないデメリットについても議論すべきだ。このような議論を行う際には，常に患者の信念や恐怖は尊重され，思いやりをもって考慮されるべきである。効果が一過性であるという最大の難点から，

難治性うつ病患者でも ECT はほぼ最後の手段と考えてよいと私は思う。重度の自殺念慮がある患者には，短期間の ECT が必要になるかもしれないが，難治性うつ病への抗うつ効果はさほど強力ではない一方，認知機能の障害は起こりやすい。私が臨床で難治性うつ病に ECT を行うのは，急性期治療と維持療法を前提として患者が明確に同意した場合に限られる。難治性うつ病の症例でも十分工夫すれば，ほとんどの症例で少なくとも多少は症状を緩和できる薬物の組み合わせを見つけられる。適切な薬物療法は，急性期の ECT と違い，予防治療にも役立つという利点がある。繰り返すが，症状が重く，重度の自殺念慮があるような急性期の難治性うつ病患者は，短期的な症状改善こそが初期治療における第一目標になる。したがって，そのような患者の命を救うのは ECT であり，長期的な治療を考えるのは二の次となる。

他の非薬物療法

迷走神経刺激法 vagus nerve stimulation(VNS)の効果に関しては簡単だ。治験ではプラセボと同等という結果である。FDA が，1年間の実証研究における 20％ほどの効果で VNS をうつ病の治療法として承認したことに関しては，いろいろと言われている。この類のエビデンスは，薬物に対してであれば弱すぎて不適切とされる。より強固なエビデンスが要求される薬物に比べ，医療機器を FDA が認可する基準は低い。VNS のような外科的侵襲を加える治療には，逆に高い基準を設定すべきではないだろうか。データの貧弱さと侵襲度から鑑みれば，科学的に支持でき，臨床的にも適切な治療選択肢とは言えない，というのが私の見方である。

経頭蓋磁気刺激法 transcranial magnetic stimulation(TMS)は非難治性うつ病におそらく有効だが，ECT ほどの効果はないようだ。よって，難治性うつ病には相対的に効きづらいかもしれない。一方，非難治性うつ病で薬物が使えない患者に対しては，現実的な治療選択肢になりうるだろう。ECT と違って，明らかな認知機能障害をきたさないという利点がある。

脳深部刺激療法 deep brain stimulation(DBS)は，神経疾患の症状に対して実用化されており，難治性うつ病にも有効かもしれない。た

だし,比較対照試験によるエビデンスはない。侵襲性を考慮すれば,リスクと効果のバランスは現時点で魅力的とは言えない。

寛解を成し遂げるために:複数の作用をもつ抗うつ薬か,選択的抗うつ薬か

難治性うつ病の治療には多剤併用療法が必要になることが多い(第24章を参照)。よく使われるのが,理論上異なる作用機序をもつ抗うつ薬同士を組み合わせた併用療法である。例えば,SRI が無効であった場合,TCA を加えることでノルアドレナリン系作用が付加される。あるいは,bupropion による増強療法によりドパミン系作用が付加される。このような複数の神経伝達物質に作用する多剤併用療法は効果を増強させるようだ。

この考え方を転回させて,SRI のような1つの神経伝達物質にしか作用しない薬物より効果的だ,として複数の神経伝達物質に作用する抗うつ薬を売ろうとしている会社もある。この宣伝文句はいかにも論理的であり,支持する実証研究もある。これを「1錠による多剤併用療法」と呼ぶ人もいよう。例えば,venlafaxine はセロトニンだけでなくノルアドレナリンの再取り込みも阻害し,ミルタザピンにはノルアドレナリン系作用とセロトニン系作用の両方がある。

ただし,単にあらゆる患者に複数作用をもつ抗うつ薬を推すより先に,いくつか警告しておきたい。第1に,第11章で論じたように SRI は純粋に「選択的」セロトニン再取り込み阻害作用しかもたないわけではなく,パロキセチンや fluoxetine にはノルアドレナリン系作用が,セルトラリンにはドパミン系作用がある。第2に,複数の作用がある薬物を使わずとも多くの患者が SRI に反応し,そのほうが副作用も少ない。第3に,複数の作用がある薬物も SRI と作用が明確に異なるわけではないという議論もある。例えば,動物実験では fluoxetine もノルアドレナリンの再取り込み阻害作用をもち,venlafaxine と大きく変わらないという報告もある。最後に,複数の神経伝達物質に作用する薬物に対する最近の関心の高まりが皮肉に感じられるのは,かつて SRI が,1つの神経伝達物質により選択的だから TCA より優れている,と見なされた過去があるからである。精神薬理学には純粋な科学とマーケティングが混在している。したがって,

思慮深く懐疑的であることは臨床医の義務である。

まとめ

全体を総括し，適切な治療法を次に述べる。SRI あるいは bupropion のような抗うつ薬単剤で治療を開始した場合，次に行うのは，それら同士の組み合わせ，SRI と TCA のような異なる種類同士の組み合わせ，リチウムや甲状腺ホルモンの追加，venlafaxine やミルタザピンのような複数の作用をもつ薬物への変更，または TCA や MAOI のようなエビデンスのある他の薬物への変更である。非定型抗精神病薬や，buspirone，ピンドロールの追加を検討してもよい。アンフェタミンのような中枢神経刺激薬が効果的なこともある。難治性うつ病では，精神病症状の有無についても繰り返し慎重に評価しなければならない。症状があれば，非定型抗精神病薬の適応となる。ziprasidone は最適かもしれない。重度の自殺念慮を伴ったうつ状態であれば，ECT はいつ選んでもよい治療である。それ以外の場合で，さまざまな抗うつ薬治療が奏効していなければ，維持 ECT の実施を真剣に考慮する必要がある。しかし，こういった有害ともなりうる治療を患者に受けさせる前に，双極性うつ病でも抑うつ神経症でもないことを確認すべきである(前者は気分安定薬，後者は精神療法が第一選択肢である)。

第IV部
双極性障害の治療

13 双極性障害の治療原則

重要な概念

- 双極性障害の治療は2つの大原則に基づいて行う。すなわち，気分安定薬をやめないことと，抗うつ薬を最小限に抑えることである。
- 抗精神病薬と抗うつ薬を組み合わせた「劣化版気分安定薬」の処方は避けること。
- 双極性障害の治療で最も重大な間違いは，短期的な状態，すなわちうつ状態や躁状態にしか注意を向けないことである。
- 最も注力すべきなのは，長期的な気分の安定，すなわち気分エピソードの再発予防である。気分安定薬だけが予防効果をもち，抗うつ薬や抗精神病薬にはない。
- 急性期に効果のある薬物に予防効果があるとは限らない。逆もまた真なりである。治療が奏効したからといって，「これで一件落着」とはいかない。
- 「悪化しなければ処方を変えない」という考えはすっぱりと捨てること。躁病やうつ病の急性期に対して使った薬物は，原則として漫然と続けてはならない。一方で，一般的に長期的な効果が期待される気分安定薬の短期的な効果は強くない。
- 双極性障害のうつ病相は，最初から抗うつ薬を使わずとも気分安定薬の単剤か組み合わせで治療できる場合がほとんどである。
- 双極性障害に抗うつ薬を使う場合は，大うつ病エピソードの急性期に対して限定的に用い，回復後は漸減・中止すべきである。
- 双極Ⅰ型障害で第一選択とすべき標準的な気分安定薬は，リチウム，バルプロ酸，カルバマゼピン，ラモトリギンの4種類である。
- 非定型抗精神病薬と新規抗てんかん薬は，補助的な気分安定作用のある重要な併用薬である。
- 非定型抗精神病薬は気分安定薬では**ない**ので，双極Ⅰ型障害に対して単剤で用いてはならない。4種類の気分安定薬のうちどれかと併用する必要がある。
- 治療を長期間続けている双極性障害の患者の実存的な虚無感と，慢性のう

> つ状態とを混同してはならない。虚無感を癒せるのは年月や人との繋がり
> であり，抗うつ薬ではない。

　双極性障害の治療は，単極性うつ病の治療より複雑である。単極性うつ病の治療に関して判断すべきは抗うつ薬と精神療法ぐらいで，効果不十分の場合でもそれは変わらない（つまり抗うつ薬の増量，併用）。双極性障害は，病気の性質からしてややこしい。単極性うつ病は，調子が悪い（うつ状態）か良いかだが，双極性障害は一口に悪い状態と言っても，うつ状態・軽躁状態・躁状態・混合状態・急速交代と多彩であり，よい状態は正常気分の1つしかない。

　双極性障害の治療は，病状を改善せず，別の方向へ病状を悪化させがちである。双極性障害のうつ状態に対して抗うつ薬が処方され，躁転してしまうことはよくある。また，躁状態に対して抗精神病薬が処方され，うつ転してしまうこともよくある。気分の急激な変化を起こしにくい気分安定薬で治療した場合でさえ，躁状態からそのままうつ状態に転じることは多い（その逆はまれ）。中庸を保つことがここまで難しいとは，父親が医者だったアリストテレスも予想しなかっただろう。双極性障害では，つかみどころのない「正常気分」が治療の目標になる。本章で挙げる一般原則は，この問題を扱う上でのざっくりとした指標であり，細かい補足は後章に譲る。

1. 急性期に効いた薬物に予防効果があるとは限らない。逆もまた真なりである。「悪化しなければ処方を変えない」という考えは捨てること。

　原則，躁病とうつ病に対する急性期の処方は，漫然と続けずに終わらせるべきだ。一方で，長期的に使用される気分安定薬に短期的な効果は少ししかない。第7章で述べたが，FDAは維持期の治療薬としてオランザピンとアリピプラゾールを承認しているものの，抗精神病薬が双極性障害の気分エピソードを予防することのエビデンスは不十分であり，気分安定薬としての定義を満たさない。また，第18章で詳述するが，抗うつ薬は双極性障害の気分エピソード予防に効果がないことが証明されている。両者とも，躁病やうつ病の急性期にはおそ

らく効果があるが，長期的に気分エピソードを予防する効果はないようだ。対照的にラモトリギンは典型的な気分安定薬であり，いずれの気分エピソードに対しても急性期には効果がない（うつ病，躁病，混合性エピソードにおいて，複数の無作為化対照試験でプラセボと同等であった）。同様に，リチウムやバルプロ酸を抗精神病薬や抗うつ薬と比べると，躁病やうつ病の急性期に対しては強い効果はないかもしれないが，気分エピソードの予防効果はずっと強い。

2. 長期的な視野に立った治療を心がけること。双極性障害は慢性疾患である。単にうつ病相や躁病相に注目するだけでなく，常に疾患そのものの治療に焦点を当てる必要がある。

　患者は今起こっている症状を治してほしくて医者にかかる。躁状態のこともあればうつ状態のこともある。とにかく治してほしいと素朴に願う患者を診察して診断を導き，治療の道筋をつけるのが医師の仕事である。双極性障害は慢性疾患であり，再発のリスクが消えることはない。しかし，診断名の重荷を患者に背負わせたくないがために，告知をしない医師がいる。双極性障害の診断は，異論を挟む余地がまったくない状況でないと避けられがちである。

　そのような遠慮はかえって不幸な結果を招き，ヒポクラテスの誓いにも反する。困難を恐れず正直であることと，深刻な病気を発見したら，その事実を伝えることは医師の義務である。より軽い病気を治療しているかのように見せかけるのは，患者には迷惑でしかない。双極性障害は慢性疾患であり，再燃のリスクは避けられない。長期的な視野に立った治療を行うには，現在の症状に注目するだけでなく，将来の再燃予防も念頭に置く必要がある。予防効果をもつのは気分安定薬だけである。よって，急性期の治療薬である抗うつ薬や定型抗精神病薬よりも，気分安定薬を積極的に使用するべきである。

3. 躁病の急性期は積極的に治療すべきだが，後に維持期の治療に戻すことも忘れてはならない。

　第1の原則は，うつ病や躁病の急性期治療を行ってはならない，という意味ではない。どちらの場合も，特に躁病の急性期には，なるべ

く早く症状を改善させる必要がある。躁病の急性期にある患者は，自傷や他害のおそれがあるためである。そのような症状を抑えるために，入院を含めあらゆる手段を行使する必要がある。

　通常，躁病は治療によく反応する。治療を受けなかったとしても，躁病エピソードが寛解するまでの平均期間は2～4か月である。薬物が効くまで2～3週間かかるので，躁病の急性期を治療することは，自然経過で続くはずの症状を2～3か月程度短縮させることと事実上同じである。躁病エピソードが寛解した時点で，患者と主治医はその後の治療薬について決断に迫られる。急性期に多数の抗躁薬が追加されている場合，躁病エピソードが終わると副作用が増え始めることが多い。維持期には年単位か10年単位の治療が待っているため，患者は当然，必要最小限の薬物での治療を望む。医師が率先して患者と協力しながら，経験から得た知識と常識の範囲内で薬物の減量を意識する必要がある。通常，気分安定薬による予防治療が良好であればあるだけ躁病エピソードも生じにくく，重い躁病エピソードの後に薬物の減量で悩む機会も減る。

4．抗うつ薬は用心して使うのが賢明である。

　抗うつ薬が双極性障害のうつ病相を防ぐというエビデンスはなく，むしろ長期的には急速交代を引き起こし，気分エピソードの数を増やす可能性がある。したがって抗うつ薬は，基本的には自殺念慮を伴う重度の大うつ病エピソードか，複数の気分安定薬に反応しないエピソードに限って処方すべきである。私の経験では，抗うつ薬の使用を長期間続ける必要のある双極性障害の患者は全体の20％程度にすぎず，短期間の使用を必要とする患者が30％程度である。これは，約80％の患者が抗うつ薬で治療され，そのほとんどが長期投与である，という一般的な使用法に比べ，慎重な手法である。双極性障害における抗うつ薬のリスクは，第18章で詳述する。

5．うつ状態を抗うつ薬で治療して躁状態や急速交代を招き，それをまた抗躁薬で治療してうつ状態を招く，という悪循環を避けること。

これは第 1 の原則の続きである。定型抗精神病薬には抗うつ薬と逆の問題がある。抗うつ薬の服用に躁転のリスクがあるのと同じく、定型抗精神病薬の服用にはうつ転のリスクがある。すなわち、定型抗精神病薬は純粋な抗躁薬であり、気分安定薬ではない。抗うつ薬がうつ状態を治療するのにとどまらず躁転を惹起するのと同様に、定型抗精神病薬は躁状態から気分を下降させ続け、正常気分を通り越し、うつ状態を惹起する。気分安定薬だけが、うつ状態を惹起せずに躁状態を治療し、躁状態を惹起せずにうつ状態を治療できる。非定型抗精神病薬がうつ病状態を惹起するリスクは少ないが、まったくないわけではない。したがって、主治医が抗うつ薬と抗躁薬による急性期治療にとらわれていると、双極性障害の患者はある病相から別の病相へと行き来し続ける危険がある。そのようなイタチごっこを避けるには、気分安定薬を主剤として治療を行わなければならない。

症例

患者は 40 歳の男性。気分安定薬、抗うつ薬、抗精神病薬をそれぞれ何種類も服薬したが、発症以来 3 か月以上気分が安定していたことはなかった。患者の主訴は抑うつ症状であった。2 週間ほどの軽躁エピソードの後、大うつ病エピソードが 2 か月間続いていること、過去 1 年間では 2 か月間の大うつ病エピソードがもう 2 回と、1 週間の躁病エピソードが 1 回あったことが問診で明らかになり、急速交代型と診断された。前医の最終処方は、リチウム、バルプロ酸、セルトラリン、bupropion、オランザピンであった。2 週間かけてリチウムとバルプロ酸以外の処方が中止されたが、抑うつ症状は改善も増悪もしなかった。その後の 1 か月で徐々に改善が見られ、リチウムとバルプロ酸が継続された。それからの 1 年間で大うつ病エピソードは 1 回だけ起こり、パロキセチンが 1 か月間だけ併用されたが、その後はリチウムとバルプロ酸だけで維持療法が行われた。

---

6. 気分安定薬は多剤併用してよい。

　上記の原則とともに、双極性障害の治療には気分安定薬を積極的に使用すべきである。リチウムのような気分安定薬を使用していても、1 種類だけで安定する患者は全体の 1/3 をまず超えないことが数々の研究から分かっている。どの患者に対しても単剤治療を試みることは重要である。しかし、併用が必要となる患者のほうが多い。

> **Key Point**
> 気分安定薬の数を増やすと、ほぼ比例して治療反応率は上がるようだ。2, 3剤の気分安定薬を使用した場合の治療反応率は50〜60%である。

　結果的に気分安定薬を多剤併用するのがふさわしい症例はあるが、これは併用されることの多い抗うつ薬などを中止し、気分安定薬に焦点を絞った処方の場合に限られる。副作用を最小限にするために、薬物の組み合わせを慎重に検討する必要がある。

7. 非定型抗精神病薬や新規抗てんかん薬は、標準的な気分安定薬を主剤として併用すること。

　第一選択となる気分安定薬(本書の定義では、リチウム、バルプロ酸、カルバマゼピン、ラモトリギン)に加え、**補助的な**気分安定作用のある薬物を使用するのも一種の多剤併用療法である。補助的な気分安定作用のある薬物とは、単剤では効果がないが、標準的な気分安定薬との併用で気分安定作用の見られる薬物である。

　補助的な気分安定作用のある主な薬物は、非定型抗精神病薬と新規抗てんかん薬の2つである。これらの薬物の一部は、双極性障害のうつ病相と躁病相に対する効果がすでに証明されているが、エピソード再燃の予防効果は証明されていないため、古典的な気分安定薬の定義には当てはまらない(第7章を参照)。しかし、一方の病相が治療後にもう一方の病相へ転じる可能性が低いので、定型抗うつ薬や定型抗精神病薬より役立つことが多いようだ。したがって、非定型抗精神病薬と新規抗てんかん薬は補助的な気分安定作用をもつと言える。今後研究が進めば、標準的な気分安定薬に当てはまると証明される薬物がこの中から出てくるかもしれない。ラモトリギンは新規抗てんかん薬だが、気分エピソードの予防効果が証明されており、標準的な気分安定薬だと分かっている。ほかの薬物でも今後そのような効果が証明されるかもしれないが、現在のところは分からないので、双極性障害(特にⅠ型)に対し、これらの薬物を単剤で処方することは勧められない。それでも標準的な気分安定薬と併用することで、治療反応をかなり改善しうる。非定型抗精神病薬と新規抗てんかん薬は双極性障害の治療

に革命を起こし，10年前に比べるとはるかに優れた治療選択肢が大多数の患者に提供されている。

8. 標準的な気分安定薬とは，双極性障害に対し，ある程度の予防効果をもつことが証明された薬物であり，リチウム，バルプロ酸，カルバマゼピン，ラモトリギンが含まれる。

気分安定薬の単純な定義は，気分エピソードの予防に効果があることである。この定義を満たすデータが十分そろっている（比較対照試験と臨床場面で十分検証されている）のは上記の薬物に限られる。双極Ⅰ型障害では，この4つのうちどれかを第一選択の気分安定薬として常に使用することを勧める。双極Ⅱ型障害に関しては，標準的な気分安定薬を使用すべき根拠となる研究データがずっと少なく，原発性の躁病エピソードに至ることもないので，気分安定薬の定義を拡げる余地があるだろう。上記に挙げたような気分安定薬を使わずに，新規抗てんかん薬（ガバペンチンやトピラマートなど）を主剤にしてもよいかもしれない。だが一般的には，多剤併用療法は上記4剤のうち1剤を中心に組み立てることが重要だと思われる。これが守られないと，基礎が不十分なところに家を建てたのと同じように，薬物療法は上手く効果を発揮しないだろう。

9. 抗うつ薬＋抗精神病薬＝「劣化版気分安定薬」の処方を避けること。

抗精神病薬を気分安定薬だと誤解する精神科医は多いが，これに関しては第7章で批判した。FDAが抗精神病薬を双極性障害の維持療法として承認している以上，こう思い込むのも無理はない。しかし，長期の予防効果の証明においては科学的裏付けが不十分だと思われる。その理由はすでに述べた通りである。

こうした見方を知らないどころか，賛同しない精神科医は数多くいることだろう。そのせいで，双極性障害の患者の多くが，本物の気分安定薬なしに抗精神病薬だけで治療されている。しかし，抗精神病薬は抗躁薬にすぎず，抑うつ症状に対して強力に効くわけではない。結果的に，抑うつ症状が新たに生じるか遷延した場合に，抗うつ薬が追加されることになりがちである。そして最後には，抗うつ薬と抗精神

病薬という組み合わせになる。これは本当の気分安定薬ではないので，私は「劣化版気分安定薬」と呼ぶようにしている。通常この組み合わせが長期の安定をもたらすことはなく，避けるのが一番である。

症例
32歳女性，毎年秋に起こる大うつ病エピソードと夏に起こる軽躁エピソードの治療についてセカンドオピニオンを求め来院した。前年の夏にはziprasidoneが処方され効果があったが，秋にはうつ状態が再燃した。エスシタロプラムが追加され，症状は軽快したが，翌年にまた軽躁が再燃した。患者は過去に2回の躁病エピソードを経験しており，その際，衝動的に浪費はしたが，精神病状態や入院を要する状態は経験がなかった。患者は既婚で2人の子供がおり，十分な教育を受けていた。セカンドオピニオンを求められた医師は，処方されている薬物を両方やめ，リチウムかラモトリギンによる治療を始めるよう勧めた。患者は体重増加のリスクを避けラモトリギンを選択した。返書を読んだかかりつけ医は，すでに気分安定薬であるziprasidoneを服薬中であることを理由に，と処方変更に反対した。患者の夫は返書を書いた医師に電話で問い合わせ，かかりつけ医と違う意見でも信じたほうがよい理由を尋ねた。セカンドオピニオン医は，ziprasidoneには予防効果のエビデンスがないため気分安定薬と見なすべきではないことを説明しようとした。だが患者と夫は，最初効いていたという理由で，ziprasidoneを今後も続けるほうがよいだろうと考えた。処方は継続され，重うつ病エピソードと軽躁病エピソードを毎年繰り返した。その後セカンドオピニオン医に転医し，ziprasidoneとエスシタロプラムが中断され，代わりにラモトリギンが処方された。次の冬，以前より軽く短い抑うつ的な時期はあったが，軽躁病は呈さなかった。翌年，ラモトリギン単剤で気分エピソードは起こらなかった。

---

10. 自殺念慮がある患者にはリチウムを使用すること。ただし安全確保を適切に行うこと。

　あらゆる向精神薬の中で，精神疾患の患者の自殺を防ぎ，死亡率（自殺または心血管疾患による）を下げることが証明されているのはリチウムだけである。双極性障害における自殺リスクは入院経験がない患者で5％，病状が重い群では10〜20％と深刻である。双極性障害で，入院の経験，自殺企図歴，高い自殺リスクのいずれかがある患者には，常にリチウムの処方を考慮すべきである。リチウムの抗自殺効果は，

気分への効果とは無関係のようだ。言い換えれば，リチウム追加が気分症状にほとんど，あるいはまったく効かない患者にも，自殺予防の効果がある。過量服薬のリスクが高い場合は，処方を1か月以内にして管理を家族に任せる，などの適切な安全措置が必要である。

注意！
自殺リスクが高い患者には必ず，低用量のリチウム追加を検討すること。

11. 薬物は原則1日1回処方にすること。

リチウムとバルプロ酸を1日2，3回に分けて処方する医師が大多数であるが，嘆かわしいことである。1日複数回の処方に薬物動態学的な根拠はない。リチウムは1日1回の服用にすることで，慢性腎障害をきたす長期リスクが有意に下がる。どんな薬物でも，1日複数回の処方で服薬アドヒアランスは著しく悪化する。したがって少数の例外を除き，原則として双極性障害の治療薬はすべて1回処方にすること。例外は，カルバマゼピン，oxcarbazepine，ガバペンチン，トピラマート，ziprasidone など，2回処方が必要な薬物である。3回に分けることは可能であっても避ける。

12. 精神療法は再燃を防ぐのに効果がある。精神療法を併用していない場合，外来間隔の空けすぎは禁物である。

精神療法の主な役割は，うつ病や躁病の急性期を治療するというより，長期的な気分安定を高めることだろう。特に，認知行動療法，対人関係療法，家族療法は，将来の気分エピソードを予防する気分安定薬の効果を高める。さらに，こうした精神療法は，気分症状から回復した患者の機能を高める。近年の調査によれば，薬物療法で症状が軽快した後にも，多くの患者が社会的機能と職業的機能の重い障害で苦しんでいる。よって機能への着目は特に重要なポイントである。

13. 短時間であっても頻回な診察で培われた治療同盟は，それ自体が気分安定薬である。

精神療法を受けられない患者は多い。大勢のセラピストをあたっても上に挙げたような手法の精神療法が行われていないこともよくあり，患者側に精神療法を受ける時間や金銭的余裕がないこともあるだろう。そのような場合，20〜30分の面接でも重要な精神療法としての意味をもちうることを主治医は忘れてはならない。その中身は単なる支持的精神療法だけではなく，医師と患者が一対一の人間としてお互いを知り，理解し，信頼を高めるという実存的精神療法になりうる。嘆かわしいことに，管理型保険（マネージド・ケア）により1回の診察に支払われる額は微々たるものであり，短時間でなるべく多くの患者を診る，という形でこれに対応している医師が多い。個人経営のクリニックでは外来患者があまりに多いため診察間隔を伸ばしているのが実情で，3か月以上空けることはざらである（年1回の場合すらある）。そのような環境では治療同盟も結ばれようがない。患者の主治医に対する信頼感も生まれなければ，主治医も患者を理解することができない。そのため不適切な処方が行われがちで，結果的に予後も悪くなる。

　双極性障害の患者は頻回な診察が必要であり，症状が残っている場合にはなおさらである。緊急時に主治医と面接できるようにしておくことは，それだけで気分安定作用がある。言うまでもなく，実存的な信頼関係は何度も面接を行う中で徐々に育つものである。医師患者関係の重要性を軽く見てはならない。

14. 診断されたばかりの若い患者に対しては，疾患を受容するのに精神療法が役立つ。

　診断されたばかりの患者が双極性障害という疾患と折り合いをつけるには，共感的でかつ洞察に焦点をあてた精神療法が有用であろう。うつ病に比べ，多くの偏見がこの疾患にはあるため，患者が疾患を正しく理解し，知識を得て，患者自身の判断力，価値観，その人らしさが，疾患とどうかかわるのかを受け入れるのに，支援が必要なことは少なくない。私の経験では，こうした（ほとんど悟りを説くかのような）精神療法は，患者の病識を高めるのに役立つことが多いが，あまり研究されていない。

15. 病識のなさ，治療の副作用，服薬のわずらわしさが，服薬アドヒ

アランス不良の原因になる。患者に心理教育を行い，副作用に関しては可能な限り患者に歩み寄ること。そして可能なら服薬を1日1回で済むようにすること。

患者の半数は躁症状を自覚しない。この病識のなさが服薬アドヒアランス不良につながり，結果的に予後にも影響する。また，副作用も服薬アドヒアランス不良の原因となりうる。気分安定薬は副作用として体重増加，認知機能への影響を生じやすく，特に気を付ける必要がある。毎日何回にも分けて服薬するわずらわしさも問題となる。

病識が乏しい双極性障害の患者には，脅すような口調にならないよう注意しながら，時間をかけて，自己洞察を高めるための心理教育を行う必要がある。副作用の訴えには真摯に対応し，薬物の用量と血中濃度は可能な限り要望に応じて妥協することで，治療は共同作業だ，と患者に示すべきである。医師の役割は，患者に適切な治療選択肢を示し（例：急速交代型の患者には抗うつ薬を避け，効果が期待できる気分安定薬を勧める），効果と副作用に関するエビデンスを公平に伝えることである。その後で，どの薬物を服用するか患者本人が決める。このような手順を踏むことは科学的にも妥当であり，服薬アドヒアランスを最大限に高め，治療同盟を強固にする。しつこいようだが，1日1回処方にすることで，服薬アドヒアランスを不必要に低下させるリスクを避けられ，患者のQOLも高めることができる。

症例

前医で双極性障害と診断され，たびたび繰り返す大うつ病エピソードを主訴に受診した36歳女性。カルバマゼピンとvenlafaxineがすでに処方されており，どちらの薬物も続けたがった。上記の処方で以前に比べてかなり症状は改善していたが，1か月続くきわめて重症の大うつ病エピソードと，やや軽い2週間ほどの大うつ病エピソードをいまだ毎年のように繰り返しており，「もっとよくなりたい」と訴えた。担当医は，可能な限り患者に歩み寄る，という治療の原則を知っており，双極性障害の患者にあれこれ指図するのは通常避けたほうがよく，医学的に妥当な選択肢を提示して患者に選ばせるのが一番だと分かっていた。担当医から，カルバマゼピンと多くの薬物との相互作用，カルバマゼピンがvenlafaxineの血中濃度を下げる機序，venlafaxineが他の抗うつ薬と比較して特に双極性障害への効果と安全性に関するエビデンスがあるわけではないことが伝えられた。やがて，カルバ

マゼピンが漸減・中止され，類似化合物の oxcarbazepine への切り替えに患者は同意した。その後，venlafaxine の漸減・中止にも納得した。これらの薬物調整には半年間かかった。oxcarbazepine に変更後も自覚症状に著変はなかった。初診から１年後，少量のリチウム追加に患者が同意した。やがて，年数回の 2, 3 日続くうつ状態を除いて安定を維持できるようになった。

　精神科医は特に双極性障害の患者には，どの薬物で治療すべきかを一方的に言い渡そうとするようだ。「○○状態に対する第一選択薬は何ですか？」という質問は，第一選択薬は医師が決めるべきだという考えを前提としている。しかし，主治医に最新の文献や経験に基づいた意見があったとしても，独断で第一選択薬を決めてはならない。むしろ，その薬物と副作用にずっと付き合っていく患者自身が選ぶべきである。

　患者のために主治医が独断で薬物を選択しようとすると，結局のところ患者の服薬アドヒアランスを下げてしまうように思われる。患者が治療選択の過程に参加することで，服薬アドヒアランスは高まる。多くの場合，患者は自分で決めたことには従うものである。

　もちろん例外はある。治療薬の選択はおおむね主治医だけでやってほしい，という患者もいる。最近の米国ではこういう患者は少ない。統合失調症の患者など，社会機能がより低い患者層を主に診てきたので，もっぱら自分で治療を選択することに慣れている精神科医もいるだろう。くれぐれも双極性障害の患者に同じ方法を取らないことだ。患者を不快にさせ，治療同盟に亀裂が入る結果になる。

16. 治療に関しては長い目で見ること。すぐに効果が出るのはまれである。だが患者と医師が長く協力しあうことができれば，ほとんどの患者はやがて回復してくる。

　治療同盟は，双極性障害を治療していく上で必須である。治療には時間がかかることが主な理由である。回復に至る過程は非常に緩やかであり，気分安定薬を順番に試すに従って段階的によくなってくることが多い。急によくなった場合，それが続くことはほとんどない。即効薬はないことを患者によく説明する必要がある。

> **注意!**
> 双極性障害の治療効果は早く出るより遅く出るほうがよい。なぜなら，早く出る効果は消えやすく，遅く出る効果は長持ちするからである。

　治療に反応する患者は皆，特定の気分安定薬の組み合わせに反応する，生物学的に固有の体質がある。多くはないが，単剤で効果が現れる患者もいるだろう。ほとんどの患者が2剤以上の組み合わせに反応する。特定の組み合わせを見つけるために一歩ずつ進める過程こそが，医師と患者の共同作業になる。その過程で多くの組み合わせを試し，その結果一部またはすべてを捨てる必要も出てくるだろう。患者が意気消沈することと，主治医が信頼を失うことは避けなければならない。そのためには強力な治療同盟こそが最も重要な要素であり，治療全体の基軸となる。

17. 長期間治療を受けている患者の虚無感とうつ状態を区別すること。

　双極性障害を治療していて最も長く残りやすい症状が，慢性的に続く閾値下のうつ状態である。微妙に重たい気分で，「完全に治る」ことに失敗した，と患者は感じている。この状態は双極性障害の大うつ病エピソードの残遺症状と解釈されることが多い。そして当たり前のように薬物が上乗せされる。抗うつ薬が使われがちだが，成功しないことが多い。副作用が増える一方で効果は乏しく，全体的なQOLは低下する。最終的に，嫌になって薬物を全部やめてしまう患者も多く，追加前の薬物でよくなっていた部分も結局無駄になってしまう。

　そういった患者は「抑うつ症状が多少残っている」というより，配偶者，預金，人間関係や時間といった大事なものをすでに失い，取り返しがつかない，という虚無感に苦しんでいる。この虚無感を癒すのは，年月と人との繋がりの2つしかない。外来診察の目的は薬物変更だけではなく，処方を調整する必要がなくとも主治医は患者との面接を欠かしてはならない。むしろ，最適な気分安定薬が決まってから主治医がなすべきは，患者のそばにただ居続けることである。長い年月をかけ，やがて絶望感は薄まり，希望が湧いてくる。そして患者は，過去にとらわれず前を向いて人生を歩めるようになるのだ。

14 リチウム

重要な概念

- リチウムは，純粋な躁病と双極性うつ病に対する急性期治療と予防の両方に，非常にしっかりとしたエビデンスがある。
- 自殺予防と生命予後の改善に関する効果が，あらゆる向精神薬の中で最もよく証明されている薬物がリチウムである。
- 甲状腺機能低下症と腎機能障害は，リチウムによる身体合併症リスクとして重要である。甲状腺機能低下症は通常，可逆的で治療可能である。
- まれに，リチウムによる過去の急性中毒や継続的な1日複数回投与が関連し，重度の不可逆的な腎機能障害が起こることがある。
- リチウムには神経保護作用があるようだ。
- 急性中毒が生じた場合を除き，リチウムを急に中断してはならない。
- リチウムを突然中断すると，1か月以内に躁状態となるリスクが著しく高まる。
- 長期的な腎機能障害を最小限に抑え，服薬アドヒアランスを高めるため，リチウムは1日1回処方とすべきである。

適応

リチウム lithium（リーマス）は，躁病の急性期治療薬として FDA に承認されている唯一の薬物であった[訳注1]。一方，気分エピソード予防を目的とした維持療法への適応を裏付ける比較対照試験のデータも十分存在する。双極性うつ病の急性期治療への使用や，単極性うつ病への抗うつ薬に付加する増強療法としての有効性を支持する比較対照試験データもある。

訳注1：現在はバルプロ酸や非定型抗精神病薬などの他の薬物も承認されている。

薬理特性

リチウムは天然由来の薬物である。標準的には炭酸リチウムとして処方される。クエン酸リチウムとして処方されることもあり,炭酸リチウムで強い嘔気が生じる場合はクエン酸塩のほうが服用しやすい。また,徐放剤に Eskalith CR がある。Eskalith では最高血中濃度が低値となるので,集中困難や鎮静などの認知機能関連の副作用が起こりにくい可能性がある。ただし,腎機能への影響はより生じやすいかもしれない[訳注2]。

リチウムの通常使用量は 900～1,200 mg/日(使用可能域は 600～1,500 mg/日[訳注3])である。分2または分3で処方されることも多いが,半減期が平均24時間程度なので,1日1回として処方可能である。有効血中濃度の 0.6～1.2 mEq/L まで増量するが,高齢者では多少低め(0.4～0.8 mEq/L)である。急性期と維持期の治療における標準濃度は 0.8 mEq/L(高齢者では 0.4 mEq/L)である。リチウムは肝臓では代謝されず腎臓からそのまま排出される。したがって,相互作用が起こるのは腎排出に影響する薬物だけである。

作用機序

長年にわたり,リチウムの作用機序は不明だった。リチウムには穏やかなセロトニン系作用があるが,その他の主要な神経伝達物質(ドパミンやノルアドレナリンなど)に対する有意な作用はない。リチウムの主な作用は,シナプスにある神経伝達物質ではなく,シナプス伝達後に G タンパク質やホスファチジルイノシトールリン酸(PIP)のようなセカンドメッセンジャーのレベルで生じることが,近年の研究で強く示唆されている。これらの細胞内の作用を媒介して,臨床効果がもたらされるのだろう。

具体的には,リチウムが阻害するのは G タンパク質の α サブユニットで,これは特に β アドレナリン受容体に環状アデノシン一リン酸(cAMP)を介して連絡している。リチウムは,これらのノルアドレナ

訳注2:日本ではクエン酸リチウムと徐放剤は未承認。
訳注3:日本では最大 1,200 mg/日である。

リン受容体からのGタンパク質を介した伝達を阻害することで,躁病の原因となる神経活動を防いでいる可能性がある。その他の神経伝達物質と連絡するGタンパク質に対する同様の作用により,抗うつ作用も生じているのだろう。さらに,PIPの活動が過剰な場合,リチウムはこれを抑制する一方で,活動が正常な場合は干渉しない。したがって本質的には,リチウムは複雑なセカンドメッセンジャーの機能を介して,気分を下支えするより大きな神経回路網にかかわる細胞内のホメオスタシスを再構築することで,気分安定作用を発揮すると考えられる。

用量と血液検査

リチウムの半減期は24時間なので,処方は1日1回とするべきである。分割処方がよく行われているのは慣習によるものであり,普遍的な理論的根拠はない。1日1回処方だと,鎮静や認知機能障害が一時的に生じる患者もいる。そういった患者であれば,2回以上に分割しての処方が必要になる可能性がある。就寝前に処方することで,そうした副作用は最小限に抑えられる。もう1つの選択肢は,徐放剤(LithobidやEskalithなど)を使うことであり,最大血中濃度での副作用を抑えられる。徐放剤を使うことで,腎濃縮能の障害は多少軽減するかもしれない。私は,まずジェネリック医薬品の炭酸リチウムを使用し,副作用がひどい場合にはEskalithやLithobidに変更するようにしている。消化器系副作用が目立つ場合は,液剤のクエン酸リチウムを処方すると,最も副作用が出現しにくいだろう。

　甲状腺機能と腎機能の測定が推奨される時期は,リチウムの処方前,開始1週間以内,1か月後,3か月後,その後の維持療法中の6〜12か月ごとである。私は,最初の1〜2か月の間に3回はリチウムの血中濃度を含む血液検査を行い,血中濃度が治療域であることを確認し,急性の甲状腺機能障害も除外している。甲状腺機能を確認する際は,常に甲状腺刺激ホルモン thyroid-stimulating hormone(TSH)と同時に,遊離サイロキシン(free T_4)の濃度も測定する。というのも,臨床症状を生じない範囲での甲状腺機能低下症では,TSHは正常でfree T_4だけ低いか正常低値のこともあるからである。

副作用と中毒

リチウムの副作用には，不快な自覚症状，慎重な対応を要する副作用，中毒症状，催奇形性の4群がある。不快な自覚症状は，血中濃度が治療域でもそれ以下でも起こりうる。そして服薬アドヒアランス不良とも結びつきやすく，困らされることが多い。鎮静，集中困難や記憶障害などの認知機能障害，創造力が減退したような感覚，口渇，手の振戦，食欲亢進，体重増加，多飲水，多尿，嘔気，下痢，乾癬，痤瘡などがこれに当たる。リチウムで維持療法中の患者の25％で多飲水と多尿が持続する。症状が重い場合，下垂体から分泌されるバソプレシン vasopressin〔抗利尿ホルモン antidiuretic hormone（ADH）とも言う〕に対する腎臓の感受性をリチウムが阻害したことによる腎性尿崩症を疑う。

こうした副作用には治療可能なものもある。鎮静と認知機能障害は，徐放剤を使うことで改善するだろう。口渇は無糖キャンディで抑えられる。食欲亢進と体重増加には，炭水化物の摂取制限（リチウムには穏やかなインスリン様作用があるため）と運動が有効かもしれない。嘔気と下痢はクエン酸リチウムを用いることで抑えられることがある。手の振戦はプロプラノロールの服用で改善することがある。多飲水と多尿はヒドロクロロチアジド/トリアムテレン合剤のようなサイアザイド系利尿薬により改善するかもしれない。サイアザイド系利尿薬はリチウムの血中濃度を上昇させるので，併用時はリチウムを半分程度に減量して血中濃度を繰り返し測定する必要がある。リチウムには穏やかなインスリン様作用があるため，糖尿病患者に投与する際にはインスリン使用量も調整する必要がありうることは覚えておこう。これらの対応をしても，不快な自覚症状だけの問題でリチウムを続けられない患者は多い。こうした副作用は服薬アドヒアランス不良の最大の要因である（表14.1）。

慎重な対応を要する副作用（中毒症状を除く）には，甲状腺機能への影響，慢性の腎機能障害，心臓への影響の3種類がある。リチウムの甲状腺への作用は治療初期にも起こるが，服薬を始めて何年も経ってから起こることも多い。リチウムは可逆的な直接の抗甲状腺作用をもつため，甲状腺機能低下症をきたしうる（約5％の患者に起こる）。リチウムは，甲状腺のTSHへの感受性を抑制する。血液検査の結果，

表 14.1 リチウムの服薬アドヒアランス不良の原因

・不快な副作用
・1日に複数回の服用
・悪いイメージ(スティグマ)
・隠れた気分の高揚
・病識の欠如

TSH濃度が高値であった場合は,リチウムの中断か甲状腺ホルモン補充療法の適応である。L-サイロキシン(T_4)とトリヨードサイロニン(T_3)どちらも使うことができ,単剤でも併用でもよい。T_4は体内でT_3へと変化するので,最もよく使われる。

リチウムの腎臓への影響は,より長い時間をかけて生じ,通常は10〜20年の長期的な治療の後に見られる。急性に起こる腎濃縮能の阻害(多飲水を含む)と異なり,この長期的なリチウムの影響は非可逆的で,腎糸球体機能にも影響して,結果的に軽度の高窒素血症(クレアチニンの軽度上昇)をきたすことがほとんどである。リチウムは糸球体濾過量 glomerular filtration rate (GFR) を減少させるが,通常は軽度のようだ。まれではあるが,糸球体のさまざまな病変により重度の慢性腎機能障害とネフローゼ症候群が起こることがある。高窒素血症が新たに起こった場合,リチウムから他の薬物への変更を検討する必要がある。とはいえ,腎機能の検査所見が軽度異常の範囲を超えて悪化しなければ,リチウムを安全に継続できることもある。

リチウムの心臓への影響は,主に心伝導の効率低下であり,これにより洞不全症候群が起こりうる。リチウムは洞房ブロック,心室期外収縮,房室ブロックを惹起することがある。リチウムが必須の患者にこうした副作用が生じた際には,ペースメーカが必要になるかもしれない。もしくは他の気分安定薬が適応になるだろう。

おそらく副甲状腺からの副甲状腺ホルモンの分泌を刺激することによって,リチウムがカルシウム濃度を軽度上昇させることは覚えておいてもよいだろう。だがこの効果はわずかであり,臨床的に有意な変化は起こらず,高カルシウム血症が深刻な問題になることはない。リチウムは軽度の白血球増加も起こすが,これも臨床的な影響はない。

リチウム中毒が非高齢者で起こるのは,通常は血中濃度1.2 mEq/L以上から(表14.2)で,ごく軽度の振戦,嘔気,下痢,失調などの副作

表 14.2 リチウムの血中濃度

＜0.4 mEq/L	精神症状への効果は期待できない。長期的に認知機能上の利益と自殺予防の効果があるかもしれない
0.4〜0.6 mEq/L	双極Ⅰ型障害には無効なことが多い。高齢者では有効かもしれない。双極Ⅱ型障害には有効な可能性あり
0.6〜1.0 mEq/L	双極Ⅰ型障害に有効(急性期治療と維持療法の両方で)。0.8 mEq/L が理想的。高齢者では中毒域となりうる
1.0〜1.2 mEq/L	双極Ⅰ型障害に対するより高い有効性は証明されていない。脱水で中毒をきたすリスクあり
1.2〜1.5 mEq/L	成人が中毒をきたす境界域(振戦の増悪，多尿。錯乱も生じうる)。高齢者では完全に中毒域
1.5〜2.0 mEq/L	中毒域。痙攣のリスクあり。中断し，継続的に濃度測定を行う
＞2.0 mEq/L	透析を検討する。急性腎不全のリスクあり
＞2.5 mEq/L	致死的。昏睡のリスク

用を伴う。1.5〜2.0 mEq/L では痙攣のリスクが高まる。2.0 mEq/L 以上では，急性腎不全も起こしうるので，透析も選択肢に入るだろう。2.5 mEq/L を超える場合，昏睡や死亡に至る可能性もあるので透析の適応である。高齢者の場合，これらの半分の血中濃度で中毒症状が起こりうる。うつ状態から食欲不振が生じた高齢患者では特に注意する必要がある。水分摂取の減少がリチウム濃度を急激に上げることがあるからである。腎不全が起こったときには，リチウム血中濃度は指数関数的に増え，死亡リスクが非常に高まり，そのようなときには透析が必要になる。

後向き調査のデータに基づくリチウムに関する初期の報告で，母親が妊娠中に服用すると子供に心奇形が増えることが分かった。特に，エプスタイン奇形(三尖弁の形成不全)は，妊娠第1期のリチウム服用との関連性が強かった。

近年の前向き調査によれば，かつて報告されていたよりリスクは低い。しかし，エプスタイン奇形に関しては，リチウムによる発生リスクは存在すると一般的に考えられている。これらのリスクはおそらく，バルプロ酸やカルバマゼピンによる神経管欠損症のリスクに比べると低いだろう。したがって，理想を言えば妊娠第1期が終わってからリチウムを使用すべきだが，躁症状が重く治療が必要な患者に関しては，

リチウムの使用あるいは高力価の定型抗精神病薬との併用が止むを得ないこともあるだろう。だが，通常は可能な限り妊娠中の服用は避けるべきである。

臨床上の利点

リチウムは純粋な躁病，すなわち気分が高揚している状態に非常によく効くが，混合状態（抑うつ的，不機嫌）に対しては抗てんかん薬より効果が低い。双極性障害における，うつ病と躁病の両方の気分エピソードの予防に関して，現在のところ最もよく証明された薬物である。リチウムに関してよく聞かれるさまざまな誤解があるので確認しよう。まず，急速交代型の治療には抗てんかん薬のほうがリチウムより有効だと思っている人が多いが，一対一での比較研究では，そのような難治の患者に対するカルバマゼピンとバルプロ酸の効果はリチウムと同程度の結果である。また，急速交代型に対するラモトリギン単剤の効果はプラセボと同等であることは2回も証明されている。次に，双極性障害における大うつ病エピソードの予防にはラモトリギンのほうがリチウムより効果的だと思われている件である。そのような報告はあるが，いずれもラモトリギンに急性期治療で反応した患者のみを対象にした研究であり，ラモトリギンとリチウムを公平に比較するようにデザインされた研究ではない。似た話だが，躁病の急性期にオランザピンに反応した患者を対象に，リチウムとオランザピンの気分エピソード予防効果を比較した研究報告から，オランザピンのほうがリチウムより躁病をよく予防すると思われている。この研究にも強化デザインが使われており，オランザピンに有利になるようなバイアスがかかっている。したがって，オランザピンがリチウムと比べて優秀だという主張に意味があるとは言えない。もう1つ，最近いくつかの抗精神病薬の維持療法への適応がFDAに承認されたが，それぞれたった1つのプラセボ対照無作為化試験しか行われていない。ラモトリギンでは，維持療法に関する無作為化試験は2回施行された。いずれの研究も，それぞれの製薬会社が独自で資金提供し施行された。対照的に，リチウムの維持療法に関する研究は50年以上にもわたり，いくつもの独立した研究グループが行っており，多くは小規模な研究とはいえその数は30を下らない。よって，リチウムの効果を支持するエビデ

ンスの量は，他のどの薬物をも大きく上回るのである。

双極性うつ病の急性期治療と予防に関して，抗うつ薬(三環系抗うつ薬とセロトニン再取り込み阻害薬の両方)はリチウムより効果が高いとは言えず，劣る場合もあることは何度も示されている。

さらにリチウムは，難治性うつ病に対する増強療法としての効果が，無作為化試験により最もよく証明された薬物である。とはいえ，この治験はほとんどがDSM-Ⅲ以前に行われており，したがって双極Ⅱ型障害患者が含まれての結果だと思われる。

リチウムはあらゆる向精神薬の中で，疾患にかかわらず死亡率を下げることが最もよく証明されており，自殺だけではなく心血管疾患による死亡リスクも減少させるエビデンスがある。最近では，リチウムがさまざまな神経栄養因子の分泌を促進することによる神経保護作用をもち，これが，気分エピソードの繰り返しによる有害な生理作用の結果として生じる，長期的な認知機能障害を防ぐ，というエビデンスも出てきている。

臨床上の欠点

急速交代型，精神病症状の併存，物質乱用のいずれかが当てはまる場合，それ以外の場合に比べて，リチウムへの反応率が下がる。しかし，そのような患者はいずれにせよ難治であり，通説と違って，リチウムより抗てんかん薬が効くという証明はなされていない。リチウムより抗てんかん薬が明らかに効くと証明されているのは混合状態のみである。

リチウム離脱症候群

リチウムを急に中断してはならない。これは重要なので覚えておこう。例外はリチウム中毒で身体的に危険な状態である。急に中断した場合，1か月以内に躁転するリスクは50％ほどである。加えて，短期的な自殺リスクが著しく上昇するというエビデンスもある。2週間以上かけて漸減・中止すると，それらのリスクは軽減するようだ。よって，リチウムは一般的に，それぐらい時間をかけ減量すべきだ。減量の速度は毎週300mgずつ程度であれば十分である。

リチウムの処方に気が進まない精神科医へ

ここまでの説明を読んでもリチウムの処方に消極的な精神科医は多いと思われる。年配の精神科医が躊躇するのは過去の苦い経験が原因かもしれない。ほかによい代替手段がなかった時代には，現在証明されている有効血中濃度の上限を超えて増量することが多かった（そして頻繁に中毒が起こった）。若い精神科医は単にリチウムを使い慣れていないだけである。

この問題に対する最も正しい見解は，次の Frederick Goodwin の発言に尽きる。すなわち，「リチウムを使えないか，あるいは使いたくない医者は，双極性障害の治療から足を洗え」。最も強力で最も効果が確かな治療法を無視するなら，医師として患者に対し最善の治療を施しているとは言えない。

中毒，身体合併症，血液検査の必要性を不安に思う精神科医には，自らが医師であることを思い出してもらう必要がある。身体合併症のある薬物を使うことは避けては通れないのだから，主治医は継続的にそれらのリスクを評価するだけの医学的知識をもっている必要がある。そうでないなら，心理士などのコメディカルスタッフも薬物を処方してよいことになる。

過量服薬や重い副作用のリスクが心配だ，と言う精神科医がいるが，どんな薬物でも常に危険性と利益を比較することが重要だ。効果を軽んじて単にリスクが低い薬物を選んでいれば，最終的に患者をだますことになる。確かにリチウムの服用にリスクは伴うが，そのメリットは競合薬を大きく上回る。

患者に納得してリチウムを服薬してもらうには

時折，医師は処方に積極的でも患者が服薬したがらないことはある。リチウムが躁うつ病という古い診断名を連想させるため，服薬を躊躇する患者は多い。目新しい薬物に比べてリチウムに悪いイメージ（スティグマ）がつきまとうのも，そのせいだろう。また，過去にリチウムを服用しており，入院中に多くの副作用に悩まされた患者も多い。私の経験上，そのような患者は，リチウムの血中濃度が高く，高用量の抗精神病薬やその他の薬物も併用していたことが多い。私は，リチ

ウムを単剤で使い，とりわけ慎重に漸増すれば，副作用が起こる可能性は低い，と必ず説明し説得を試みるようにしている。

　薬物に対する悪いイメージが原因で服薬したがらない場合，双極性障害は双極性障害であって，薬物の選択で重症度が変わるわけではない，と伝えた上でリチウムの利点を説明するようにしている。特に死亡率と認知機能に関するメリットを話すと，ほとんどの患者は自分の知らない知識を得たことで拒否的な姿勢が和らぐ。

　最後に，人工物でなく天然由来だから，という理由で，ハーブ療法のような自然治療を受けたがる患者には，リチウムは岩石に含まれるミネラルであり，元素表に載っている天然の物質だ，と伝えるようにしている。リチウムよりナチュラルな薬物はそうない。

15 バルプロ酸とカルバマゼピン

重要な概念

- バルプロ酸は概して忍容性が高いが，消化器系症状，認知機能障害，体重増加などの副作用がある。
- バルプロ酸は体重増加を起こすが，メタボリック症候群を起こすことはないようだ。さらに実際には，脂質異常を改善させる効果もあるようだ。
- カルバマゼピンは標準的な気分安定薬の中で(リチウムやバルプロ酸と違い)体重増加のリスクが低い唯一の薬物である。
- カルバマゼピンは薬物相互作用が多いため，扱いづらいことがある。
- バルプロ酸とカルバマゼピンは両者とも躁病エピソードの治療薬としてFDAに承認されている。
- 混合性エピソードに対しては，リチウムやラモトリギンよりもバルプロ酸やカルバマゼピンのほうが有効である。
- バルプロ酸とカルバマゼピンのどちらにも気分エピソードの予防効果に関して十分なエビデンスがあり，気分安定薬と見なしてもよい。
- バルプロ酸とカルバマゼピンは両者とも双極性うつ病の急性期への効果に関して，対象者は少ないが繰り返し検証されたエビデンスが存在する。この効果に関するエビデンスはリチウムやクエチアピンほど強くはないが，ラモトリギンやオランザピンよりも強い。

バルプロ酸(セレニカ/デパケン/バレリン)

適応

バルプロ酸 valproate は FDA から躁病エピソードの治療薬として承認されている。少なくともリチウムと同等またはプラセボより有効である，と多くの治験で示されており，混合性エピソードの急性期に対してはリチウムより優れているという比較対照試験の結果もある。

剤形と用量

バルプロ酸ナトリウムは，**バルプロ酸** valproic acid という名前でジェネリック医薬品も販売されているが，divalproex sodium（DEPAKOTE）[訳注1] としても販売されている。divalproex は半減期がやや長く，消化器系副作用も若干起こりにくいようだ。バルプロ酸の半減期は通常12時間以上である。半減期が長い活性代謝物が多いため，1日1回での投与が可能であり，服薬アドヒアランスの点からも，この方法を私は強く推奨する。てんかんの治験では血中濃度をできるだけ一定にするため複数回投与とすることが推奨されたようだ。複数回投与の効果は，てんかんの治療では重要かもしれないが，躁病の治療における有用性は研究されていない。最近では徐放剤（Depakote ER）が開発され，1日1回処方として FDA から承認されている。

バルプロ酸の通常投与量は米国では 750～1,500 mg/日程度（500～2,000 mg/日の範囲内）[訳注2] であり，有効血中濃度の 50～120 μg/mL を得るための量である。外来患者に対しては，250 mg 1日1回就寝前から開始し，5～7日ごとに 250 mg ずつ，継続できない程の副作用が出るか有効血中濃度に達するまで増量し続けるのが私の手法である。入院患者には，500 mg 1日1回就寝前から開始し，1日か2日ごとに 250～500 mg ずつ増量するのが効果的である。急性期と維持期の有効血中濃度は 60～90 μg/mL である。躁病エピソードに対する治験のうち最も信頼できる報告によると，平均の血中濃度は 90 μg/mL 以上だったが，これらの治験は単剤で行われたことは覚えておくべきだ（バルプロ酸対リチウム対プラセボ）。バルプロ酸と抗精神病薬を併用すれば，やや低めの濃度でも効くだろう。とはいえ，60～70 μg/mL より低い濃度では躁病エピソードの急性期に対しては不十分だろう。維持療法でも同程度の血中濃度が有効なようだが，私の経験では 90 μg/mL 以上が必要になることは少ない。

注意！

双極 II 型障害や気分循環症に対しては，バルプロ酸が 30～60 μg/mL 程度の低い血中濃度でも十分効くというエビデンスがある。バルプロ酸

訳注1：divalproex sodium はバルプロ酸ナトリウムとバルプロ酸を 1：1 の割合で含む複合塩である。日本では未発売。
訳注2：日本では 400～1,200 mg/日。

の血中濃度が高すぎると(特に双極Ⅱ型障害で)抑うつ症状を悪化させる,と考える精神科医もおり,私にもその経験がある。

　低用量では副作用が起こりにくい。双極Ⅱ型障害の患者は気分安定薬の服用に消極的なことが多いので,こうした患者には低用量で服用するという選択肢も提示すべきである。その場合に主治医がすべきことは,患者がⅡ型かどうかをきちんと確かめることだ。第3章で述べたように,私の経験上,前医の診断が双極Ⅱ型障害であっても,実は躁病の経験があり双極Ⅰ型障害の診断がつく患者が多い。双極Ⅰ型障害では,うつ病の急性期治療においても有効血中濃度(50〜120μg/mL)の必要性を支持する報告が複数ある。低用量で使うのは,あくまで双極Ⅰ型障害が明確に除外された患者に限るべきだ。

　バルプロ酸の非常に優れた利点の1つは,毒性の低さと治療域の広さである。血中濃度の有効域と中毒域との差はリチウムに比べて非常に大きい。血中濃度が100〜120μg/mLを超えたときでも,中毒症状はリチウムほど重症にはならない。ひどい嘔気や鎮静に加えめまいも起こりうるが,深刻な身体合併症に発展することはまずない。

作用機序

リチウムと同様,バルプロ酸の精神薬理作用の機序は分かっていない。たいていの抗てんかん薬と同じく,バルプロ酸もナトリウムチャネルを遮断するが,この作用は精神薬理作用とは無関係だと考えられている。バルプロ酸には中程度のγアミノ酪酸(GABA)系への作用と軽度のセロトニン系への作用もあり,これが不安をやわらげる効果を多少もたらしているかもしれないが,気分症状に対する強力な作用があるわけではないようだ。バルプロ酸はリチウムと同様,主にセカンドメッセンジャーを通じて気分安定作用をもたらしているらしい。例えば,バルプロ酸はリチウムのようにプロテインキナーゼCを強力に阻害する作用をもつことが最近の研究から分かった。プロテインキナーゼCは,多数のモノアミン神経系におけるセカンドメッセンジャーカスケードの主要な構成要素である。

副作用

概してバルプロ酸の副作用は少なくないが,慎重に増量することで副

作用は起こりにくくなる(表15.1)。臨床経験と発表された文献によると，体重増加，鎮静，認知機能障害，嘔気，下痢，振戦といったバルプロ酸の副作用の一部は，種類も程度もリチウムと似ている。こうした副作用は通常，用量依存性に起こるので，臨床状態が許せば血中濃度を下げることで緩和できる。バルプロ酸による嘔気や体重増加はラニチジン(ザンタック)のようなヒスタミンH_2受容体遮断薬の追加で改善することもある。バルプロ酸は脱毛の原因となることもあるが，サプリメントの亜鉛/セレン合剤を推奨量より多めに服用することで予防できる可能性もある。

身体合併症のリスク

深刻な身体的副作用として最も重要なのは肝不全と膵炎である。ほかの副作用には血小板減少症，軽度凝固異常，多囊胞卵巣症候群と関連する女性の内分泌異常のおそれなどがあるが，概して致死性のものではない。

　通常，バルプロ酸について最も問題にされるのは，肝臓への影響である。現実には，致死性の肝障害が成人で生じるリスクは非常に低い。最近のレビューによれば，バルプロ酸による肝炎での死亡は単剤治療中の成人で1件しか報告がなく，その症例は19歳だったという。このレビューでは，ほとんどの症例で複数の抗てんかん薬を含む多剤併用療法が行われていた。バルプロ酸は無害な肝酵素値の上昇を呈することがあるが，そのような肝酵素値の異常は珍しくないことと，非常にまれに突然起こる重症の肝炎とは無関係だということは把握しておいたほうがよい。

注意！
肝酵素値が正常値の2～3倍以内であれば，血液検査を繰り返しつつバルプロ酸を継続する，という精神科医もいる。特にバルプロ酸しか効かない患者であれば，肝酵素の軽度上昇が持続していても，急いで中止する理由はない。

　しかしたいていの場合，肝酵素値は上昇を続けるので，バルプロ酸を中止するのが賢明である。より深刻な身体合併症のリスクは急性膵炎であろう。というのも，膵炎のリスクは完全に予測不能で，年齢を

表15.1 バルプロ酸とカルバマゼピン

薬物名	有効量(mg/日)	副作用	説明
バルプロ酸(デパケン、デパケンR、セレニカ、セレニカR、バレリン)	750～1,500 訳注a	消化器系(嘔気や下痢)、鎮静、認知機能障害、体重増加、脱毛、振戦、肝酵素上昇、急性膵炎、血小板減少症、軽度凝固異常、PCOSの恐れ	そこそこ忍容性は高い。肝酵素上昇あり。膵炎のリスクあり。有効域が広い。おそらくPCOSの一因となりうる
カルバマゼピン(テグレトール)	600～1,000 訳注b	嘔気、複視、めまい、失調、鎮静、可逆的な白血球減少症、軽い発疹、顆粒球減少症、Stevens-Johnson症候群、肝機能異常、低ナトリウム血症	不快な副作用がいくつかと、注意すべき身体合併症があり、体重は増えない

PCOS：多嚢胞卵巣症候群
訳注a：日本の承認量は400～1,200mg/日。
訳注b：日本の承認量は1,200mg/日以下。

問わず起こりうるからである。成人において、膵炎は肝炎と同等以上のリスクがある。発症を予測する方法がないので、バルプロ酸で治療中に腹痛が起こった患者は、速やかに医師の診察を受ける必要がある。原因がはっきりしなければ、バルプロ酸の服用を見合わせるべきであり、アミラーゼとリパーゼの検査が必要である。腹痛が激しい場合は救急医療施設への転送の適応である。

血小板減少症を心配する精神科医もいるが、いささか心配しすぎのように思われる。というのも、血小板の値が50,000/mm^{3}より下がることはまれであり、危険な水準である20,000/mm^{3}より下がることはさらにまれだからである。血小板減少症は通常軽度であり、急に変化することはない。この作用に注意が必要なのは出血のリスクがほかにある患者である。同様に、凝固能への作用も軽度であり、臨床的な影響は通常わずかである。再度警告すると、脳出血の既往など、軽度の

異常でも危険を伴うような患者は，注意深く経過を観察すべきである。

体重増加を起こすにもかかわらず，バルプロ酸はメタボリック症候群のリスクを増加させることはないようだ。最近行われた無作為化試験の結果では，バルプロ酸の徐放剤がプラセボに比べコレステロール値を下げており，実際はリスクを減らすようである。さらに，脂質異常を起こすオランザピンなどの抗精神病薬の投与を受けている統合失調症患者でも，バルプロ酸の併用により脂質異常の正常化が見られた。

バルプロ酸と多嚢胞卵巣症候群 polycystic ovarian syndrome (PCOS)との因果関係を示唆するエビデンスが集まりつつある。PCOSはアンドロゲンが上昇する疾患であり，関連して卵巣に嚢胞ができ妊娠しにくくなる。バルプロ酸が体重増加を起こすので，PCOSは体重増加の二次的な影響であろうとも考えられた。もしそうであれば，体重増加を起こすリチウムのような気分安定薬でも，PCOSが同様の頻度で起こるだろうと予想される。しかしSystematic Treatment Enhancement Program for Bipolar Disorder(STEP-BD)研究のデータによると，それはなさそうである。その他，動物実験による in vivo 実験でも，バルプロ酸が体重増加と関係なく直接アンドロゲン活性を高めることが示唆された。

Key Point

バルプロ酸はPCOSと関連している可能性があるが，それを理由にバルプロ酸を避ける必要は通常ない。無月経，不妊，体重増加のような他の危険因子がある患者に対しては，気分安定薬を選択する際にPCOSのリスクを考慮に入れるべきである。

催奇形性

バルプロ酸は神経管欠損症の原因となりうる。カルバマゼピンも同様である。リチウムにも催奇形性があるが，バルプロ酸のほうがリスクが高い。てんかん患者の妊娠中にバルプロ酸を続ける神経内科医はいるが，ほとんどの精神科医は，双極性障害の患者が妊娠した場合にバルプロ酸を避けることを推奨している。

バルプロ酸に曝露された胎児は，神経行動面での発達が遅れ，小児期中期のIQが低くなることが分かっている。すなわち，バルプロ酸に曝露された胎児は，小児期の認知機能がある程度障害されるようだ。

しかし，こうした欠点があるからといって，若い女性はバルプロ酸を使うべきでない，という一部の産科医や小児科医の意見は行き過ぎであろう．あらゆる薬物にはリスクが伴うものであり，主治医の役割は特定のリスクを完全に排除することではなく，すべてのリスクと有効性を天秤にかけて比較検討することである．その際は，必ず有効性から先に検討する必要がある（第5章 Holmesの原則を参照）．ここでの有効性とは，私の場合で言えば，若い女性を含め双極性障害をもつ患者の正常気分の期間をできるだけ長くする効果，である．バルプロ酸が必要であれば，バルプロ酸を使うしかない．正常気分が続いた期間が長ければ長いほど，その後も正常気分が続きやすい．気分安定薬を中断した場合でもこれは同じである．若い女性が妊娠中9か月間だけ断酒することはよくあるが，だからといって妊娠可能な女性すべてに飲酒を禁じることはしない．バルプロ酸のような気分安定薬でも同じことだ．最善の選択肢ならば使うべきだし，妊娠の予定に合わせて徐々に減らすこともできる．めったにないが，バルプロ酸を使用中の女性に予想外の妊娠が判明した場合は，妊娠初期（の後半）から妊娠中期にかけての葉酸の補充が，神経管欠損症の予防に有効かもしれない．もしくはバルプロ酸を中止することもありうる．

　バルプロ酸を使っていても気分が安定しないか，服薬アドヒアランスが非常に悪いか，あるいは性行動を抑制できない女性では，バルプロ酸の優先順位は下がり，リチウム，ラモトリギン，抗精神病薬といった胎児へのリスクが少ない薬物の優先順位が相対的に上がるだろう．しかし，躁症状に伴い性衝動や服薬アドヒアランス不良が生じる患者が多いからといって，若い女性を十把一絡げにしてバルプロ酸の処方を避けるべきではない．これらの症状がバルプロ酸で治ることは少なくない．そのような患者にバルプロ酸を2〜3か月間使用して効果がなかった場合に限って，長期的治療において予定外の妊娠リスクが高まるので，処方から外したほうがよいことが多い，というのが私の見解である．

薬物相互作用

バルプロ酸が肝チトクロムP450を阻害する作用はほとんどないようだ．その一方，バルプロ酸は血漿タンパク質に非常に強く結合するために，タンパク質結合の強い薬物とは相互作用する可能性がある．最

も顕著な例はラモトリギンとの併用である。ラモトリギンの血中濃度はバルプロ酸の影響で著明に上昇するので，発疹のリスクが高まる。バルプロ酸と非定型抗精神病薬を併用して足浮腫が生じた，という症例報告もあり，血漿タンパク質との結合が影響しているものと思われる。バルプロ酸は特定の凝固因子をやや阻害するので，アスピリンやその他の抗凝固薬を服用中には出血のリスクが上がる可能性がある。

臨床効果
躁病の急性期
バルプロ酸は，混合状態に対しては効果が半減するリチウムと違い，純粋な躁病と混合状態のどちらに対してもよく効く。バルプロ酸にはリチウムより効果が現れるのが早いという利点もある。効き始めるまでにリチウムは2週間以上必要だが，バルプロ酸は1週間程度しかかからない。バルプロ酸は最初から有効量での経口投与（急速飽和法 oral loading）を開始することもでき，20 mg/kg/日で投与を開始すると数日以内に効果が現れる。この投与法を使えば，ハロペリドールと同等の抗躁効果と効果発現の速さが得られる。精神病症状のない重症の躁病エピソードで入院した患者に対しては，特に有効だと思われる。精神病症状を伴う躁病患者や，興奮が非常に強く，危険を覚える躁病患者に対しては，抗精神病薬も組み合わせるのが賢明である。

　たいていの精神科医は，バルプロ酸はリチウムと比べて躁病への使用に有利な点が多くあることに同意するだろうが，バルプロ酸と，オランザピンのような躁病に適応が承認されている非定型抗精神病薬のそれぞれのメリットがよく分からない精神科医もいるだろう。最近，オランザピンとバルプロ酸の躁病への効果に関する二重盲検比較試験が2つ実施された。残念ながら2つの試験結果は正確な比較ができず，結論を出すには不十分である。両試験とも二重盲検で行われたが，1つの研究ではバルプロ酸の用量は最初から有効量だったが，オランザピンの用量は若干少なかった。もう1つの研究では，オランザピンが高用量だがバルプロ酸の用量がやや少なかった。予想はつくことだが，バルプロ酸の用量が比較的低かった研究では，オランザピンのほうが効果が高かった。バルプロ酸は最初から有効量を投与したほうが漸増するより効果が高いことを踏まえると，この2つの研究からは，躁病に対してバルプロ酸を最初から有効量投与した場合とオランザピンの

効果は同等であると示唆される。2つの主な違いは副作用である。いずれも体重増加を生じるが，どちらの研究でも，より体重が増加しやすいのはオランザピンであった。バルプロ酸と違ってオランザピンでは脂質異常も生じうる。そしてオランザピンには致死的な糖尿病性ケトアシドーシスの症例報告もある。

　要約すると，躁病に対するバルプロ酸は，総じて副作用が非定型抗精神病薬より少なく，長期的に単剤のまま治療を続けられるエビデンスがある。非定型抗精神病薬には長期的な治療に関するエビデンスはない（第17章を参照）。そのようなことから，私はバルプロ酸を好んで使っている。実際，入院患者には，バルプロ酸かリチウムに非定型抗精神病薬を併用する方法を推奨する。

予防

躁病の治療薬として承認された薬物が気分安定薬だと思っている精神科医は多い。これは重要かつ混乱の多い問題であり，第7章で詳しく解説した。そこでも述べたように，予防効果のある薬物を気分安定薬と見なすことを私は推奨する。この定義に対し，バルプロ酸もカルバマゼピンもFDAは維持療法薬として承認していないのだから気分安定薬ではない，と主張する人もいるかもしれない。

　バルプロ酸やカルバマゼピンなど，FDAが維持療法への適応を承認していない薬物の中にも気分安定薬はあり，一方でオランザピンやアリピプラゾールのようにFDAが適応を承認している薬物にも非気分安定薬はある，というのが私の考え方だ（驚くことはない。FDAも間違えるのだ！）。後者については第7章で説明したが，前者を擁護するために最も大規模なバルプロ酸の維持療法研究に目を向けてみよう。

　維持療法の予防効果に関する唯一のプラセボ対照試験（リチウムとプラセボとの1年間の無作為化比較試験）に関しては，2つのポイントを理解する必要がある。1つ目のポイントとして，リチウムとバルプロ酸の効果がいずれもプラセボと同等だったのは，プラセボの反応率が高かったからだが，おそらくプラセボ投与に関する倫理的懸念から重症の患者が除かれたことが理由だと思われる。リチウムの有効性は証明済みなので，この結果からバルプロ酸が無効であったと結論づけることはできない。むしろ，この研究の母集団からは，どの薬物の

有効性も示せなかった，とするほうが正しい。2つ目は，この研究は効果の証明が最も難しい「非強化デザイン」で施行されたことである。この手法では，以前の服薬内容は問わず，正常気分の患者であれば誰もが研究対象になる。過小評価されている事実だが，二次解析の結果，最初にバルプロ酸に反応した患者群に対しては，バルプロ酸はリチウムやプラセボより有効であった。この後者のデザインは**強化**デザインと呼ばれ，実際その後のラモトリギンや抗精神病薬の研究では標準的な研究手法になった。これは言い換えれば，同じ研究デザインを用いれば，バルプロ酸もラモトリギンや抗精神病薬と同様に有効性が示されるだろう，ということである。ただ，FDAがバルプロ酸の維持療法の適応を認めなかった理由は，解析結果はバルプロ酸の有効性を示したものの，それは治験実施前から決められた主要評価項目ではなかったからである。

　以上をまとめると，双極性障害の，特に大うつ病エピソードの予防効果に関して，バルプロ酸にある程度のエビデンスが存在するという結論は筋が通っており，支持できるだろう。

双極性うつ病の急性期

精神科医の多くが，バルプロ酸はうつ病相には効かないと思っている。バルプロ酸には「抑うつ惹起傾向」があるという言い習わしさえある。ところが，3つの無作為化試験において，双極性うつ病の急性期に対しバルプロ酸はプラセボよりも有効であった。これらの研究はいずれも規模が小さく，うち1つの研究では有意差は得られていないとはいえ，その他2つの研究では有意差が得られており，バルプロ酸の効果を支持する有効量（エフェクトサイズ）は3つの研究すべてで同程度であった。例えばラモトリギンは世間では双極性うつ病の急性期に効果があると信じられているが誤りであり，その根拠となるエビデンスに比べると，バルプロ酸の急性期への効果に関するエビデンスは限定的だが，はるかに信頼できる。

　したがって，バルプロ酸の急性抗うつ効果については，決定的とまでは言えないが，ある程度のエビデンスは存在する。第13章で論じたように，気分安定薬にはある程度の抗うつ作用を期待できる。私の見方では，バルプロ酸は中程度の抗うつ作用をもち，双極性うつ病を単剤で治療可能なこともある。双極Ⅱ型障害に対しては，バルプロ酸

の血中濃度を低めにしたほうが，抗うつ作用が発揮されやすいことに注意されたい。

特定の患者層

リチウムは治療域が狭いので，概して高齢者にはバルプロ酸のほうが適している(第14章を参照)。青年期の患者ほどバルプロ酸の肝障害リスクが高いため，リチウムのほうが適している。とはいえ，肝機能を慎重にモニタリングしながらであれば，子供や若年者にも使用可能である。双極性障害と物質乱用を合併した患者に対し，バルプロ酸がどちらにも効くことを示唆する小規模な研究報告が複数存在する。バルプロ酸には抗不安作用があることも知られている。バルプロ酸は偏頭痛への効果が証明されており，双極性障害との合併例には特に効果的である。

カルバマゼピン(テグレトール)

カルバマゼピンが効く病相の範囲はバルプロ酸とほとんど同じだが，双極性うつ病の予防と治療への有効性を支持する研究はカルバマゼピンのほうが豊富である。その一方，カルバマゼピンの病相予防効果はリチウムと比べると弱い，と報告する長期研究もある。また，長期にわたる無作為化試験において，リチウムは自殺による死亡率を下げたが，カルバマゼピンは効果がなかった。薬理学的特性と副作用のため，カルバマゼピンが使われることは少ない。

剤形，作用機序，用量，薬物動態

カルバマゼピンはジェネリック医薬品と先行薬(テグレトール)が入手可能である。米国では徐放剤も Tegretol XR と Equetro/Carbatrol の2種類が発売されている。通常の剤形ではカルバマゼピンの半減期は約6時間なので，バルプロ酸やリチウムと違い，少なくとも1日2回に分けて処方する必要がある。これは徐放剤を使う場合でも同様である。外来では，200 mg 1日1回就寝前から始め，400 mg/日の分2とするところから200 mgずつ5〜7日ごとに増量し，耐え難い副作用が生じるか有効血中濃度に達するまで続ける。入院中は，400 mg 1日1回就寝前から始め，600〜800 mg/日の分2とするところから200〜

400 mg ずつ 1 日か 2 日ごとに増量する。カルバマゼピンの作用機序はよく分かっていない。バルプロ酸やリチウムと違い，多数のセカンドメッセンジャー系(プロテインキナーゼ C など)に作用するわけではないようだが，セカンドメッセンジャーである環状アデノシン一リン酸(cAMP)には作用する。カルバマゼピンは，有効血中濃度の $8\,\mu g/mL$ 前後(有効範囲 $4\sim12\,\mu g/mL$)を維持するために，800 mg／日程度(600 〜 1,000 mg)を分 2 で服用する必要がある。この血中濃度の有効性は躁病に加え，てんかんに対しても確立している。

薬物相互作用

カルバマゼピンの最も重要な薬理作用は，肝チトクロム P450 の強力な誘導作用だろう。これによりカルバマゼピンは，他の薬物の血中濃度と薬効を低下させる。この作用は，高齢者のような他の身体疾患をもつ患者に用いる際に大きな問題となる。さらに，双極性障害の患者も複数の向精神薬を服用することが多いので，この問題には難渋させられる。

カルバマゼピンをバルプロ酸と併用すると，せん妄や混乱を惹起しうる神経毒性をもつ，カルバマゼピンの 10,11-エポキシド代謝物の産生量が増える場合がある。したがって，バルプロ酸とカルバマゼピンの組み合わせは安全に使えることが多いとはいえ，通常は避けるべきである。

副作用

カルバマゼピンには深刻な合併症リスク以外に無視できない不快な副作用もある(表 15.1)。用量依存性に生じる副作用に，鎮静，複視，運動失調，めまいがある。カルバマゼピンの重要な利点の 1 つは，体重増加がほとんど起こらないことである。

私の経験上，最新の徐放剤である Carbatrol(Equetro と同一)は，ジェネリック医薬品や Tegretol XR よりも不快な副作用が少ないようだ。判断材料が少ないので私が間違っている可能性もあり，これに関しては各自が自分で判断する必要がある。とはいえ，私の経験では，カルバマゼピンのジェネリック医薬品の副作用に耐えられない人は多いが，Carbatrol や Equetro には比較的耐えられるようである。

身体合併症

カルバマゼピンはバルプロ酸と同じく肝酵素異常と関連し，まれに肝不全が起こることもある。めったにないが無顆粒球症(1/575,000症例)やStevens-Johnson症候群(1/10,000症例)を引き起こすこともある。害のない可逆的な白血球減少や，低ナトリウム血症(痙攣発作のリスクに関連する)が起こることもある。軽い発疹もよく起こる。

臨床での使い方

カルバマゼピンは過小評価されている。体重増加が起こらないので，若い女性のように体重を気にする患者では気分安定薬の第一選択に挙げるべきである。ラモトリギンは大うつ病エピソードに比べ躁病エピソードの予防にはあまり効果がなく，混合性エピソードや躁病エピソードに即効性はないので，混合性の躁病エピソードが優位か，あるいは大うつ病エピソードより躁病エピソードが重症化しやすい若年女性に対しては，カルバマゼピンが最適となるようだ。そのような患者でラモトリギンが処方され，実際ほとんど効いていないのに，カルバマゼピンが1度も試されていない，という例はよく見る。

　併存疾患が少なく何も服用していない比較的若い患者では，薬物相互作用で悩む必要がないので，カルバマゼピンの使い勝手がよい。また，双極性障害の患者がカルバマゼピンの単剤療法かリチウムとの併用療法に十分反応しなかったとき，私は抗精神病薬や抗てんかん薬と併用して続けるのは避けるようにしている。というのも，カルバマゼピンには肝酵素誘導により，他剤の血中濃度を下げて効果を減弱させる作用があるからだ。例えば，リスペリドンを気分安定薬と併用した研究で，カルバマゼピンとの併用は，プラセボとの併用と効果が変わらなかった一方で，リチウムやバルプロ酸との併用はプラセボとの併用より効果的であった。そのような併用療法を実施する際，カルバマゼピンは原則として含めないほうがよいが，パリペリドンとziprasidoneはカルバマゼピンとの相互作用をもたないので，例外的に併用療法が有効な可能性がある。

16 新規抗てんかん薬

重要な概念

- 新規抗てんかん薬には，標準的な気分安定薬と比べ体重増加が生じにくく，（トピラマート以外は）認知機能障害が少ない，という2つの大きな利点がある。

- 原則として，ラモトリギン以外の新規抗てんかん薬は気分安定薬ではない。よって双極I型障害に単剤で使用してはならない。一方で，補助薬として使うのであれば気分症状を改善させる可能性があり，特に双極II型障害で有効かもしれない。

- ラモトリギンは，双極性障害において気分エピソードを予防するというエビデンスが比較対照試験により得られており，特に大うつ病エピソードの予防に有効である。だが，（単極性あるいは双極性）うつ病・躁病・混合状態の急性期治療と，急速交代型の予防に関しては無効である。まれな副作用である重症発疹（Stevens–Johnson症候群）により死に至る危険もあるので，見逃してはならない。徐々に増量することで，このリスクは最小限にできる。他剤（抗菌薬など）に対するアレルギーや自己免疫疾患が，ラモトリギンによる発疹の主な危険因子である。

- ガバペンチンは単剤では双極I型障害に無効である。しかし，補助薬として不安と不眠に効く可能性があり，双極II型障害には主剤として使えるかもしれない。

- トピラマートは単剤では躁病に無効である。100〜200mg/日の範囲で補助薬として利用できるが，これにより体重減少が起こる。他の気分安定薬と併用すると，特に双極II型障害の気分症状に効果があるかもしれない。

- oxcarbazepineは分子構造がカルバマゼピンと似ている。oxcarbazepineのほうが安全で，かつ明らかな薬物相互作用はなく，血中濃度測定の必要もないが，有効性はカルバマゼピンより低いと思われる。双極II型障害に対しては非常に有用である。

一般的特徴

新規抗てんかん薬には，ラモトリギン，ガバペンチン，トピラマート，oxcarbazepine，ゾニサミド，レベチラセタム，felbamate がある。これらすべてに共通した特徴で標準的な抗てんかん薬やリチウムと異なる点は，体重を増やさない(減らすこともある)こと，バルプロ酸やカルバマゼピンの主な作用機序はナトリウムチャネル遮断であるのに対し，グルタミン酸系の阻害やγアミノ酪酸(GABA)系機能の亢進であること，そして認知機能障害を起こさないことである(トピラマートは除く)。有効血中濃度は決まっておらず，測定の必要もない点も異なる。一般的に，これらの薬物は標準的な気分安定薬と比べて耐え難い副作用は起こりにくいが，ラモトリギン以外は効果の点で劣っている。新規抗てんかん薬は躁病の治療薬としてかつて期待されていたが，概して無効だと証明されたため，双極Ⅰ型障害に対する単剤治療用の気分安定薬としては使えないようだ。双極Ⅰ型障害に無効であるとしても双極Ⅱ型障害にも無効とまでは言えない。この件で結論が出るまでには時間がかかるだろう。さらに，これらの薬物は効果の証明された気分安定薬と併用することで効果をもたらす可能性がある。本章では，ラモトリギン，ガバペンチン，トピラマート，oxcarbazepine (表16.1)に焦点を絞り，その他の薬物については最後に短く解説する。

ラモトリギン(ラミクタール)

ラモトリギンは最も詳しく研究されている新規抗てんかん薬であり，双極Ⅰ型障害における気分エピソードの再発を遅らせる予防薬としてFDAから承認されている。多くの人には意外だろうが，FDAは双極Ⅱ型障害をラモトリギンの適応症として認めていない。双極性障害の他のあらゆる病態(すなわち，うつ病・躁病・混合状態の急性期治療と急速交代型の予防)にも効果がないことが証明されている。

薬理学的特性
ラモトリギンの生化学的作用にはグルタミン酸やアスパラギン酸などの抑制があるが，この作用で精神薬理学的特徴を説明可能かどうかは不明である。ラモトリギンは肝臓で代謝され，血漿タンパク質とは中

表16.1 気分安定作用が期待される新規抗てんかん薬

薬物名	有効量(mg/日)	説明
ラモトリギン（ラミクタール）	50〜200 [訳注a]	効果が最も確立しているが，予防にのみ効き，気分エピソードの急性期には効かない。緩徐に増量した場合のStevens-Johnson症候群のリスクは6,000人に1人。薬物アレルギー（特に抗菌薬に対して）のある患者には投与しないか，通常よりさらに緩徐に増量して使うこと
ガバペンチン（ガバペン）	600〜1,800 [訳注b]	忍容性が高い。薬物相互作用なし。鎮静作用あり。双極I型障害に単剤では無効。不安と痛みに有効
トピラマート（トピナ）	100〜200 [訳注c]	体重減少と認知機能障害を起こす。双極I型障害に単剤では無効
oxcarbazepine	900〜1,200	カルバマゼピンより副作用が少ないが効果は劣る。鎮静作用あり。低ナトリウム血症のリスクが2%

訳注a：日本の承認量は併用薬で異なり，基本的には200 mg/日だが，バルプロ酸を併用せず，かつカルバマゼピンなど本剤のグルクロン抱合を誘導する薬物を併用した場合に限っては400 mg/日である。日本で適応となった用法・用量は，本書の推奨する内容と若干異なり，条件や投与期間で増量の幅も変わるので，より詳しくは添付文書などを確認すること。

訳注b：日本の承認量は2,400 mg/日。

訳注c：日本の承認量は200 mg/日。

程度（50％以上）結合する。半減期は25時間であり，1日1回投与が可能である。軽い興奮作用を覚える患者もいるので，私はたいてい1日1回投与を勧めている。バルプロ酸を併用すると，肝臓のグルクロン酸抱合においてラモトリギンと競合しその代謝を阻害するので，ラモトリギンの半減期が60時間に延びる。一方，カルバマゼピン，フェニトイン，プリミドンは代謝を亢進させるので，併用時には半減期が15時間に縮まる。バルプロ酸と併用する場合は，半減期が著しく延長するためラモトリギンは半分の量で使う必要がある。双極性障害に使用する際の用量に関しては後述するが，効果が証明されている用量は50〜200 mg/日である。とはいえ，最大500 mg/日までは増量が可能だ。重篤な発疹のリスクがあるので，**絶対に1日25 mgずつ以**

上の速さで増量してはならない(下記を参照)。

400mg/日と200mg/日で予防効果に有意差はないとする報告があり，高用量で効果が高まるというエビデンスもないことから，私はラモトリギンを200mg/日以上で処方することはほとんどない。また，発疹のリスクは増量中に著しく上昇するので，高用量を目指し増量を続けるほど危険な期間も延びる。最後に，私の経験では認知機能障害や躁病の惹起が生じたこともあったが，その大半が400mg/日程度まで増量した症例であった。

副作用と発疹

ラモトリギンの副作用のほとんどが軽度で，出現もまれである。副作用には頭痛，振戦，眠気，めまいが含まれる。双極性障害の治験において，ラモトリギンを副作用で中断した患者はわずか2%であった。一方，よくある通常の重篤でない発疹が10〜20%の患者に生じる。発疹が生じた場合，それが重症化する確率は低いが，致死的なStevens-Johnson症候群に至る可能性もあるため，服薬を中止するようにFDAは勧告している。

Stevens-Johnson症候群は重篤な皮膚疾患であり，重症の熱傷のような症状を呈することがある。罹患した患者は高い確率で多重感染により死に至る。命をとりとめた場合でも顔などにあとが残る。Stevens-Johnson症候群はまれな疾患であり，ほとんどがラモトリギンの急な増量と関連している。1990年代初頭，ラモトリギンに関して最初の治験が行われた際，Stevens-Johnson症候群は成人で1,000人中1人，児童と未成年で1,000人中4人に認められた。その結果，FDAがラモトリギンの使用を推奨する年齢は18歳以上となった。とはいえ，両親ときちんと話し合った上でインフォームド・コンセントをとるならば，青年期の患者への使用も検討してよいだろう。上記の発疹発生率は比較的速い増量を行った際に観測された数値である。

> **Key Point**
> 1週間に25mg程度の増量であれば，Stevens-Johnson症候群の発生率は6,000人に1人まで低くなり，カルバマゼピンなど他の薬物における発生率に近い値になる。

バルプロ酸とラモトリギンを併用すると，重篤ではない発疹の発生率が増える。同時に，重篤な皮膚障害が生じるリスクも増える。

私は以下の，よくある慎重な投与法を推奨する。通常は1週間に25 mgずつ，発疹に対して何らかの危険因子をもつ患者では1週間に12.5 mgずつ増量する。よって，必要な用量に達するまで2〜3か月間かかる。この緩徐な増量法は，外来における気分エピソードの予防が目的であれば大きな問題にはならない。

発疹の危険因子で最も重要なのは他の薬物に対するアレルギーであり，特に抗菌薬のアレルギーが危険だと思われる。製造元の資料によれば，抗菌薬にアレルギーがあると発疹のリスクが4〜5倍になる。ラモトリギンによる Stevens-Johnson 症候群に関する訴訟を何例か経験したが，これらの患者は抗菌薬のアレルギーももつことが多かった。過剰な免疫応答を示唆するその他の危険因子には，喘息，自己免疫疾患，花粉症，アレルギー性鼻炎，食物アレルギーがある。そのような患者は，ラモトリギンを避けるか1週間に 12.5 mg ずつの増量とする。この方法では効果が現れるまでの時間がずっと遅くなってしまうが，カルバマゼピンを使うのと同程度には安心していられる。重篤な皮膚障害のリスクを心配する精神科医でも，上述したような慎重な漸増を行うことで，気分はずっと楽になるはずだ。遅い増量でリスクが大きく下がることを説明すれば，患者の恐怖感も和らぐ。また，重篤な皮膚障害のリスクは投与開始後1か月間が最も高く，長期的な維持療法のための安定した用量に達してしまえば，その後のリスクはさほど高くない。

> **Key Point**
> 薬物アレルギーに関して必ず患者に聞いておくこと。特に抗菌薬に対するアレルギーはラモトリギンによる発疹のリスクを何倍にも増やす。そうした症例にはラモトリギンを避け，他の治療選択肢を優先させる。使う場合には1週間に 12.5 mg ずつ増量する。私は，自己免疫疾患がある患者には絶対にラモトリギンを使わないようにしている。

ラモトリギンはリチウムのように効果を支持するエビデンスが豊富にある薬物である。このため，精神科医が副作用の扱いに習熟し，患者の不安を和らげることは，有効な薬物を適切な患者に使えるように

するために大事なことである。私が概要を患者へ説明する際には次のような言い方をしている。「これは非常に効果的な薬で，副作用は長期的にも短期的にも基本的には非常に少ないです。ただ，1つ例外があって，重篤な皮膚障害を起こすリスクがあります。ただし増量をゆっくり行うことでリスクは減らせます。重篤ではない発疹は患者さんの10〜20％で起こります。それ以外の副作用は非常に少なくて，飲みやすい薬ですよ」

とはいえ，少ないながら確実に存在する合併症による死亡リスクをよくよく考えずにラモトリギンを処方することは避けるべきである。患者には，**絶対に**ラモトリギンを自己判断で増量しないようにと，しつこいくらいに念押ししておくこと。アンフェタミンのような即効性のある薬物に慣れている患者もいる。そういう患者には，ラモトリギンを自己調整すれば，文字通り生死にかかわることを教えておく必要がある。

効能

本書の第1版では，ラモトリギンは双極性障害の気分エピソードを予防するだけでなく，双極性うつ病の急性期やエピソードの急速交代をも治療する効果があることが最新の研究で示された，とこの薬物を大絶賛していた。最近になって製薬会社への訴訟がいくつか起こされ，多くの薬物で薬効に関して実態よりよいイメージを作り上げるために，失敗した治験の結果が公表されていないか，公表が遅らされていることが明らかになった。これはラモトリギンについても言えることのようだ。双極性障害の治療薬を販売している多くの会社と異なり，ラモトリギンの製造元が，あらゆる否定的なデータを含めて自社のWebサイト（www.gsk.com）に掲載するようになったことは称賛に値する。このサイトからは，次のようなエビデンスを得られる。

・ラモトリギンには双極性障害における気分エピソードの予防に関する研究が2つあり，どちらでも有効であった。
・躁病の急性期に対しては2つある研究のどちらでも無効であった。
・単極性うつ病の急性期に対しては3つある研究のすべてで無効であった。
・双極性うつ病の急性期に対しては5つある研究のすべてで無効であった。

・急速交代型に対しては2つある研究のどちらでも無効であった。

　これらの研究のほとんどが公表されていなかったか，他の研究とあわせて部分的に結果の要約だけ公表されていた。いくつかの研究は，主要評価項目の結果は否定的でも，二次解析の結果から効果ありとして発表されていた。つまり，主要評価項目ではプラセボと同等という結果だったが，一部の患者を対象とした二次解析の結果，いくらか有効であることが示された，ということである。しかしながら，このような一部の患者に対する効果は追試研究で再現されなかった（例：ある研究で双極Ⅱ型障害の急速交代型に効果があるかもしれないと示されたが，もう1つの研究では示されなかった）。

　総じて，ラモトリギンは有用な薬物であり多くの患者の助けになると思われるが，否定的なデータに関するごまかしに加えて，真の効果に関する宣伝効果で，臨床医はラモトリギンが実際より効果が高いような印象を抱く結果となっている。

　さて，私はこの薬がまったく効かないと言おうとしているのではない。予防効果においては十分に納得している。言わんとしているのは，ラモトリギンによる気分エピソードの急性期への治療効果と双極性障害の急速交代型への改善効果は，研究データにより強く否定されている，ということである（後者は驚くに値しない。急速交代に関しては抗うつ薬の中断以外に有効な治療法はない）。増量を緩徐に行う必要があるため，うつ病相の急性期に対し2か月間の研究で気分症状に対する効果を立証するのは難しい，といった反論もあるだろう。これはその通りかもしれないが，厳然としてうつ病相（および躁病相や急速交代）に対し効果を示せていない，という事実は残る。この状況では，あらゆる薬物は害がないと証明されるまでは有罪である，というHolmesの原則が適用される（第5章を参照）。

　ここまでは短所に関する話である。長所に関する話を今から検証しよう。この薬物には気分エピソードの予防効果があり，この効果は躁病相に比べてうつ病相のほうが強いらしい。これは2つの維持療法の治験に基づいているのだが，これがラモトリギンはうつ病相の予防に関してリチウムよりも効果が高い（と同時に，リチウムは躁病相の予防に関してラモトリギンよりも効果が高い）と証明された，というよくある誤解を生んでいる。これが正しいか否かはまだ分かっていない。

これらの治験は「強化デザイン」で行われたことを忘れてはならない。被験者は，無作為化試験に組み込まれる**より以前**，急性期にラモトリギンが効いた患者である。よって，リチウムに対して公平な比較ではない（公平に比較するのであれば，被験者の半数を急性期にリチウムが効いた患者から選ぶ必要がある）。したがって，急性期にラモトリギンが有効であった患者においては，ラモトリギンはリチウムより優れたうつ病相の予防効果がある，と言える。しかし，**一般的にラモトリギンのほうがリチウムよりも優れたうつ病相の予防効果がある**，とは言えない。他方，ラモトリギンに反応した患者が母集団だったにもかかわらず，リチウムのほうが躁病相の予防に関してより効果的だった結果は，リチウムが躁病相の予防に関しては**明らかに**効果が高いことを示している。

リチウムが「上から抑える」気分安定薬で，ラモトリギンが「下から持ち上げる」気分安定薬だ，という言い方があるようだが，うつ病相の予防にラモトリギンのほうがリチウムより有効かどうかは，上述したように明らかではない。

> **Key Point**
> ラモトリギンが効く病態の範囲が誇張されていたことを示唆する研究が多数ある。維持療法における効果を除けば，気分エピソードの急性期にも双極性障害の急速交代型にも無効である。

まとめると，ラモトリギンは役に立つ薬物だが，ほとんどの新薬でそうであるように，実際より効果を誇張して宣伝されてきた。効果が期待できる場面を見極めて使うこと。

法的な問題

ラモトリギンによるStevens-Johnson症候群に関して法的な問題が生じ始めているので，いくつか基礎的な法的アドバイスを精神科医に向けて送りたい。よくある問題は，Stevens-Johnson症候群に関する不十分な説明，速すぎる増量，不適切な病態への使用である。まず第1に，ラモトリギンを投与する患者のカルテには「Stevens-Johnson症候群について警告した」と必ず記録に残すべきである。死亡リスクだけではなく，顔などにあとが残るリスクや，漸増の必要性などを詳

細に記載するとなおよい。第2に，患者には**絶対に**自己判断で増量しないようはっきりと警告する必要があり，臨床医は1週間に25mg以上増量してはならない。25mg/日を2週間，50mg/日を2週間，100mg/日を1か月間続けた後，200mg/日に増量，という**机上医薬品集**(PDR)や添付文書上の記載が，私の推奨する増量ペースと違うことは重々承知である。これらの増量ペースは，てんかんを対象に設定されたものであり，双極性障害の気分エピソードの長期的な予防という目的に対しては，不必要に速い。たった1日で100mg/日から200mg/日へ増量するというのは，私にとっては急すぎる増量である。この薬物は急性期には効かないため，増量が遅すぎて責められることはない。第3には，この薬物は「双極Ⅰ型障害における気分エピソードの予防薬」としてのみ承認されていることである。双極Ⅱ型障害やうつ病相の急性期に対しては，適応も効果の証明もない。双極Ⅱ型障害のうつ病相に対しては効果の証明がない上に，身体合併症の確実なリスクがあるため，第一選択薬として用いてはならない。Stevens-Johnson症候群が起こった場合，この種の適応の問題で主治医の法的リスクは高まるだろう。ラモトリギンを使う場合は，他の標準的気分安定薬に関しても説明し，カルテに記載するとともに，ラモトリギンを使用する論拠についても記載が必要である。

> 注意！
> 訴訟になった場合に備え，ラモトリギンを処方する際には常に「Stevens-Johnson症候群について警告した」とカルテに記載すること。また，ゆっくりと漸増する必要性をはっきりと説明したことを確認せよ。

ガバペンチン（ガバペン）

ガバペンチンに関しては，熱狂的になったり落胆したりと，処方する精神科医のほうが躁とうつの波に翻弄されたかのようであった。ガバペンチンが人気の絶頂にあった頃は，何にでも処方された。例えば，効果のエビデンスでより優れた抗てんかん薬であるバルプロ酸よりもガバペンチンのほうが，マサチューセッツ州のメディケイドにおける支出の割合は多かった。適応外処方により，処方薬支出が高額になっているという一部からの反感もあり，ガバペンチンに対する批判がやがて高まった。躁病の急性期に対する5つのプラセボ対照試験の結果

は，すべて否定的であった。その瞬間からガバペンチンの評価は急落し，「あらゆる好条件がそろった薬だ……効果を除いて」とあげつらわれ，嘲笑の的となった。皮肉なことに，ジェネリック医薬品として手に入るようになり，手頃な値段になった時期に，使われなくなってしまったのだ。

ガバペンチンの盛衰で分かることは，流行りに左右されやすいという精神科医自身の弱点であって，この薬物が他剤と比べて効果が低いことではない。効果に関しては，より客観的な立場で再考する必要があるだろう。

ガバペンチンはGABAの合成類似化合物だが，てんかんに対する作用機序は必ずしもGABA受容体を介したものではない，と考えられている。この作用機序により，気分や不安に対する効果も生じている可能性がある。ガバペンチンは主に腎臓で代謝される。肝代謝酵素を誘導することはなく，薬物相互作用もない。最も報告の多い副作用は，眠気，めまい，失調である。そのような副作用は概して重くはなく，一時的なものである。

これがガバペンチンの主な利点である。安全であり，おおむね忍容性が高い。同じく安全なbuspironeが発見されたときのように，学術機関の精神科医らは，この薬物がいかに安全かを話題にして適応症を探しにかかった。

現在，ガバペンチンは躁病の急性期には使ってはならないこと，単剤では双極Ⅰ型障害に対する気分安定薬として使えないことが明らかになっている。検証が十分でないために有効性が証明も否定もされていないのは，双極Ⅱ型障害に対する効果と，双極Ⅰ型障害に対する気分安定薬の補助薬としての効果である。

無作為化試験において，どちらの結果も出ていない以上，実証研究でいくらか有効性が示唆された，という結果にも注目すべきである。双極Ⅱ型障害の患者で，標準的な気分安定薬を低用量であっても嫌がるか服用できない患者に対しては，抗うつ薬が使われることが多い。しかし抗うつ薬と比べてガバペンチンはより安全であり，抗うつ薬もガバペンチンも，エビデンス(のなさ)に関しては両方とも同程度なので，よい代替薬になる可能性がある。また，標準的な気分安定薬か抗精神病薬，あるいは両者の併用により部分的な改善が見られた双極Ⅰ型障害には，ガバペンチンを加えることで気分症状，不眠，不安に対

して付加的な効果が得られる可能性がある。コカインやアルコールの離脱症候群に対して有効だというエビデンスもあり，物質乱用を併発した双極性障害の患者にはいくらか役に立つだろう。疼痛に対する有効性はよく証明されており，併存症として慢性疼痛がある場合には，特に有用かもしれない。

ガバペンチンの実証研究のほとんどで，600〜1,800 mg/日の範囲の処方で効果が認められている。気分障害に対して，この範囲より用量を増やしても効果が増えるというエビデンスはない。双極性障害の調査研究における平均的な用量は，900〜1,200 mg/日の範囲にだいたい集まっている。ガバペンチンの半減期は6時間なので，分2あるいは分3での処方が必要である。私の経験では，最もガバペンチンの忍容性を制限する要因となりやすいのは鎮静作用であるが，ほとんどの患者では非常に忍容性が高い薬物である。

活性代謝物であるプレガバリン(リリカ)は慢性疼痛の適応薬物として販売され，不安障害に対する効果も検証の上で認められたが，気分障害への使用に関しては製造元により意図的に避けられている。しかし，ガバペンチンと近い効果はあるようだ。

Key Point
ガバペンチンは，双極Ⅱ型障害に対する主剤として，あるいは双極Ⅰ型障害に対する補助薬として，特に不安障害や疼痛性障害の合併した患者には有用かもしれない。

トピラマート(トピナ)

この薬物も，5つのプラセボ対照試験から，躁病の急性期に対しては無効だと分かっている。双極Ⅰ型障害に対して単剤では気分安定薬として使えない。しかし，ガバペンチンと同様，双極Ⅱ型障害に対し，あるいは双極Ⅰ型障害に対する補助薬として役に立つ可能性はあり，無視はできない。

トピラマートは脳内のGABAによる抑制作用を増強する作用と，グルタミン酸による神経伝達を遮断する作用を介して働く。さらに，炭酸脱水酵素を阻害し，ナトリウムチャネルを遮断する作用もある。血漿タンパク質との結合は13〜17%にすぎず，70%は代謝されずに

尿から排出される。

　双極性障害に対するトピラマートの用量は確立していない。単剤で使用する場合には，高めの用量でも忍容性があるようだ。単剤治療の二重盲検試験では，約500 mg/日のほうが，約250 mg/日よりもいくらか効果が高かった。したがって，単剤で治療する場合には約200 mg/日以上で処方すべきである。トピラマートは他の向精神薬と併用で使われることが多い。観察研究によるエビデンスでは，特にベンゾジアゼピン系薬物，リチウム，バルプロ酸などの認知機能障害をきたす薬物と併用する場合の有効用量は，100〜200 mg/日である。100 mg/日未満では効果がないことが多く，200 mg/日より多いと認知機能障害などの副作用が問題となることが多い。

　リチウム，カルバマゼピン，バルプロ酸とは薬物相互作用はないが，他の炭酸脱水酵素阻害薬と併用すると，腎結石のリスクが増加する可能性がある。これは患者の1.5％に起こる副作用である。他の副作用に，眠気，めまい，失調があるが，通常は軽度であり一時的なものである。

　最もやっかいな副作用は，認知機能障害だ。喚語困難，注意散漫，短期記憶障害が一部の患者に見られる。これらの副作用は軽いことも重いこともある。副作用は用量依存性に起こり，私の経験では，双極性障害への併用療法で200 mg/日を超えると出現する。

　最も有用な副作用は，体重減少である。双極性障害の患者は，服用開始から3か月以上にわたり平均4.5〜9 kgほど体重が減少する。体重減少は約半数の患者に起こる。用量依存性があり，125 mg/日以上で起こりやすい。一般に，体重減少は服用開始3か月後から明らかになり，12〜15か月後に安定する(定常状態に達する)。

注意！
トピラマートによる体重減少は大きな利点であり，バルプロ酸などの薬物に反応したが体重増加の副作用で服用をやめたがっている患者に最適だろう。こうした状況では，トピラマートの追加がバルプロ酸の気分症状への効果を増強し，体重も減少させることで服薬アドヒアランスを高める可能性がある。

oxcarbazepine

oxcarbazepineをカルバマゼピンのように使う精神科医や患者があま

りにも多い。oxcarbazepine は確かに，カルバマゼピンの作用を軽く穏やかにした薬物だが，ダイエットコーラが普通のコーラとは別物であるように，同じ薬物では決してない。この2剤を双極性障害に対して一対一で比較した研究はない。これは Holmes の原則に則って言えば，構造がカルバマゼピンに似ていたとしても，効果が証明されるまで有効と見なすことはできない，ということである。残念なことに，この薬物の製造元はこの領域にあまり研究費を出していない。1つには，oxcarbazepine はすでに気分安定薬であるかのように使われているからである。いくつかの小規模な研究があるが，結果は一定でなく，ほとんどの研究で躁病の急性期への有効性は示されなかった。私自身が臨床で経験した範囲では，軽い効果はあるが，そうだとしてもカルバマゼピンより有効性は劣るようだ。

それでもなお，oxcarbazepine は副作用と薬物相互作用が少ないので，カルバマゼピンが以前処方されたか，少なくとも真剣に検討されたことがある患者に対して，カルバマゼピンの代わりに使える可能性はある。

oxcarbazepine はカルバマゼピンの類似化合物であり，副作用が比較的少ない。有効血中濃度が決まっていないので，血中濃度測定は不要である。肝酵素異常や白血球減少症のリスクもずっと少ない。そして，無顆粒球症や Stevens-Johnson 症候群の有意なリスクもない。以上より，日常的に肝機能や血算を測定する必要はなく，深刻な身体合併症のリスクもない。ただ1つ，低ナトリウム血症を生じるリスクが2.5%にあり，重症になると痙攣発作を起こしうる。このリスクは，定期的な採血検査でナトリウム濃度を測定することで，容易に避けられる。最も多い副作用は鎮静である。通常は軽度だが，患者によっては鎮静作用が強すぎて十分量まで処方できないこともある。oxcarbazepine は，非常に軽度に肝チトクロム P450 を誘導する。通常，それによって臨床上有意な薬物相互作用が起こることはない。

有効な oxcarbazepine の用量は通常 600〜1,500 mg/日程度で，最も効果が見られるのは 900〜1,200 mg/日程度のようだ。半減期が8時間なので，分2で服用する。

躁病と双極Ⅰ型障害に対する有効性のエビデンスはわずかであり，繰り返しになるが，この薬は双極Ⅱ型障害の治療薬の軸として，あるいは双極Ⅰ型障害の補助薬として使える可能性はあるが，双極Ⅰ型障

害に単剤では使えないだろう。

oxcarbazepine の活性代謝物である licarbazepine は治験中である。

まとめると，oxcarbazepine とカルバマゼピンは良くも悪くも別物だ，ということである。

> **Key Point**
>
> oxcarbazepine はカルバマゼピンではない。副作用も作用も異なる。カルバマゼピンに比べて oxcarbazepine の効果は劣るが，それで十分な患者もいる（特に双極Ⅱ型障害）。副作用も oxcarbazepine のほうが少ない。

気分安定作用が期待できるその他の薬物

ゾニサミド，レベチラセタム，tiagabine，felbamate といったその他の抗てんかん薬について解説する。tiagabine に関しては双極性障害には効果があまりないことを示唆する研究がいくつかある。felbamate は，初期の報告では重症患者に対し有意な効果があり，非常に有望であった。その後，無顆粒球症の深刻なリスクから，FDA は米国での felbamate の使用をてんかん患者に限定したが，処方可能な症例であれば felbamate は実際に気分安定作用も発揮するだろう（処方用量に関しては表 16.2 を参照）。

一部の報告では，ゾニサミドとレベチラセタムは補助薬として中程度の気分安定作用をもつようだが，確固としたエビデンスはなく，無作為化試験はまだ行われていないか，少なくとも公表されていない。ゾニサミドには，体重を減少させ，トピラマートに比べ認知機能障害が少ない，という利点がある。一方で半減期が非常に長く，サルファ剤にアレルギーがある患者には交差反応による発疹のリスクがある。レベチラセタムには薬物相互作用がなく，ガバペンチンに似て有効用量が広く，てんかんにはよく効く。それでも，双極性障害に対する有効性についての，比較的質の高いデータは不十分である。よって，Holmes の原則に則り，これらの薬物に関するエビデンスがさらに蓄積されるまでは，処方を避けるのが賢明だろう。

表16.2 その他の新規抗てんかん薬

薬物名	てんかんへの処方量(mg/日)	説明
felbamate	1,200（分3）	再生不良性貧血のリスクあり。おそらく気分安定薬として有効だが，FDAはてんかんに処方を制限している
tiagabine	32～56（分2）	初期の双極性障害の実証研究では無効。おそらく抗不安作用あり
レベチラセタム（イーケプラ）	1,000～2,000（分2）	忍容性はおそらく高い
ゾニサミド（エクセグラン）	200～600（就寝前）	鎮静作用あり。尿路結石のリスクあり（2～4％）。サルファ剤アレルギーがある場合は禁忌。半減期は48～72時間
プレガバリン（リリカ）	75～300（分2）	ガバペンチンの活性代謝物

17 非定型抗精神病薬

重要な概念

- 非定型抗精神病薬は気分安定薬ではない。
- あらゆる非定型抗精神病薬は,抗躁薬として有効である。
- 非定型抗精神病薬は長期的な気分エピソードの予防に補助薬として役立つかもしれないが,双極性障害に対する長期的な効果は単剤ではほとんどない。つまり,気分安定薬ではない。
- 非定型抗精神病薬は定型抗精神病薬に比べて体重増加のリスクが高い(ziprasidoneとアリピプラゾールを除く)。
- クロザピンの痙攣発作と無顆粒球症,リスペリドンの高プロラクチン血症,クロザピンとオランザピンの脂質異常症と糖尿病,ziprasidoneの心電図上のQT間隔延長など,それぞれの薬物には固有の副作用がある。
- 非定型抗精神病薬を気分障害に使用する際は,一般的に統合失調症に使用する量の半分程度とする。

本書の第1版が出版された後に,米国国立精神衛生研究所(NIMH)が資金提供したClinical Antipsychotic Trials of Intervention Effectiveness(CATIE)研究が発表された。うつ病と双極性障害におけるSequenced Treatment Alternatives to Relieve Depression(STAR*D)研究やSystematic Treatment Enhancement Program for Bipolar Disorder(STEP-BD)研究と同じく,統合失調症に関する重要な知見がCATIE研究から得られた。副作用に関する研究結果は気分障害にも適用できるので,ここで取り上げる。

作用機序

抗精神病作用を得るためにドパミンD_2受容体を90%以上遮断する必要がある定型抗精神病薬と異なり,非定型抗精神病薬ではD_2受容体の遮断率が80%以下(40〜60%のことが多い)でも抗精神病作用が得

られる．さらに，あらゆる非定型抗精神病薬がセロトニン2型(5-HT$_2$)受容体をほぼすべて(90%以上)遮断する．また，非定型抗精神病薬は錐体外路症状を生じる黒質線条体系よりも，気分や思考と関連する大脳辺縁系のドパミン受容体に選択的に働く．

定型/非定型抗精神病薬の一般的な分類

定型抗精神病薬を分類する一般的な方法は，D$_2$受容体遮断率をもとに高力価，中力価，低力価に分類する方法である(表17.1)．非定型抗精神病薬も同様に，D$_2$受容体遮断率と5-HT$_2$受容体遮断率をもとに分類するのが便利だろう．クロザピンとクエチアピンは低力価非定型抗精神病薬に分類できる．両剤ともに，5-HT$_2$受容体の遮断率が90%に至らず(40〜80%程度のことが多い)，D$_2$受容体遮断率が高用量でも60%に満たないからである．さらにこれらは，低力価定型抗精神病薬と同じく，他にも複数の受容体を遮断するので，抗コリン作用，抗ヒスタミン作用，抗アドレナリン作用ももつ．オランザピンは中力価非定型抗精神病薬に分類できる．用量によらず90%以上の5-HT$_2$受容体遮断率があり，用量依存性にD$_2$受容体を遮断し，20 mgでの遮断率は80%を超える．抗コリン作用，抗ヒスタミン作用，抗アドレナリン作用ももつ．リスペリドン，ziprasidone，アリピプラゾールは高力価非定型抗精神病薬に分類できる．5-HT$_2$受容体の遮断率が90%を超え，かつD$_2$受容体の遮断率も高用量では80〜90%を超え，他の受容体はほとんど遮断しない．定型抗精神病薬と同じく，非定型抗精神病薬の力価の違いも副作用と関係する．低力価の非定型抗精神病薬では，錐体外路症状が起こりにくいが，抗コリン作用が強く体重が増えやすい．高力価の非定型抗精神病薬では，錐体外路症状が起こりやすいが体重は増えにくい．中力価の抗精神病薬はすべての点で中間にある．しかし，非定型抗精神病薬の場合は，体重減少に関連するセロトニン受容体の遮断などの点で違いも生じる．体重減少にはセロトニン受容体の遮断が関与している．セロトニンとヒスタミンの受容体遮断が複雑に影響しあうため，オランザピンはクエチアピンよりも体重増加作用が強い．定型抗精神病薬の場合と同様，非定型抗精神病薬でも遅発性ジスキネジアとアカシジアのリスクは，力価には大きく左右されないようだ．

表 17.1 定型/非定型抗精神病薬の力価別分類

	低力価	中力価	高力価
定型	クロルプロマジン（コントミン, ウインタミン） thioridazine ・D_2 受容体遮断率が低い ・EPS が起こりにくい（アカシジアを除く） ・複数の受容体を遮断	ペルフェナジン（ピーゼットシー） トリフロペラジン ・すべての点で中間	ハロペリドール（セレネース） フルフェナジン（フルメジン） ・D_2 受容体遮断率が高い ・EPS が起こりやすい（アカシジアを除く） ・他の受容体遮断率は低い
非定型	クロザピン（クロザリル） クエチアピン（セロクエル） ・D_2 受容体遮断率が低い ・$5-HT_2$ 受容体遮断率が低い ・EPS が起こりにくい（アカシジアを除く） ・複数の受容体を遮断 ・体重増加作用が強い*	オランザピン（ジプレキサ） ・中間。ただし体重増加作用は強い*	リスペリドン（リスパダール） ziprasidone アリピプラゾール（エビリファイ） ・D_2 受容体遮断率が用量依存性で高い ・EPS が起こりやすい（アカシジアを除く） ・他の受容体遮断率は低い ・体重増加作用が弱い

EPS：錐体外路症状, D_2：ドパミン D_2, $5-HT_2$：セロトニン2型
注：アカシジアと遅発性ジスキネジアのリスクは定型でも非定型でも力価による差はほとんどない。
＊：体重増加作用はクエチアピンよりオランザピンで強い。おそらく, セロトニン受容体の遮断作用がより強いことが関連している（ヒスタミン受容体の遮断作用は両者ともあり, 体重増加と関連する）。

気分障害における定型抗精神病薬の使用

気分障害の治療でも主に双極性障害に対して定型抗精神病薬は今も広く使われる。しかし，2つの二重盲検試験により，リチウム単剤と比較して抗精神病薬の併用は，双極性障害の躁病相の予防には無効であることがすでに証明されている。実際，抗精神病薬の利用は，単に長期的な抑うつ症状を悪化させるだけになりがちである。したがって，定形抗精神病薬は躁病の急性期に対する治療には有効だが，長期的な予防効果は証明されておらず，気分障害に対して使用すれば，抑うつ症状を起こしたり悪化させたりする可能性もある。定型抗精神病薬は双極性障害への効果に関するエビデンスが限定的なだけでなく，安全性に関しても議論の的となっている。定型抗精神病薬は，統合失調症の患者に比べて双極性障害の患者のほうが錐体外路症状や遅発性ジスキネジアを生じるリスクが高いことを示す報告が無数にある。双極性障害に対する定型抗精神病薬の使用は，避けるかあるいは使う場合も短期間にとどめる，というのが一般的なコンセンサスである。しかしながら，躁病の入院患者に急性期の治療という名目で定型抗精神病薬が処方され，急性期が過ぎた後でも漸減・中止されないことはつい最近までよくあった。

双極性障害に対する非定型抗精神病薬の効果

定型抗精神病薬の欠点を踏まえると，非定型抗精神病薬は気分障害の治療においてはるかに優れていることが分かる。それには生化学的な根拠がある。作用機序で言えば，ドパミン受容体遮断により抗躁作用が生じる。定型抗精神病薬はドパミン受容体遮断作用しかもたないので，服用すると躁病の高揚気分が失われていくが，そのまま気分が落ち続けてうつ転してしまう人が多い。5-HT$_2$受容体を遮断すると，セロトニン1型(5-HT$_1$)受容体における伝達の増加を介して，抗うつ作用が生じる可能性がある。これが，セロトニン受容体を介した抗うつ作用が生じる機序だと考えられている。5-HT$_2$受容体の遮断そのものには弱い抗うつ作用しかないようだが，同様の機序をもつ標準的な抗うつ薬には他の作用もある(nefazodoneのセロトニン再取り込み阻害作用やミルタザピンのアドレナリンα_2受容体遮断作用)。

他の作用は，非定型抗精神病薬の間でも違いがあり，抗うつ作用にも影響がある可能性がある。リスペリドンには 5-HT$_2$ 受容体遮断に加えて強力なアドレナリン $α_2$ 受容体遮断作用があり，ネガティブ・フィードバック・ループを遮断することで，シナプス間隙のセロトニン・ノルアドレナリンといった神経伝達物質の量を増やす。オランザピンは前頭葉のセロトニン系神経伝達を選択的に増加させ，これが補助的な抗うつ作用をもたらす可能性がある。ziprasidone には，in vitro 実験では三級アミンの三環系抗うつ薬(TCA)に相当するほどの比較的強いセロトニン再取り込み阻害作用がある。この種の効果が抗ドパミン作用と組み合わさることで，非定型抗精神病薬はうつ状態を惹起せずに抗躁効果を発揮すると考えられる(双極性障害に使用した際に，最も明確な臨床上の効果である)。また，この生化学的特性により，非定型抗精神病薬の気分安定作用を説明できるかもしれない。

躁病の急性期治療

以上より，オランザピンとリスペリドンによる躁病の急性期治療に関して無数の二重盲検試験が行われ，クロザピン，クエチアピン，ziprasidone でもそれぞれ1つずつ二重盲検試験が行われた。これらの試験すべてにおいて，躁病の急性期に対して有効という結果だった。おそらくすべての非定型抗精神病薬が抗躁薬として有効だろう。

初期の無作為化比較試験で，ハロペリドールに比べてリスペリドンやオランザピンのほうが錐体外路症状が少ないことが分かった。これは驚くに当たらない結果だが，軽視はできない。なぜなら統合失調症の治療においてもその差は確認されており，双極性障害では錐体外路症状がより起こりやすいからである。

CATIE 研究では非定型抗精神病薬とペルフェナジンの間で錐体外路症状の発生率にほとんど差を認めなかった。ただし，研究ではペルフェナジンは低用量で使われており，アカシジアの発生率に関してはクエチアピンのほうがペルフェナジンより若干低かった。

> **Key Point**
> 非定型抗精神病薬は躁病の急性期に有効だがうつ病を悪化させないことは，上記の研究による大きな発見の1つである。すなわち，躁病が寛解した後にうつ転することが少ない。これは，双極性障害に対する定型抗精神病薬の治験では見られなかった特徴である。この差は，定型抗精神病薬の，うつ病を惹起する作用に由来する部分が大きい。

双極性障害における気分エピソードの予防

第7章ですでに述べたが，非定型抗精神病薬は気分安定薬とは違う，というのが私の考えだ。これらの薬物に関して行われた維持療法の治験が，予防効果を証明しているとは思えないからである。FDA は双極性障害の維持療法へのオランザピンとアリピプラゾールの適応を承認しており，私と FDA では治験結果の解釈が異なる。この件に関する私の論拠は第7章で概説した。

> **Key Point**
> オランザピンやアリピプラゾールを含む抗精神病薬は気分安定薬ではない。これらを効果が証明された気分安定薬であるリチウムなどの代わりに，双極性障害の長期的治療薬として単剤で使うべきではない。

これら非定型抗精神病薬に対する私の考え方は，効果の証明された気分安定薬であるリチウムなどの代わりに，双極性障害の長期的治療に単剤で使用すべきではない，というものである。しかし，効果の証明された気分安定薬と一緒に使う分には，付加的な気分安定作用をもつ補助薬としてある程度有用だろう。無作為化試験による長期的効果のエビデンスは強固とは言えないため，非定型抗精神病薬は気分安定薬単剤では安定しない場合に限って使用すべきである。

双極性うつ病の急性期治療

第12章で，難治性単極性うつ病に対する非定型抗精神病薬の使用に関して論じた。双極性うつ病の急性期に対するオランザピンの単剤療法は，プラセボと比べてわずかに効果が高かった。しかし，双極性う

つ病の急性期の治療薬として FDA が承認したのは fluoxetine との合剤である。また，2つの大規模な治験で，クエチアピンの単剤投与は双極性うつ病の急性期に対してプラセボより有意に効果が高いことが認められ，FDA が治療薬として承認した。肝に銘じるべきは，これらの適応はあくまで**短期的な**治療に対してであって，8週間の効果が証明されているにすぎない，ということだ。これらの薬物を双極性障害に対して漫然と長期的に投与し続けるべきではない。これらの非定型抗精神病薬は，治験で予防効果を調べられていないか，あるいは治験が行われたものでも有効性が十分に証明されていないかのいずれかである。多くの精神科医が，うつ病相の急性期に効果があれば，長期的な効果もあるものと誤解している。この区別をつけることは非常に重要である。

> Key Point
> クエチアピンの双極性うつ病に対する有効性は，主に抑うつ優位の混合状態に対する効果で，真の抗うつ作用ではない可能性がある。

第4章で論じたように，私の印象ではクエチアピンの双極性うつ病に対する有効性は，主に抑うつ優位の混合状態に対する効果のようである。論じた通り，DSM-Ⅳの混合性エピソードの定義は非常に狭いので，大うつ病エピソードに加え，躁病の診断基準にある症状が3つまで存在しても，双極性うつ病の治験の対象から外れることはない。双極性障害の患者の約半数は，大うつ病エピソードと同時に1つか2つ以上の躁症状も呈する。つまり，抑うつ優位の混合状態と見なせる。私の印象では，クエチアピンのような抗精神病薬は，純粋なうつ病よりも抑うつ優位の混合状態に対して特に有効なようだ。しかし，現状では研究データの再解析でこの件が立証されたわけではない。

生化学的特性から言えば，抗うつ作用が最も強いであろう抗精神病薬は ziprasidone とアリピプラゾールである。ziprasidone は強力なセロトニン再取り込み阻害作用をもち，アリピプラゾールは直接的な $5-HT_{1A}$ 受容体への刺激作用をもつ。双極性うつ病の急性期に対するアリピプラゾールに関する初期の治験は失敗だった。ziprasidone の無作為化比較試験は間もなく結果が出るだろう。アリピプラゾールに関する初期の治験の失敗は，研究デザインの問題で説明できるかもし

れない[訳注1]。私の臨床経験上，双極性うつ病の急性期患者の一部には有効である。

非定型抗精神病薬の副作用

遅発性ジスキネジア

遅発性ジスキネジア tardive dyskinesia（TD）のリスクは時間がたつほどに高くなる，TD は非可逆的である，急性期に錐体外路症状が生じると後に TD のリスクが上がる，あらゆる抗精神病薬が TD を起こすと証明されている，といった，まことしやかな言い伝えがある。しかし，合併症のない統合失調症の若年男性における原発性 TD の発症率は年間 0.5％ である。これとは対照的に，60 歳未満の健常者や気分障害患者における TD の発症率はほぼ 0 だが，精神疾患をもたない一般人口においても，60 歳を超えると原発性 TD のリスクが年間約 0.5％ まで上昇する。原発性 TD の発症率は，脳内の錐体外路を形成する神経系の異常と関係があると思われる。したがって，統合失調症の患者には生涯にわたって TD のリスクがある。その理由はおそらく，脳内の錐体外路と関連する神経構造の異常であろう。そして，一般人口において老年期に起こる TD のリスクは，脆弱性がある人における脳の当該部位に生じた機能的変性によるものと推定される。つまり，TD は抗精神病薬と無関係に起こるものだ。われわれの関心領域は薬物と関連したリスクである。原発性 TD を抗精神病薬のせいにしないように注意しなければならない。

　定型抗精神病薬による TD の長期研究の中で，おそらく最も注意深く施行されたのはイェール大学の研究である。この研究は，398 人の精神病性障害（ほとんどが統合失調症）をもつ患者を対象に，評価スケールでの 3 か月ごとの評価を 8 年間（1985〜1993 年）行った前向き研究であった。記録によれば，TD の平均的な発症率は年 5％ であった。そこでの重大な発見は，精神科医の常識に反していた。調査期間内に定型抗精神病薬の使用下で TD を発症したのは全症例の 2 割程度で，ほとんどが治療開始後 3 年以内に発症し，3 年以降はプラトーに達し，

訳注 1：2013 年 3 月時点では，ziprasidone とアリピプラゾールの双極性うつ病の急性期に対する効果を証明した無作為化比較試験は報告されていない。

予測 / 現実

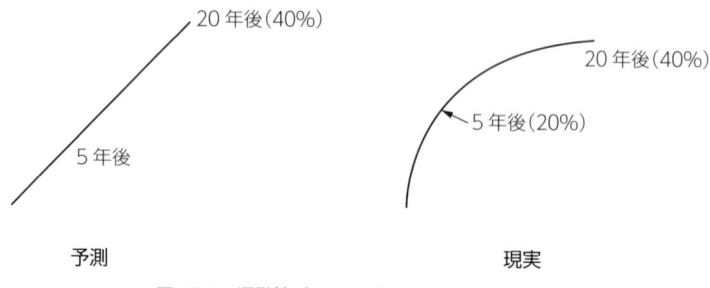

図 17.1 遅発性ジスキネジア発症率の予測と現実

年間約1％程度の発症率となった．原発性のTD発症率が統合失調症においては年間約0.5％であることは重要なので覚えておこう．この0.5％を1％から差し引けば，治療開始後最初の3年間が終わった後の，定型抗精神病薬による付加的なリスクは年間約0.5％となる．TDに関する初期の文献では，20年間抗精神病薬で治療した場合のTDの累積リスクを40〜50％と見積もっていたようだ．リスクが曝露期間に比例して増えるというのは根拠のない思い込みにすぎない（図17.1）．イェール大学の研究により，累積リスクは漸近線にそって増加し，TDを発症する患者の半数は最初の2〜3年で発症し，残りの半数は20年近くかけて少しずつ発症していくことが分かった．つまり，イェール大学の研究者の言葉を引用すると，TDのリスクは通常考えられているのとは逆に，治療初期に最も高い．すなわち抗精神病薬の投与歴がない患者に初めて治療を開始した最初の数年間が，最もリスクが高いのである．患者が19年間抗精神病薬を飲み続けていて，20年目にTDを発症するリスクはそれほど高くない．最初の2,3年間が過ぎれば，まだTDを発症していない患者は比較的TDになりにくい患者群だと言える．そのような患者のTDのリスクは，まだ抗精神病薬を投与されたことがなく，これから服用を始める患者に比べてずっと低い．

注意！
TDの発症を危惧していたとしても，抗精神病薬を5〜10年以上続けても発症していなければ，抗精神病薬の中断は適応にならない．

もう1つ覚えておいたほうがよいのは，上記の図にも関係するが，すべての症例が非可逆的な TD を発症するわけではない，ということだ。TD が一過性に生じ，しばらくして軽快することはよくある。よって，TD を発症したと報告された患者が，その後も症状が続いたとは限らない。

　イェール大学の研究結果の大部分が，多くの前向き調査で再確認された。ただし，高齢の統合失調症患者ではさらにリスクが高くなる，という追加条件は加えられた。高齢患者を定型抗精神病薬で治療した1年後の TD のリスクは 25〜38％である。それが2年経つと約 34〜66％まで上昇する。したがって，抗精神病薬を高齢患者に1年間使用するのと，若い患者に5年間使用するのには同程度のリスクがある。

　私がこれらの数字を強調する理由は，非定型抗精神病薬に有意な TD のリスクがあるかどうかを判別できるかは，われわれの判断力と知識にかかっているからである。非定型抗精神病薬に関しては経験が不十分なため，TD のリスクが分からない，と精神科医がこぼすのをよく聞く。彼らはそのような評価を下すには 10〜20 年間のフォロー期間が必要だという前提に立っている。しかしながら，定型抗精神病薬に関するこれまでのデータを考慮すれば，3〜5年間のデータがあれば最もリスクの高い時期に関するエビデンスは出せるし，ほとんどの非定型抗精神病薬にそうしたデータは存在する。リスペリドンは，二重盲検プラセボ対照試験の結果から，治験（$n = 3{,}298$）における1年間の治療後の TD の発生率は，ハロペリドールで 2.7％であったのと対照的に 0.6％であった。統合失調症，統合失調感情障害，統合失調症様障害 schizophreniform disorder にオランザピンまたはハロペリドールを二重盲検で最長 2.6 年間まで投与したところ，1年後の TD の発生率はハロペリドールで 7.45％だったのに対し，オランザピンでは 0.52％であった（$p = 0.002$）。相対リスクは 11.86 倍（95％信頼区間：2.3〜61.14），すなわち TD のリスクはオランザピンに比べてハロペリドールでは 12 倍近くになるという結果だった。リスペリドンとオランザピンの TD 発生率は，統合失調症における原発性 TD 発生率と同じであった。非定型抗精神病薬も定型抗精神病薬と同程度に危険であれば，治療開始1年後にはハロペリドールと同じく 5〜10％に TD が発生するはずである。治療開始後の1年間が最も TD のリスクが高い。高リスクの統合失調症の高齢患者にリスペリドンを投与したとき

の TD 発症率が調査され（$n=122$），治療 9 か月目でハロペリドール投与群で 30% だったのに対し，リスペリドン投与群で 5% であった。

私は，非定型抗精神病薬の使用中には絶対に TD が生じない，非定型抗精神病薬で TD が生じることはありえない，と訴えたいわけではない。しかしながら，TD が非常にまれであり，起こったとしても軽度で済むと，ある程度確信できる程度には十分なエビデンスもある。

CATIE 研究では，TD をすでに経験した患者はペルフェナジンの割り付けから外された。よって，この研究で非定型抗精神病薬と定型抗精神病薬の TD 発症リスクの比較はできないことには注意すべきだ。

錐体外路症状

錐体外路症状 extrapyramidal symptom（EPS）と言えば Parkinson 振戦と固縮のことだと思っている精神科医は非常に多い。そして，彼らの大部分が TD も EPS に含めることだろう。しかし，その定義にはアカシジアが入っていない。アカシジアは EPS の中でも最も重要なものだ。なぜなら，自殺と関連し，見逃されることが多く，服薬アドヒアランス不良の最も大きな原因になるからである。

急性の EPS と将来の TD のリスクは関連していると思われているが，関連性が証明されているわけではない。定型抗精神病薬に関して言えば，高力価薬と低力価薬で TD のリスクは大きく変わらないようだ。EPS は急性の（すなわち治療開始後，数週間〜数か月の間で起こる）副作用を指すことが多いので，ここでは EPS の定義から TD は外そう。したがって，ここでは EPS を急性の Parkinson 振戦，固縮，急性ジストニア，急性ジスキネジア（通常は可逆的で TD には至らない），アカシジアと定義する（表 17.2）。

これらの中で，Parkinson 振戦と固縮は比較的観察が容易なので，医師の注意を引きやすい。そうした Parkinson 様の副作用は抗コリン作用のある薬物に反応する。したがって，定型抗精神病薬では低力価薬のほうが高力価薬よりも Parkinson 症状が起こりにくい。低力価薬を使う以外には，benztropine のような抗コリン薬も Parkinson 症状を軽減するのに有効である。一方で，抗コリン薬そのものにも，口渇，便秘，認知機能障害などの副作用がある。

Parkinson 症状とは対照的に，より発見しにくく治療も難しいのがアカシジアである。

表 17.2 錐体外路症状

- Parkinson 振戦 ⎫
- 固縮　　　　　⎬ 50%
- 急性ジストニア ⎪
- 急性ジスキネジア ⎭
- アカシジア ──→ 50%

アカシジア：最も重要な錐体外路症状

EPS が起こるとき，その半分はアカシジア akathisia である。アカシジアが見逃されていれば EPS の半分が見逃されていることになる。低めに見積もっても，定型抗精神病薬で治療を受けている患者の約 25% がアカシジアを呈する。アカシジアの半数はすぐには現れず，治療開始後 1 か月以上たってから発症する。しかし，3 か月を過ぎて発症することはほとんどない（非常に長期の治療後に慢性的な病態として発症する，「遅発性」アカシジアはまれである）。

アカシジアには主観的な症状と客観的な症状とがある。主観的には，差し迫った不快感とパニック発作のときに起こるような非常に強い不安感が生じる。客観的には，身体の落ち着かない動き，じっと座っていられない状態が起こる。この落ち着かなさは常に存在するのではなく，断続的に 1 日のうち数時間だけ起こることもありうる。したがって，診察時に落ち着かない様子が見られないからといって，アカシジアを除外することはできない。「ムズムズする感じ」がしないかを尋ねる精神科医が多いが，私の経験では「する」と答えたなら，たいていはアカシジアが原因であることが多い。ただし，「しない」と答えた場合もアカシジアの可能性は否定できない。

こうした特徴からアカシジアは他の病態と頻繁に混同される（表 17.3）。私の経験では，最もよくある誤診は，なんとなく**不穏** agitation である，というものである。この落ち着かなさは単に薬物のせいにされることが多いが，このようなはっきりしない記述では，臨床医としての対処に何の役にも立たない。より定義の曖昧な用語である**賦活** activation にも同じ問題がある。賦活が非定型抗精神病薬だけでなく fluoxetine のようなセロトニン再取り込み阻害薬（SRI）とも関連して起こるという話をよく聞くが，特に SRI の投与中に観察される「賦活」や「不穏」の多くはアカシジアである。他によくある誤診の例は，躁病

表 17.3 アカジシアの見逃しによる誤診の例

・躁病
・興奮
・精神病症状
・賦活（アクティベーション）
・パニック発作

である。この間違いは「不穏」の問題とも関連している。双極性障害の患者が不穏になると，躁病の診断基準にしたがって評価することをせずに躁病だと断定する精神科医がいる。非定型抗精神病薬の使用に伴って「躁転した」と言われた患者の中には，実際はアカジシアなのにそれを見逃されているケースが多数含まれていると思われる。また，そのような落ち着かなさは，統合失調症の患者では精神病症状の悪化と誤って解釈されうる。

> **Key Point**
> 1970年代と80年代のアカジシア研究における指導的立場にあったTheodore Van Puttenによって行われた無数の研究により，統合失調症患者のうち最大10％が，アカジシアがきっかけで精神病症状が悪化することが分かった。こうした患者で，アカジシアと無関係な精神病症状との鑑別は非常に重要である。なぜなら，アカジシアに関連して起こる精神病症状の悪化であれば，抗精神病薬を減量することで改善するが，無関係な場合は抗精神病薬を増量する必要があるからである。

アカジシアはEPSの半数を占めるという事実を抜いても，この副作用を正しく診断することは重要である。というのも，服薬アドヒアランス不良や自殺傾向と関連があるからである。服薬アドヒアランス不良を扱った文献の多くが，私の経験とも一致する。程度の軽いParkinson振戦や固縮には耐えられる患者が多いが，アカジシアは軽症であっても非常に不快であり，直ちに症状を緩和する必要がある。抗精神病薬の減量が必要となることが多いが，減らすと薬効が落ちてしまう場合はプロプラノロールのようなアドレナリンβ受容体遮断薬を追加する。私はプロプラノロール20 mg/日の分2から始めることが多いが，必要に応じて最大80 mg/日の分2まで増量する。治療開始

前に心拍数を計測し，処方を増やすごとに再計測して，毎分50回を下回らないよう配慮することは重要である。

アカシジアの治療薬として，異なるβ遮断薬同士を比較した実践的な研究報告はない。心臓に選択的なアテノロールのような薬物はプロプラノロールと違い血液脳関門を超えないので，使いやすいこともある。報告されている中枢神経系への作用がもたらす抑うつあるいは鎮静のリスクを恐れて，プロプラノロールを避ける精神科医もいるだろう。メタ解析によれば，プロプラノロールによる続発性うつ病のリスクは非常に低い。私の経験でも双極性障害の患者がプロプラノロールの処方に関連して抑うつ症状を呈することはまれである。プロプラノロールにはある程度の抗不安作用があり，中枢神経系に直接作用してアカシジアの主観的症状を和らげる利点がある。したがって，私はプロプラノロールから開始し，忍容性に問題があった場合だけ，心臓に選択的な薬物に変更するようにしている。他の一般的な副作用には，長期服用におけるコレステロールの上昇，男性の性機能障害(インポテンス)，重度の糖尿病や喘息をもつ患者での相対的な禁忌などがあり，β遮断薬の減量や中止が必要となることもある。

抗精神病薬の減量やβ遮断薬の追加が無効あるいは不適の場合には，アカシジアを止めるため結果的に抗精神病薬を変更しなければならなくなることもある。アカシジアは絶対に放置してはならない。この副作用に対しては迅速かつ手際よく対応する必要がある。

アカシジアが見落とされたり放置されたりすることで，自殺傾向が高まることがある。この際に，患者の強い不快感，不安感，落ち着かなさが副作用のせいだと認識されず，むしろ，抑うつ症状や躁症状の一部と見なされることが少なくない。患者は絶望し，自殺だけがそこから逃れる方法だ，と思い詰めることもある。fluoxetineに関連した自殺として報告された症例は無数にあるが，こうした過程は大いに関係しているだろう。繰り返しになるが，精神科医は患者にアカシジアとはどんなものかをきちんと教えるべきである。アカシジアが疑われた際には自殺の危険を避けるために，あらゆる手段を使ってできるだけ早期に治療することが必要だ。

非定型抗精神病薬別の錐体外路症状リスク

どの非定型抗精神病薬も，EPSを起こしうることは強調しておくべ

きだろう。非定型抗精神病薬と定型抗精神病薬との違いは、非定型抗精神病薬のほうがEPSが起こりにくいことであり、まったく生じないということではない。非定型抗精神病薬の治験で、EPSの発生率がプラセボと変わらない、という報告をよく見かけるが、これは決してEPSが生じないという意味ではない。治験で集まる患者は「きれいな」症例であり、EPSの発生率を上げる可能性のある身体合併症や精神科併存症ももたないので、結果的にEPSは少なくなる。そのような副作用は通常、現実の臨床環境で対照群を設けない観察研究のほうが、正確な発生率が分かる。その好例がSRIによる性機能障害である。発売当初の治験では目立たなかったが、実際の臨床でその存在が明らかになった。

結果をまとめると、非定型抗精神病薬によるEPSでは、Parkinson症状は力価が低いほど少ないようだが(表17.1)、アカシジアは力価による差はないようである。

地域住民を対象とした最近の研究によれば、リスペリドンでも以前予想されたより多くのEPSが報告されている。ある研究によれば、EPSの発生率はハロペリドールで48%なのに対し、リスペリドンで49%とほぼ変わらなかった。ほかには、認知症のある高齢者の50%において、リスペリドンは中程度のEPSを起こした。その他、小さい母集団を対象とした報告が2つあり、1つは統合失調症、もう1つは双極性障害の患者を対象としたものだが、アカシジアの発症率は14%であった。

クロザピン($n=19$)、リスペリドン($n=9$)、定型抗精神病薬($n=22$)でEPSの発症を比較した研究がある。アカシジアの発症率は、クロザピンで10.5%、リスペリドンで11.1%、定型抗精神病薬で22.7%であった。Parkinson症状の出現率は、クロザピンで0%、リスペリドンで11.1%、定型抗精神病薬で31.8%であった。二重盲検試験において、ハロペリドールのアカシジア発生率が21〜33%であったのに対し、オランザピンでは7〜14%であった。

まとめると、非定型抗精神病薬によるアカシジアの出現率はおおむね10〜20%の間にあり、定型抗精神病薬より有意に少ない。

非定型抗精神病薬誘発性躁病

非定型抗精神病薬が躁病を惹起しうるかどうかについては、過去に多

表 17.4 非定型抗精神病薬の双極性障害に対する用量

薬品名	気分障害でよく使われる用量(mg/日)	投与法
クロザピン	200〜600	分1 就寝前
リスペリドン	2〜6	分1 就寝前
オランザピン	5〜20	分1 就寝前
クエチアピン	300〜600	分2 朝夕
ziprasidone	80〜160	分2 朝夕
パリペリドン	3〜12	分1 就寝前

くの議論が交わされた。こうした疑いは，これらの薬物が躁病に対して明らかに効果があることが分かってからは，ほとんど払拭された。一方で近年の症例報告には，ziprasidoneやアリピプラゾールといった一部の新しい抗精神病薬が，躁病を惹起する可能性を示唆するものもある。これらの薬物は抗うつ薬類似の生化学的作用をもつので，躁転のリスクを高めるのかもしれない。この効果が自然経過によるものではなく，実際の薬効を反映したものかどうか確かめるためには，より多くの研究が必要である。

他の重要な薬理学的特性：用量と検査値への影響

双極性障害に対する非定型抗精神病薬の用量は，統合失調症に対する用量の約半量とするべきである。これは無数の研究により裏付けられており，私の経験上も同様である。このように低い用量とするのは，双極性障害の患者に用量依存性に副作用（特にEPS）が起こりやすく，セロトニン受容体遮断が最も強く，抗ドパミン作用が中程度という非定型の特徴が最も現れる低用量のほうが効果が出やすいからである。したがって，リスペリドンは通常2〜4mg/日で十分である。オランザピンは5〜15mg/日，クエチアピンとクロザピンは100〜200mg/日，ziprasidoneは20〜80mg/日でよい。双極性障害に高用量が必要になることは，私の経験上まれである。ziprasidoneとクエチアピンを除き，どの薬物も1日1回投与でよい（表17.4）。

言うまでもなく，非定型抗精神病薬には二大副作用がある。メタボリック症候群とEPSである。EPSに関しては前述した。メタボリッ

米国糖尿病学会／米国精神医学会合意声明

第二世代抗精神病薬別の肥満，糖尿病，脂質異常症の発症率の違い

ziprasidoneとアリピプラゾールには，体重増加，糖尿病，脂質異常症の有意なリスクは，ほとんどあるいはまったくない。クロザピンとオランザピンは，体重増加，糖尿病，脂質異常症のリスクが最も高い。リスペリドンとクエチアピンに関しては一定の結果はでていないようだ。

米国糖尿病学会(ADA)と米国精神医学会(APA)は，精神疾患を治療する際の第二世代抗精神病薬の相対リスクに関して精査した。

ADA/APA合意ガイドライン
- 治療選択前に，抗精神病薬の代謝に関連する副作用を考慮すること。
- 5%以上の体重増加，高血糖，脂質異常を呈した場合は，非定型抗精神病薬の変更を検討すること。

American Diabetes Association, American Psychiatric Association, American Association of Clinical Endocrinologists, North American Association for the Study of Obesity, Consensus Development Conference on Antipsychotic Drugs and Obesity and Diabetes. Diabetes Care. 2004; 27: 596-601. より

表17.5 米国糖尿病学会による非定型抗精神病薬のメタボリック症候群リスクに関する警告ガイドライン

薬物名	体重増加	糖尿病	脂質異常
オランザピン	+++	+	+
クロザピン	+++	+	+
リスペリドン	++	D	D
クエチアピン	++	D	D
アリピプラゾール*	+/−	−	−
ziprasidone*	+/−	−	−

+：リスクあり，−：リスクなし，D：一貫せず
*：新規の薬物であり，長期使用に関するデータは限定的。

Diabetes Care. 2004; 27: 596-601 および J Clin Psychiatry. 2004; 65: 267-272. より。

ク症候群に関して言えば，最もリスクが高いのはクロザピンとオランザピンだが，クエチアピンとリスペリドンにも多少のリスクはあるようだ。最も新しいziprasidoneやアリピプラゾールには明らかなメタ

表 17.6 非定型抗精神病薬それぞれの副作用

クロザピン：痙攣発作と無顆粒球症

クロザピンとオランザピン（程度は軽いがリスペリドンやセロクエルも）：
　メタボリック症候群，脂質異常症，糖尿病，糖尿病性ケトアシドーシス

リスペリドン：プロラクチン値上昇

ziprasidone とパリペリドン：QT 間隔延長

クエチアピン：白内障のリスク増大の可能性[訳注a]

訳注 a：イヌを対象とした動物実験の研究結果。ヒトでの報告はない。

ボリック症候群のリスクはない。にもかかわらず，FDA はすべての非定型抗精神病薬の添付文書で，糖尿病と脂質異常症のリスクがあると警告している。表 17.5 に，非定型抗精神病薬によるメタボリック症候群のリスクとなる病態を評価・予防し，それに対処するための現在の米国糖尿病協会による評価ガイドラインを掲載した。メタボリック症候群のリスクは肥満とは別物であることは覚えておいたほうがよい。その一方，体重が増加すればメタボリック症候群のリスクも明らかに増加する。

表 17.6 にまとめたように，非定型抗精神病薬にはそれぞれに EPS や体重増加やメタボリック症候群ではない他の副作用がある。クロザピンには深刻な痙攣発作と無顆粒球症のリスクがあり，毎週あるいは隔週の血液検査が必要である。リスペリドンはプロラクチン上昇と関連がある。この副作用は検査所見上はよく見られるが，臨床症状に結びつくことは少ない（患者の 5～10％ に生じ，乳汁分泌・無月経・性機能障害が多い）。閉経後あるいは月経困難症の患者はプロラクチンの上昇により骨粗鬆症のリスクが高まるので，この副作用には特に気を付けるべきである。ziprasidone は他の非定型抗精神病薬と比べ，より大幅な QT 間隔延長の原因となることがあるが，一部の定型抗精神病薬ほどではない。最新の非定型抗精神病薬でリスペリドンの活性代謝物であるパリペリドンにも，若干の QT 間隔延長のリスクがあるようなので，治療開始前に心電図検査を行うのが賢明である。

抗うつ薬一般

> **重要な概念**
> - 双極性障害の治療で最も多い失敗は，抗うつ薬の過剰使用である。
> - 双極性障害の患者に抗うつ薬を使用する際は，必ず前もってリスクについて警告しておいたほうがよい。
> - 抗うつ薬は，気分安定薬に比べ，双極性うつ病の急性期に対して効果がないことが証明済みである(まったく治療しないプラセボ単剤群よりはましだが)。
> - 抗うつ薬一般は，躁転と急速交代の惹起/悪化を起こす。気分安定薬の効果を帳消しにする「**気分不安定薬**」として作用する可能性がある。
> - 抗うつ薬は気分不安定薬である。したがって，治療抵抗性の双極性障害に抗うつ薬と併用した気分安定薬が効かなかった場合は，必ず抗うつ薬を抜いて，改めて効果判定を行う必要がある。
> - 双極性障害において抗うつ薬が最も推奨される病態は，自殺念慮を伴う重度の双極性うつ病の急性期である。
> - 抗うつ薬の使用に危険が伴う可能性が最も高いのは，おそらく双極Ⅰ型障害の急速交代型であり，最も低いのは双極Ⅱ型障害の非急速交代型である。
> - 躁病の惹起は，おそらく用量依存性に起こるので，双極性うつ病では単極性うつ病よりも低用量からゆっくりと増量すべきである。

双極性障害における抗うつ薬の使用に関しては主に(1)双極性うつ病の急性期に有効か，(2)双極性うつ病の予防に長期的投与が有効か，(3)躁転を惹起する可能性があるか，(4)急速交代を惹起し，気分エピソードの数を将来的に増やす可能性があるか，の4つの論点がある。

双極性うつ病の急性期に対する効果と安全性

双極性うつ病の急性期 acute bipolar depression とは，双極性障害において大うつ病エピソードの基準を満たす症状が2週間以上続いてい

る状態として定義され，薬物療法の効果判定には通常8週間かける。この条件において，抗うつ薬とプラセボ(1つの研究ではオランザピンであった)を比較した4つの研究を対象にしたメタ解析で，抗うつ薬(セレギリンと fluoxetine)には中程度の有効性が認められた。しかし一方で，急性期に対する抗うつ薬の効果を検討した，Systematic Treatment Enhancement Program for Bipolar Disorder(STEP-BD)研究ともう1つの，最大規模の研究2つでは，抗うつ薬の開始前からリチウムや他の標準的な気分安定薬(バルプロ酸かカルバマゼピン)が使われていたが，これらに抗うつ薬を追加しても，気分安定薬単剤の治療と比べて有意な効果の増強は認められなかった。これらの研究では，パロキセチン，イミプラミン，bupropion が使用されていた(双極性うつ病の急性期に関する抗うつ薬の治験結果については表18.1 にまとめた)。

このように，かつての印象に比べると最近の研究の結果は明快である。双極性うつ病に対する抗うつ薬の効果は，何も出さないよりはいいが，気分安定薬(特にリチウム)の効果を超えないことが，繰り返し行われた研究の結果から明らかである。双極性障害に対してはほとんどの場合，気分安定薬がすでに処方されているので，この結果からは双極性うつ病の急性期に抗うつ薬は有効ではないと考えられる。さて，ほとんどの精神科医は逆の経験をしている，と訴えるだろう。彼らの言い分が間違っているのかもしれないし，あるいは気分安定薬に追加された抗うつ薬が効果的な場合もあるのかもしれない。しかし無作為化試験の結果からは，通常は効果がないことが分かる。

Key Point
双極性うつ病の急性期に対して，何も処方しないよりは抗うつ薬を処方したほうがましだが，リチウムのような気分安定薬と比べて効果が高いわけではない。

効果に関するエビデンスが非常に限られている状況では，リスクに関するいかなるエビデンスも懸念材料になる。もちろん最も大きな問題は，躁病を誘発する可能性である。前述したメタ解析では，抗うつ薬誘発性躁病に関するエビデンスは得られなかった。とはいえ，どんなメタ解析にも言えることだが，リンゴとミカンのように直接比較が

表18.1 双極性うつ病の急性期に対する抗うつ薬の治験結果要約

TCA：高い躁転率。リチウムより有効というエビデンスなし

MAOI：TCA より有効だが躁転率も高い。moclobemide は TCA より双極Ⅱ型障害において躁転率が低い

 セレギリン：躁転率は低いようだ。パッチ剤は安全な代替薬となりうる一方で，効果も小さいようだ

SRI：全体として双極Ⅱ型障害における躁転率は低いが，双極Ⅰ型障害ではその限りではないかもしれない

 fluoxetine：双極Ⅰ型障害におけるうつ病相に対し，リチウムあるいは TCA と比較して有効性と安全性を確立した研究はない。双極Ⅱ型障害におけるうつ病相では危険性がより低いようだが，単極性うつ病の場合と比較すれば危険性は高い

 パロキセチン：有効性を支持するデータは最も多い。TCA より躁転率は低い。気分安定薬に追加した場合の効果はプラセボと同等

 セルトラリン：venlafaxine より躁転率が低いが効果は同等。bupropion と同等の躁転率

 citalopram：非盲検の非対照試験で躁転率が低かった（6％）

 フルボキサミン：報告なし

bupropion：TCA や venlafaxine より低いが，用量依存性の躁転率。気分安定薬に追加した場合の効果はプラセボと同等

トラゾドン：報告なし。双極性障害の不眠に対する投与は避けるべき

venlafaxine：bupropion あるいはセルトラリンと比べて 2.5 倍の躁転率

ミルタザピン：報告なし

プラミペキソール：躁転率は低く，双極性うつ病への有効性のエビデンスあり

TCA：三環系抗うつ薬，MAOI：モノアミン酸化酵素阻害薬，SRI：セロトニン再取り込み阻害薬

不可能なものを一緒くたに解析すれば，得られる結果は間違ったものになる。実際，三環系抗うつ薬（TCA）誘発性躁病に関しては，明らかに存在する，という報告が無数にあり，有意な結果がでなかったメタ解析の対象にも，それらの報告は含まれていた。しかし，STEP-BD 研究と Stanley 財団による最近の無作為化試験では，パロキセチンと bupropion とセルトラリンの躁転リスクはプラセボと同等であった。

 これらの最近の研究は，標準的な気分安定薬の併用下で行われ，新規抗うつ薬とプラセボの躁転率は変わらなかった。これは気分安定薬

が躁転率を抑えていたのだろう，と結論された。その他，多くの研究からも同様の結論が示唆されている。一方，無作為化試験がこの疑問に答える最適な方法ではない可能性もある。実際の副作用を評価するには，現実の臨床における無作為化されない母集団が最も適している，ということは多い〔セロトニン再取り込み阻害薬(SRI)による性機能障害は初期の無作為化試験では軽く見積もられていたが，実臨床においては一目瞭然であった〕。

この分野に関する研究結果を要約すると次のようになろう。TCAは抗うつ薬誘発性躁病のリスクが最も高い。モノアミン酸化酵素阻害薬(MAOI)もほぼ同等のリスクがある。SRI の中で，fluoxetine を双極Ⅰ型障害に使用すると TCA と同等の躁転のリスクがあるが，パロキセチンでは比較的低い。bupropion とセルトラリンも TCA に比べると躁転のリスクは低い。venlafaxine の躁転リスクは bupropion やセルトラリンの 2.5 倍である。他の薬物で，双極Ⅰ型障害に対する厳密な調査研究が行われているものはないが，citalopram の躁転率が比較的低いことを示唆するデータがある。双極Ⅱ型障害における躁転率は双極Ⅰ型障害より低いが単極性うつ病より高い。私が調べた限りでは，一般的な TCA による躁転率は約 50% である。SRI や他の新規抗うつ薬による躁転率は双極Ⅰ型障害で約 20%，双極Ⅱ型障害で 5～10% である。単極性うつ病では，FDA に登録された多くの大規模無作為化試験における新規抗うつ薬による躁転率は 1% 未満である。

また，用量とリスクにも関連があるようだ。高用量では躁転の頻度が高い。私は経験的に，双極性うつ病に対する抗うつ薬は，単極性うつ病の場合の半量で使うようにしている。

注意！
双極性うつ病に対して許容できる抗うつ薬の用量は，単極性うつ病における推奨量の約半分までである。この制限を守ることで，躁転のリスクを下げられる。

半分程度の用量でも十分効果的であり，かつ躁転のリスクをずっと下げることができる。例を挙げれば，双極性うつ病に対して bupropion を使用するときは，低用量から始め，しばらく待ってから増量するほうがリスクが低いので推奨される。患者の多くは 100～200 mg/日で

反応し,300 mg/日よりも多い量を必要とすることはまれである。パロキセチンや citalopram も同様で,30 mg/日以上の増量が必要になることはそうない。それ以上の増量の際には,躁転を覚悟する。

双極性うつ病の予防に対する効果

本書の第1版では,双極性障害における大うつ病エピソードの予防に関して,リチウムと比較して TCA には長期的な効果がないことを証明した文献をいくつも引用し説明した。それでもまだ,SRI や他の新規抗うつ薬では事情が違うのではないかと願う臨床医や患者がいるだろう。そこでよく引用される研究に,Stanley 財団双極性障害ネットワーク Stanley Foundation Bipolar Network(SFBN)による観察研究がある。この研究によれば,新規抗うつ薬に反応し服用を続けた患者の1年後の再燃率は,最初の大うつ病エピソードが軽快した後に抗うつ薬を中断した患者に比べて,より少なかった。この結果が確認されたのは,SFBN 研究の母集団のたった15%でしかないことは,より強調されるべきだろう。つまり,急性期に抗うつ薬に反応し,1年間安定していた患者は15%にすぎない,ということだ。さらに,この研究は無作為化試験ではないので,因果関係は説明できない。抗うつ薬を続けたから改善したのか,改善したから抗うつ薬を続けたのかは不明である。

今版では,ありがたいことに双極性障害の大うつ病エピソードの長期的予防効果に関する最近の2つの無作為化試験をもとに議論を進められる。その1つは SFBN 研究からの次の報告である。bupropion とセルトラリンと venlafaxine は,気分安定薬に追加することでどれも等しく大うつ病エピソード予防に効果があったが,これは母集団の25%における1年間の効果にすぎなかった。プラセボ対照群は置かれていないため,寛解率が抗うつ薬を用いない治療(気分安定薬単剤)に比べて高いかどうかは分からない。新規抗うつ薬における双極性障害の大うつ病エピソードの予防効果を調べた初のプラセボ対象試験の結果はまだ出ていない。

2つ目の研究は,STEP-BD 研究の一環としてわれわれのグループが施行した,SFBN 研究の追試である。ただし今回は無作為化試験であった。最初に気分安定薬と新規の抗うつ薬(多くは SRI)を服用し,

双極性うつ病の急性期から回復した患者を対象に，抗うつ薬が無作為に中断または継続された。その結果，抗うつ薬の併用は抑うつ症状に対して無効だったことが確認された。

　これにより，抗うつ薬は双極性うつ病の**急性期**に効果がないのと同じく，気分安定薬と比べて**長期的**な予防効果もないことが明らかになった。これを受け，SRIと新規抗うつ薬を含めた抗うつ薬一般について改めて述べると，抗うつ薬は将来の大うつ病エピソードの予防に関しては気分安定薬ほどの効果はない。ただし，15〜25%の患者には，抗うつ薬による長期的な効果も多少はあるようだ（プラセボ効果かどうかは不明）。したがって，抗うつ薬で治療すること自体に反対するつもりはない。しかし，患者全体の80%前後を占める，抗うつ薬の投与にメリットがなく，処方すべきでない患者に対しても抗うつ薬で治療することには反対である。

急速交代を惹起する傾向と長期的な気分不安定化作用

抗うつ薬一般は双極性障害の長期的予後を悪化させうる，というエビデンスも存在する。この現象は急速交代化と難治化に分けられるが，両者には密接な関係がある。

　急速交代化とは，時間経過とともに気分エピソードの交代頻度が高くなることである。気分エピソードの数が年4回を超えると，急速交代型の定義を満たす。多くの観察研究で，患者全体の25%にこうした変化が観察される。すなわち，抗うつ薬を長期的に服用する患者の1/4が，ますます多くの気分エピソードを経験し，急速交代型と新たに診断されるか，あるいはすでに急速交代型の患者はより頻繁に気分交代を経験するようになる。

　抗うつ薬を用いた際の予後は，大きく2通りに分かれることを知っておこう。一部の患者では，服用により抑うつ症状が明らかに軽減し，しばしば自殺傾向も低下するが，躁病とうつ病の交代頻度が上がる。このパターンの反応は，私の経験上，双極Ⅰ型障害に継続的に抗うつ薬を処方した場合の最も良好な結果と言える。正常気分に近い小さな波を繰り返し，完全に安定した状態にはならない一方，抗うつ薬を使っていなかった時期ほど重い気分エピソードを経験することはない。第2のパターンでは，抗うつ薬を服用すると，より頻繁により重い気分

エピソードを経験する。そして，抗うつ薬を中断するだけで著明な改善が得られ，ときには完全に症状が消退する。私がクリニックで最も頻繁に経験するのが第2のパターンであり，紹介された患者に特に多い。

双極性障害に対する抗うつ薬の影響で2番目に大きなものは，難治化である。これは，前段の最後で述べたのとほぼ同じことである。通常，抗うつ薬に惹起された重度の急速交代化と併せて難治化も進行する。そのような患者には，リチウムなどの標準的な気分安定薬や，より急速交代型に効果的だとされる抗てんかん薬も効果がない。気分安定薬の併用も無効である。このような患者には，抗うつ薬は「**気分不安定薬 mood destabilizer**」として働き，**気分安定薬**の効果を相殺してしまうようだ。このような患者に抗うつ薬が反治療的に働くことを強調するために，気分不安定薬という呼称を用いた。

気分安定薬の効果を適切に評価するためには，効果判定の前に必ず抗うつ薬を中断すること。最大で40％の患者が抗うつ薬を中断するだけで寛解する。難治性の双極性障害に対して，最も効果的で最も著明に病状が改善する介入法は，薬物の追加ではなく抗うつ薬の中断である。

抗うつ薬が積極的に使われる一方，気分安定薬はほんの少ししか使われていないのに，気分安定薬が無効と判断されている患者は多い。例えば，次から次へと切れ目なく10年間抗うつ薬を続けていた患者に，あるときリチウムやバルプロ酸やカルバマゼピンが試されたとする（たいていは数か月など短期間である）。患者が反応しなければ，これらの気分安定薬は無効と判断される。これでは併用される抗うつ薬が気分安定薬の効果に影響した可能性があるので，気分安定薬の効果判定が行われたとは言えない，というのが私の考えである。抗うつ薬を中断し，単剤で気分安定薬の効果判定を再度行うことを検討してもよいだろう[注1]。

抗うつ薬の服用／処方の希望をやめるよう説得するには

患者は抗うつ薬をとにかく飲みたがる。うつ状態なら飲まねばならないと思わせる，抗うつ薬という名称にだまされている部分も多分にあるだろう。私の経験上，抗うつ薬の中断に患者を納得させるためには，

時間をかけた入念な疾病教育が必要である。逆に，患者から医師に向けた疾病教育が必要な場合もある。われわれ医師がよく言う**服薬アドヒアランス不良**が，その薬物が自分に効かないことを見抜いた患者の賢明な判断であることは少なくない。本章では，ここまで双極性障害に対して使用する抗うつ薬の量を抑えることに臨床医が納得できるような説明を試みた。そして本書の読者が納得した前提で，抗うつ薬抜きの治療に気が進まない患者に，臨床医や家族が説得を試みるのに必要な情報を表18.2に列挙した。要点は，抗うつ薬は双極性障害に有効でないというエビデンスがあり，疾患そのものを悪化させる深刻なリスクもある，と患者に伝えることである。ここでの記述と患者の病歴に重なるところがあれば，抗うつ薬を併用せずに気分安定薬を使い，今までと違った新しい治療を行えるということだ。この過程はまどろっこしいだろうが，回復へ至る道はそれしかないことも多い。

双極性障害における抗うつ薬の適切な役割とは

この問題に関して単純な解答や精神科医の間のコンセンサスはない。私自身の考え方は表18.3にまとめた。双極性うつ病では多くの場合，抗うつ薬は不要である。現在，気分安定薬を1剤も服用していなければ，もちろん追加するべきである。気分安定薬は長期的な治療に必要なだけでなく，急性期の抗うつ作用も十分発揮しうる。気分安定薬を1剤服用していても再燃した場合には，予防効果が十分ではないので，もう1剤の気分安定薬の追加は合理的である。しかし，気分安定薬を多剤併用すると副作用が強すぎるかもしれない。そういう場合，どちらか1剤を減量または中止し，代わりに抗うつ薬を加えることになるだろう。患者の抑うつ症状が非常に重度で切迫した希死念慮を伴う場

注1：双極性障害に対して抗うつ薬を慎重に使用すべき，という私の主張に異を唱えるであろう研究者や臨床医が大勢いることは知っておいてほしい。ここでは私の考え方の詳細までは立ち入らない。発表した論文を巻末の参考文献リストに載せたが，別の見方をする精神科医もいることを読者には伝えておく。しかし，大うつ病をきちんと治療しないで放置することや，あるいは自殺傾向をないがしろにすることを私が推奨しているのではない点だけは強調しておきたい。**漫然と**処方するのはやめるべきだと言っているのであり，双極性障害に対して**絶対に**抗うつ薬を使うな，とは一言も言ってない。双極性障害の，大半ではなく一部の患者に抗うつ薬を処方することに私は反対しない。絶対に処方するな，ということではないのである。

表 18.2 気分安定薬に関して患者を教育する際の豆知識

- 双極性うつ病に対する気分安定薬の相対的な優位性と抗うつ薬の深刻なリスクに関するエビデンスに精通しよう。患者は主治医の無知に気付くと不安になり服用を避けるようになる
- 薬効に注目せよ。気分安定薬は急性の抑うつ症状だけでなく、将来起こりうる症状の予防にも効果的だが、抗うつ薬は急性期にしか効果がない点を説明すること
- 双極性うつ病に対しリチウムより高い抗うつ作用が証明されている抗うつ薬は(MAOIを除いて)存在しないことを伝えること
- 抗うつ薬の長期的なリスクに注目せよ。リチウムやラモトリギンのような気分安定薬と違い、抗うつ薬には双極性うつ病の予防に関するエビデンスがなく、長期的に見て抗うつ薬を服用した患者のうち少なくとも4人に1人は悪化することを説明すること
- 抗うつ薬が自殺リスクや長期的な死亡率を下げるエビデンスはないが、リチウムにはあることを説明すること
- 副作用に目を向けよう。抗うつ薬一般に比べて副作用がより少ない新規抗てんかん薬も使用できる(例：ガバペンチン、トピラマート、oxcarbazepine)。患者の重症度に応じてこれらの薬物を考慮してもよいだろう。また、有効性が明らかな気分安定薬(例：ラモトリギン、リチウム、バルプロ酸、カルバマゼピン)にはある程度のリスクがあるが、モニタリングが可能であり、さまざまな方法で軽減できる
- 気分安定薬にどんな効果があると考えているかを患者に聞く。その後、こちらの定義を伝えよう。気分安定薬は「抗うつ薬+α」とも見なせる。というのも、抗うつ効果「しか」もたず、躁転や急速交代化のリスクがある抗うつ薬と違って、気分安定薬は抗うつ効果と抗躁効果を併せもち、気分を安定させる効果があるからである
- 患者が気分安定薬の服用に難色を示したり、特定の抗うつ薬を出してほしいと言ってきたりしたら(よくある話だ)、患者と医師が合意して決めた方針で治療することを再確認しよう。主治医の推奨する治療を必ず患者が受けなくてはならないわけではなく、患者の要望どおりの治療を主治医が行う必要もない。例えば、双極Ⅰ型障害の患者が抗うつ薬による単剤療法を希望し、気分安定薬の服用を拒否した場合、薬物療法を行う必要はなく、おそらく行うべきでもない。私の経験上、このような事態はまれである。ほとんどの患者はある程度のレベルで妥協するだろうし、医師の側もある程度の妥協はしなければならない

表18.3 双極性障害において抗うつ薬の使用が適した状況

・重度の双極性うつ病
・混合性の躁症状を含まない，純粋な双極性うつ病に関連した重度の自殺傾向
・気分安定薬を十分使用しても再燃する双極性うつ病の急性期
・複数の気分安定薬に対し忍容性がない双極性うつ病の急性期

合もある。その場合，できるだけ早くに抗うつ薬を投与すべきであり，最初から気分安定薬に抗うつ薬を併用する正当な理由になるだろう。

患者が抗うつ薬に反応した際は，抗うつ薬の漸減・中止を試みる。うつ病相が再燃がするようであれば，抗うつ薬を漸減・中止しながら，気分安定薬をもう1剤加える。明らかに抗うつ薬の中断により大うつ病エピソードが再燃し，中断できなかった場合，長期的な抗うつ薬の使用が必要かもしれない。このような患者は多く見積もっても20%に満たない。残りの80%は，うつ病相も含め双極性障害の治療にまったくと言っていいほど抗うつ薬を必要としない。

どの患者に抗うつ薬を投与すべきかという問題に関して，Terrence Ketterが提案したもう1つの考え方を紹介する。双極性障害の亜型分類はどれか，そして急速交代型か否かにより，抗うつ薬を使うべきか否か評価するのがこの方法である（表18.4）。そのもとになっている次の2つのエビデンスは，限定的だが参考になる。抗うつ薬服用により問題が生じるリスクは，双極II型障害よりも双極I型障害で高く，非急速交代型よりも急速交代型で高い。患者が双極I型障害の急速交代型であれば，一般的に抗うつ薬は避けるべきだ。双極I型障害の非急速交代型か，あるいは双極II型障害の急速交代型であれば，前述したような適切な状況であれば使ってもよいだろう。患者が双極II型障害の非急速交代型であれば，比較的安全に抗うつ薬を使えるかもしれない。もちろん，これらの経験則はどれも絶対的なものではない。双極I型障害の急速交代型に長期的な抗うつ薬投与が必要になることもあれば，双極II型障害の非急速交代型に抗うつ薬を使用して病状を悪化させることもありうる。

抗うつ薬類似薬

双極性障害に抗うつ薬を使うことのリスクを鑑みるに，抗うつ作用が

表 18.4 診断と経過に基づいた抗うつ薬の使用に関する基準

	Ⅰ型	Ⅱ型
急速交代型	不可*	慎重投与
非急速交代型	慎重投与	可*

＊：これらは大まかな基準であり，絶対的なものではない。急速交代型の双極Ⅰ型障害であっても抗うつ薬が用いられうるし，急速交代型ではない双極Ⅱ型障害であっても抗うつ薬の使用を避けるべき場合もあるだろう。
この表は Terrence Ketter 博士の私信に基づいて作成した。

期待できそうな他の向精神薬の検討は臨床的にも有用だろう。抗うつ作用が比較的小さいとしても，その分躁転のリスクが低く，長期的な気分不安定化作用も弱いことが予想されるからである。繰り返しになるが，双極性うつ病において患者の気分を上げること自体は，私の経験ではさほど難しくない（もちろん例外はあるが）。治療が困難になるのは，気分を上げすぎて躁転させたり，急速交代を引き起こしたりすることがあるからである。したがって，「抗うつ薬類似」薬が，通常の抗うつ薬より役立つこともありうる。**抗うつ薬類似**薬という言葉を使う理由は，気分を上げるが，強力すぎず穏やかに作用し，躁状態を惹起しにくいからである。私の経験と，対照群なしの観察研究によると，このような薬物の中で最も有用なのは軽度のドパミン系作用のある薬物であり，セレギリンとプラミペキソールには有効性のエビデンスもある程度存在し，ロピニロールなど他の薬物も効果が期待できる。

セレギリン（エフピー）は選択的モノアミン酸化酵素阻害薬（MAOI）であり，低用量では MAO-A（主にセロトニンとノルアドレナリンを分解する）よりも MAO-B（主にドパミンを分解する）をより強く阻害する。MAOI 関連の深刻な合併症（特にチラミンに関連した高血圧クリーゼ）のほとんどが MAO-A の阻害により起こるので，セレギリンを低用量（5〜10mg／日）で使えば食事制限は必要なく，深刻な薬物相互作用もほとんど生じない。この用量のセレギリンは，FDA が Parkinson 病の治療に，レボドパとの併用薬として適応を承認しているが，その用量で軽度から中等度の抗うつ効果が同じ患者に生じることもある。私の経験では，この効果は双極性障害に対してもきわめて有用である。より高用量（20〜30mg／日）では MAO-A も阻害するので，他の MAOI と同様に作用し，食事制限も必要になり，薬物相互

作用による深刻な合併症リスクも生じる(それでも,おそらく他のMAOIに比べるとリスクはやや少ない)。パッチ剤としても販売されており,消化管を通過しないため,高血圧クリーゼのリスクを最小限にできる。

　プラミペキソール(ビ・シフロール)は,選択的ドパミン D_3 受容体作動薬であり,Parkinson 病に対するレボドパとの併用薬として FDA から承認されている。D_3 受容体は大脳辺縁系に分布しており,気分にも作用していると思われる。1つの二重盲検試験で,単極性うつ病の急性期に対するプラミペキソールの効果はプラセボより大きく,fluoxetine と同等であった。2つの小規模な二重盲検試験で,プラミペキソールを双極性うつ病の急性期に対して気分安定薬と併用したところ,躁病を惹起せずプラセボよりも効果が大きかった(このエビデンスは抗うつ薬やラモトリギンに関するものよりも強固である!)。観察研究によれば,あらゆる抗うつ薬と同じくプラミペキソールにも抗うつ薬が躁病を惹起する可能性がある。だが,再度繰り返すと,躁転のリスクは用量依存性であって一般的には高くない。うつ病に対しては,0.5〜2.0mg/日を分2で処方する。これは FDA による Parkinson 病の適応量と比べるとかなり少ない量(約半分)である。高用量では突発性睡眠が起こることがある。ほかの面では,安全で忍容性も高い薬物である。ドパミン系作用によるものと思われるが,不安感が高まったり,刺激作用が強すぎたりすることがある。ロピニロール(レキップ)は同種の薬物であり,効果も類似していると思われる。しかし,双極性うつ病に対する効果についての厳密な研究はまだ行われていない。

19 難治性双極性障害の治療戦略

重要な概念

- 双極性障害が難治化する原因として最も多いのは抗うつ薬の過剰使用である。
- 難治性の経過で最もよく見られるのが，抗うつ薬を長期間使用したことによる急速交代化である。
- 抗うつ薬は，気分安定薬の効果を損なう**気分不安定薬**である。患者が「難治性」で，常に抗うつ薬を使っていたとしたら，治療法は，抗うつ薬を**やめた状態**でそれまでに使ったことのある気分安定薬を改めて使ってみることである。
- 難治性の患者に行われた過去の気分安定薬の効果判定中に，常に抗うつ薬が併用されていたのであれば，抗うつ薬の気分不安定化作用が気分安定薬の治療反応を妨げた可能性がある。
- 気分安定薬の治療効果判定は抗うつ薬が**ない状態**で行う必要がある。
- 気分安定薬の単剤治療で十分に反応する患者は全体の1/3である。
- 効果的な多剤療法のため，一人一人に最適な気分安定薬の組み合わせを慎重に選択することが必要である。
- 気分安定薬の使用を優先し，抗うつ薬の使用は必要最小限にとどめること。
- 服薬アドヒアランス不良は難治性の重要な要因である。1日1回処方にするのが，単純だが非常に効果的な予防策である。
- 抗うつ薬を使わざるを得ない患者が少数ながら存在するだろう。しかし抗うつ薬の使用には，安定した正常気分を維持できないリスクが伴う。

良い状態は1つ，悪い状態はたくさん

双極性障害の重要な特徴の1つは，臨床状態の複雑さである。患者の状態は，単極性うつ病では良い（正常気分）か悪い（うつ状態）かだし，統合失調症でも良い（精神病症状がない）か悪い（精神病状態）かである。双極性障害では，患者の状態が良いのは正常気分のときだけだが，悪

い状態はうつ状態・躁状態・軽躁状態・混合状態・急速交代の5通りもある。抗うつ薬の効き方も，それに応じて複雑になる。単極性うつ病を抗うつ薬で治療した場合，十分効いて正常気分になるか，部分的に効果を発揮するか，まったく効果がないかのどれかである。その一方，双極性うつ病を抗うつ薬で治療すると，まったく効果がなく同じうつ状態が続くか，部分寛解に留まる（残遺抑うつ症状）か，一時的に正常気分になるがすぐにうつ状態が再燃するか，軽躁状態を経て正常気分あるいは完全な躁状態に至るか，すぐに躁転するか，のいずれかが大半である。これらすべてを避けられた場合のみ，正常気分を維持することができる。同じく定型抗精神病薬にも気分を維持する効果はない。短い正常気分の時期を経てうつ状態に至るか，そのままうつ状態に至るか，その他さまざまなパターンが考えられる。

　このように，双極性障害の気分の波は反復し複雑な経過をたどるため，薬効の判断が非常に難しいことが多い。気分安定薬は気分エピソードを減らすか否かで薬効を判断するという点では比較的分かりやすいが，その判断のためには患者の長期的な経過を正確に把握しなければならない。

治療戦略概論

私の持論だが，双極性障害の患者は誰もが，特定の気分安定薬の組み合わせに反応する力をもっている。その組み合わせは生物学的に規定され，ダイヤル錠の数字の組み合わせのように，個人によって異なる。患者一人一人に最適な薬物の組み合わせと最適な用量を見つける必要がある。

　これを，当てずっぽうに薬物を試しているのだ，と多くの患者が勘違いするが，まったくそうではない。試すのは，あらゆる薬物ではなく，双極性障害への効果が実証されている気分安定薬に限られる。ここには自然科学という制限がある。よって，やみくもに薬物を試すわけではない。どの気分安定薬を，どの患者に，どの量で使うかが，精神科医の腕の見せ所である。入手可能な科学的エビデンスだけでなく，患者の好みや出やすい副作用などの主観的因子も重要であり，それらに基づいて処方する薬物の組み合わせを選ぶことができる。

　したがって，医学的知識をまったく無視するのであれば話は別だが，

これは単に手当たり次第に薬物を試すというよりも、むしろ主治医の医学的知識と腕が試される方法である。

> **Key Point**
> リチウムやバルプロ酸などのエビデンスが確立した気分安定薬の単剤療法に反応するのは、双極性障害の患者のうち、せいぜい1/3である。最初の単剤療法の効果判定で完全寛解しないことは珍しくない。大半の患者は2剤以上が必要である。

治療目標の本質は正常気分を保つことである。そのためには躁病とうつ病の間を行ったり来たりするのでなく、正常気分でバランスを保つことができる薬物の組み合わせを見つけることが必要である。このバランスを保つには、少なくとも双極Ⅰ型障害には、最低でも標準的な気分安定薬(リチウム、ラモトリギン、バルプロ酸、カルバマゼピン。詳細は第7章を参照)を1剤と付加的な気分安定作用のある薬物(例：非定型抗精神病薬や新規抗てんかん薬)を1剤以上組み合わせる必要があることが多い。また、長期的な予後を考えながら治療することも忘れてはいけない。

難治性につながる要因

難治性 treatment resistance とは、リチウムや、それと同等の標準的な気分安定薬を用い十分な単剤治療を行っても、長期的には気分エピソードの再燃を防げないことであり、双極性障害の約2/3が該当する。双極性障害が難治性となる要因は数多くあるが、最も重要なのは抗うつ薬の過剰使用、誤診、物質乱用の合併、服薬アドヒアランス不良である。

抗うつ薬の過剰使用に関しては第18章で多少詳しく解説した。そこで述べたように、抗うつ薬が気分不安定薬として作用し、気分安定薬の効果を相殺することを示唆するエビデンスが数多く存在する。抗うつ薬は気分の急速交代を惹起し、気分エピソードの数をどんどん増やし続け、双極性障害の長期的な予後を悪化させる可能性がある。抗うつ薬が長きにわたって積極的に使われ続けていたとすれば、それが難治性の根本的な原因である可能性がある。私のもとに紹介されてき

た難治性の患者で頻繁に見られるのは，抗うつ薬の継続的な処方である。抗うつ薬は途中で変更されることもあるが，何年も途切れることなく処方され続けている一方で，気分安定薬は始めては中止され，せいぜい数か月しか試されていないことが多い。薬歴を聴取する際に重要なのは，薬物の名前だけでなく，併用した組み合わせも記録しておくことである。見かけ上，気分安定薬に反応しなかった経過でも，主な要因が抗うつ薬の同時使用であることは少なくない。

　このような患者の治療で最初にすべきことは，抗うつ薬を中断し，気分安定薬だけで治療を試みることである。抗うつ薬を常に併用していたとすれば，リチウムやバルプロ酸が過去に「無効」であったとしても，気分安定薬の効果判定が行われたとは言えないだろう。抗うつ薬を併用しないで，リチウム単独，バルプロ酸単独，あるいは両者の併用で治療して初めて「**効果判定**」が行われたことになる。

　難治性双極性障害のもう1つの重要な要因は，誤診である。前述したように，米国では双極性障害の40%が初診時に単極性うつ病と誤診される。皆に同じように抗うつ薬が処方されるが，結果はさまざまである。躁病/軽躁病エピソードが生じると同時に大うつ病エピソードがどんどん増える患者もいる。双極性障害と最終的に診断される頃には，最初に精神科を受診してから10年経っていることはざらであり，患者は難治性になっていることだろう。気分エピソードを2回しか経験していない20歳の患者のほうが，10回のエピソードを経験した30歳の患者よりずっとリチウムに反応しやすい。10年後に難治性で苦労するのを避けるためには，20歳の患者を正しく診断する努力が必要だ。

　物質乱用も重要な要素であり，双極性障害との併存は珍しくなく，むしろ経験する人のほうが多いくらいである。双極性障害の患者の60%が，生涯で1度は物質乱用も経験する。双極性障害は，物質乱用と最も関連が強い，DSM-Ⅳで言うところのⅠ軸の障害であり，単極性うつ病より併存率が高い。多いのは次のような経緯である。青年期に物質乱用を始め，20代で量が増え，30代になるまでに治療を断続的に求める。受診時には，抑うつ症状に加えて躁症状も生じているかもしれない。気分症状は物質乱用によるものだとして無視され放置されることが少なくない。治療される際は，躁症状に対して気分安定薬が処方されるより，抑うつ症状に対して抗うつ薬が処方される可能性

が高い。その一因は，抑うつ症状のほうが分かりやすく目立つからである。

　私はまったく逆のアプローチを強く勧める。うつ病を惹起する物質は多いが，躁病を惹起する物質はほとんどない。続発性うつ病の可能性があれば，単極性うつ病の診断をつけ治療を開始する前に，まずは物質使用を中断してみるのが妥当である。患者は双極性障害の場合が多いので，何でもかんでも抗うつ薬を処方してしまうと，病状をさらに悪化させる可能性もある。その一方で，続発性の躁病はまれであり，起こるとしてもせいぜい1〜3回である。躁病エピソードを10回経験している人がコカイン依存だったとしても，コカイン使用による続発性の躁病と診断するのは合理的ではない。物質乱用に双極性障害を合併している場合，双極性障害を治療せずに物質乱用がよくなることは少ない。双極性障害の患者の大部分に物質乱用が生じるので，物質乱用に併存した双極性障害の治療をためらっていると，結果的に双極性障害の患者の多くに治療をしないことになってしまう。これは明らかに看過できない事態だが，物質乱用をもつ人の躁症状は放置されがちだ，と私は感じている。

　服薬アドヒアランス不良も双極性障害からの回復を妨げる大きな問題である。前述したように，服薬アドヒアランス不良の改善に重要なのは1日1回処方にすることである。ノセボ効果や副作用に気を付けることも大事である。体重増加と認知機能障害が最も問題になりやすい。患者が副作用を心配した際には真剣に対応する必要があり，それぞれの治療選択肢の欠点についても十分に伝えなければならない。医師と患者が協力し互いに妥協しあうプロセスが必要である。

　治療反応を妨げる他の要因には，混合性エピソード，気分エピソードの急速交代，精神病症状，身体合併症がある。

難治性双極性障害の治療戦略各論

リチウムなどの標準的気分安定薬の単剤療法が最適な治療であるのは，すべての双極性障害のせいぜい1/3でしかないが，残りの2/3にこれらの気分安定薬を使うべきでない，という意味ではない。双極性障害の治療反応は付加的に生じるので，最適な組み合わせは段階的に見つかるものである。これはつまり，効果のためには，薬物の整理(減

量・中止)ではなく追加が必要だということだ。薬物の減量・中止は副作用が起こったときに限るべきである。3剤以上を併用していれば，新しい薬物を追加すると同時に，他の薬物を減量・中止すべきである。例えば，すでに気分安定薬を3剤使っていれば，もう1剤を加える前にどの薬物をやめるべきかを真剣に検討する必要がある。気分安定作用のある薬物が4, 5種類必要になることもあるが，例外的である。

難治性双極Ⅰ型障害ならどんな症例でも，第一選択となる4つの気分安定薬のうち1つを治療の核に置くべき，というのが私の信条である。それが，リチウム，バルプロ酸，カルバマゼピン，ラモトリギンである。カルバマゼピンには複数の薬物相互作用という問題があり，併用薬の効果を妨げる。したがって，さまざまな影響により併用療法としての効果が出にくいため，私はその他の3剤を組み合わせることが多い。

双極性障害に対する複数の気分安定薬の併用療法は効果的で，なくてはならない治療法である。抗うつ薬の多剤投与は役に立たないことが多い。一方で気分安定薬に関しては，リチウム，バルプロ酸，カルバマゼピンを順番に追加すると，段階的に改善が認められたという報告がある(図19.1)。

難治性双極性障害に処方する併用療法の内容を決める段階で，急性期の症状を私はほとんど考慮しない。ほぼ全例で，気分安定作用のある候補薬は変わらない。しかし患者によって微妙な差はあり，そこも重要である。図19.2に示したように，リチウムやバルプロ酸から処方する。使用する薬物を選ぶ際には患者の希望を優先する。副作用と効能を説明し，選択は患者に任せる。1/3の患者は1剤目か2剤目に反応するはずである。適切だと判断すれば，ラモトリギンやカルバマゼピンを最初に勧めることもある。リチウム，バルプロ酸，ラモトリギンを試しても十分にあるいはまったく反応しない2/3の患者には，非定型抗精神病薬を追加することが多い。抑うつ症状が優勢の場合，非定型抗精神病薬の中ではziprasidoneを使うことが多い。オランザピンを支持するエビデンスは優秀だが，鎮静と体重増加から患者には好まれないことが多い。リスペリドンやクエチアピンもよい候補だろう。次は，リチウムとバルプロ酸と非定型抗精神病薬1剤を組み合わせるか，あるいはバルプロ酸と非定型抗精神病薬の組み合わせにトピラマートのような新規抗てんかん薬を追加することもあるだろう。こ

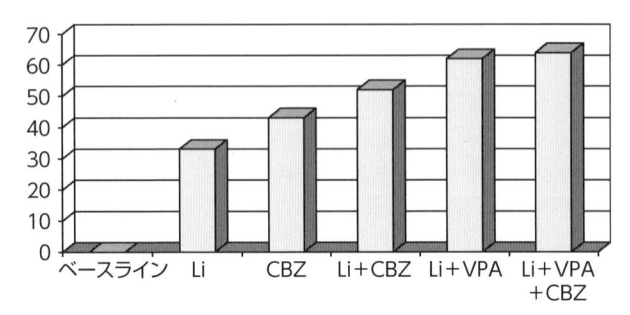

図 19.1 双極性障害の多剤併用における薬物追加の効果
Li：リチウム，CBZ：カルバマゼピン，VPA：バルプロ酸
Denicoff et al., 1997. より。

の時点で，積み重なった副作用が問題になりうる。さらに薬物を追加するためには，1剤中止する必要があることが多い。oxcarbazepine は，カルバマゼピンのよい代替薬であり，はるかに忍容性が高く，薬物相互作用も少ない。ガバペンチンの追加は特に不安と不眠に有効である。この段階ではクロザピンも使えるが，強い副作用があるので最初からは使用しない。まだ研究が進んでいないが，レベチラセタムやゾニサミドのような新規抗てんかん薬を検討してもよいかもしれない。今述べたような優先順位に基づいた薬物選択は，難治性双極性障害で，特に躁状態・混合状態・急速交代が目立つ患者に最適な方法である。表19.1に薬物調整の実例を3例載せたので参照してほしい。

抑うつ症状が優位の場合でも，私は同じ順序で処方薬を選ぶが，抗うつ作用がより期待できるリチウムやラモトリギンか，ひょっとしたらクエチアピン，ziprasidone，アリピプラゾールのような薬物を優先するだろう。気分安定薬を適切に組み合わせても十分に反応せず，抑うつ症状が続く難治の患者もいる（私の経験上，通常は20％程度）。そのような場合は，抗うつ薬の適応がある。比較対照試験で躁転率が低いことが証明されているのはパロキセチンと bupropion だけであり，私はどちらかを使うことが多い。パロキセチンの副作用に患者が耐えられないか，服用を拒絶した場合は，citalopram は非盲検試験で躁転のリスクが低かったため，代わりに処方するのによいかもしれない。軽度のドパミン作用をもつ「抗うつ薬類似」薬も私は好んで処方している（第18章を参照）。これらの抗うつ薬を処方した際は，急性症状

```
┌─────────────────────────────────────────────────────┐
│          効果が証明済みの気分安定薬                 │
│  (リチウム，バルプロ酸，ラモトリギン，カルバマゼピン) │
│ ・混合性エピソードにはバルプロ酸とカルバマゼピンが推奨される │
│ ・リチウムをすすめる際には長期的な死亡率を下げることと，認知機能の保 │
│  護作用をもつ可能性があることを説明せよ             │
│ ・双極Ⅱ型障害では血中濃度・用量を低めにすること     │
└─────────────────────────────────────────────────────┘
                         ↓
┌─────────────────────────────────────────────────────┐
│     非定型抗精神病薬の追加または気分安定薬の2剤併用 │
│ ・双極性うつ病にはクエチアピン，アリピプラゾール，ziprasidone が推奨 │
│  される                                             │
│ ・気分安定薬の併用療法はリチウム＋ラモトリギン，もしくはリチウム＋バ │
│  ルプロ酸の組み合わせが推奨される                   │
└─────────────────────────────────────────────────────┘
                         ↓
┌─────────────────────────────────────────────────────┐
│              新規抗てんかん薬の追加                 │
│ ・oxcarbazepine，ガバペンチン，ゾニサミド，トピラマートを加える │
│ ・双極Ⅱ型障害では気分安定薬の代わりに最初に使用してもよい │
│ ・不安障害の併存があればガバペンチンが推奨される   │
│ ・摂食障害の併存があればゾニサミド，トピラマートが推奨される │
└─────────────────────────────────────────────────────┘
                         ↓
┌─────────────────────────────────────────────────────┐
│                 クロザピンの追加                   │
│ ・電気けいれん療法を検討                           │
└─────────────────────────────────────────────────────┘

図 19.2 難治性双極性障害の治療戦略
```

から回復したら必ず漸減・中止を試みる。とはいえ，20％程度の患者は，双極性障害で難治の抑うつ症状に対して長期的な抗うつ薬の投与が必要となるようだ。

また，自殺念慮が切迫しており，すぐにでも実行に移そうという決意と計画がある患者は，抗うつ薬の使用が早期に必要になるが，この処方を長期的に続ける必要はないことが多い。このような患者の大半は，大うつ病エピソードから回復した後に抗うつ薬の漸減・中止が可能である。

どうしても必要があって抗うつ薬を続けたとして，私の経験では，

表 19.1 難治性双極性障害の治療例

症例 1
処方 1 リチウムを処方(反応なし)
処方 2 バルプロ酸に処方変更(YMRS が 25％改善)
処方 3 ラモトリギンに処方変更(YMRS が 25％改善)
処方 4 リスペリドンを追加(YMRS が 45％改善)
処方 5 トピラマートを追加(HDRS が 60％改善)
処方 6 リチウムを追加(HDRS が 80％改善)

症例 2
処方 1 バルプロ酸を処方(体重増加により中止)
処方 2 リチウムに処方変更(YMRS が 25％改善)
処方 3 ziprasidone を追加(効果なし)
処方 4 トピラマートを追加(効果なし)
処方 5 カルバマゼピンに処方変更(鎮静により中止)
処方 6 oxcarbazepine に処方変更(YMRS が 50％改善)
処方 7 クエチアピン追加(YMRS が 75％改善)

症例 3
処方 1 リチウムを処方(反応なし)
処方 2 バルプロ酸に処方変更(HDRS が 40％改善)
処方 3 リチウムを追加(YMRS が 65％改善)
処方 4 アリピプラゾールを追加(YMRS が 85％改善)

YMRS：Young 躁病評価尺度，HDRS：Hamilton うつ病評価尺度

注：症例 1 では薬物を追加するごとに徐々に効果が得られた。症例 2 ではいくつかの薬物が無効で，単剤でも併用療法でも忍容性の問題が生じた。患者は体重増加の副作用を恐れて気分安定薬の追加ではなく変更を希望した。症例 3 ではバルプロ酸とリチウムが最も効果的だったが，最後の非定型抗精神病薬の追加もよく効いた。

ちょうど良く効いてくれることは少ない。たいていの場合，患者の気分は正常気分の周辺を揺れ動き，あるときは軽躁的で，あるときは抑うつ的である。正常気分を維持することはほとんどない。これは確かに満足できる治療経過とは言い難いが，それ以上を望むことはできない症例も存在するようだ。それでも，抗うつ薬は非常に重い抑うつ症状を解消し，自殺傾向も減らしてくれる可能性はある。

20 双極性障害の急速交代型

重要な概念

- 双極性障害の急速交代型(ラピッドサイクラー)とは,1年に4回以上の気分エピソードを経験するという意味である。
- 数時間から数日単位の「気分の波」があるという意味では決してない。
- 急速交代型で最も目立つ症状は,抑うつ症状である。
- 短い軽躁病エピソードを見逃すと,急速交代型を慢性のうつ状態と誤診する。
- 抗うつ薬を避けることは大半の症例で非常に重要になる。特に双極Ⅰ型障害では避けたほうがよい。
- 単剤ではどの気分安定薬も無効である。したがって,抗てんかん薬がリチウムより効くという通説は間違いである。どの薬物も単剤ではプラセボと変わりがない。
- よって急速交代型の治療では,全例で抗うつ薬抜きで複数の気分安定薬を使用すべきといってもよい。
- 気分チャート形式の記録は,急速交代型の診断とフォローアップに非常に役に立つだろう。

気分障害の中で,双極性障害の急速交代型(ラピッドサイクラー)は最も複雑で誤解されやすい病態である。急速な「気分の波」はすべて急速交代型と見なされることが多いが,これこそが誤りである。気分変動が数分から数時間,数日,仮に数週単位であっても,急速交代型とはまったく関係ない。**急速交代型** rapid cycling の定義は,1年に4回以上の気分エピソードを経験することである。ここでの気分エピソードは種類を問わず,すべてが大うつ病エピソードでも,間に躁病/軽躁病エピソードがはさまってもよい。すべてのエピソードが3か月ずつ続く場合も,大うつ病エピソードが9か月続いてから5日間の軽躁症エピソードが3回起こる場合も,どちらも急速交代型と見なせる。急速交代型とは,気分エピソード(通常は3か月以上のものも含む)を

1年間のうちに何度も頻回に繰り返すものを意味しているのである。したがって，急速交代型を診断するためには1年間の病歴を把握しておく必要がある。

急速交代型の患者に数時間単位（**日内交代型** ultradian cycling）から数日単位（**超急速交代型** ultrarapid cycling）の気分易変性が起こることもあるが，そうした気分の変わりやすさだけで急速交代型を診断してはならない。1年間に4回以上の気分エピソードの存在が必須である。それとは逆に，非急速交代型の患者が数日〜数週単位の気分易変性を呈しても診断や治療を変える必要はない。

どのような状態を指して私が**気分の波** mood swings という言葉を使うのかをここで定義しておく。**気分の波**とは通常，ある状態から別の状態への気分の変化を指す。そのような記録が診断の役に立つこともあれば，そうでないこともある。例えば，患者が「気分に波があった」と言った場合，数時間とても気分が落ち込んだ後に元に戻った，数時間落ち込んだ後にイライラした気分になった，落ち込んだ後に高揚した気分になった，という意味で使うかもしれない。これらはすべて**気分の波**に含まれるが，それぞれまったく別物である。4日間以上の軽躁病エピソードか7日間以上の躁病エピソードに至る気分変動だけが双極性障害と関係がある。

> ### Key Point
> 単極性うつ病では，うつ状態から正常またはイライラした気分に変化し，ほかの躁症状は現れないことがある。このような「気分の波」は，躁病や双極性障害とは関係がない。

イライラした気分に加えてほかの躁症状も1週間以上続くなら，その気分の波は躁病/軽躁病エピソードの一部かもしれない。高揚気分があり，明らかに正常気分の範囲を超えているような場合は（現症でも病歴でも）他の躁症状も見つかることが多く，双極性障害と診断可能である。強調しておきたいのは，気分の波だけなら単極性うつ病にもよく起こり，診断的な意味はない，ということだ。気分の波があるときには，実際に起こっていることが何なのかを慎重に調べる必要がある。気分の波は双極性障害を疑う**きっかけ**になるが，これだけで診断を確定してはならない。

なぜ薬物(抗てんかん薬を含む)が効かないのか

急速交代型の由来は,リチウムに関する初期の研究にさかのぼる。リチウムが無効な患者は1年間に4回以上の気分エピソードを呈することが発見された。したがって,定義上リチウムは急速交代型に対し無効である。多くの臨床医が,他の薬物,特にバルプロ酸のような抗てんかん薬であればリチウムより効くはずだと考えるようになった。最近,初の無作為化比較試験が行われ,この予想の正否が検証された。結論はバルプロ酸もリチウムとほとんど変わらない,というものだった。つまり,基本的には無効だった。他の研究から,カルバマゼピンもリチウムと変わらないことが分かった。そして,ラモトリギンとプラセボを比較した2つの無作為化試験(1つは未発表)でも有意差は認められなかった。

> **注意!**
> 通説と違い,抗てんかん薬も双極性障害の急速交代型には無効である。急速交代型は広い意味で治療が効きづらい。気分安定薬はどれも単剤では無効である。そうした理由から,複数の気分安定薬の併用が必要となる。

つまり,後述する抗うつ薬の中止を除き,これだけで良くなる,という治療法はない。よって,急速交代型では抗うつ薬を抜いて複数の気分安定薬を使うべきである。そして,非常に根気よく待つ必要がある。このような処方を継続すると,経験上数年かかることもあるが,ゆるやかに改善が見られ,ときに完全寛解に至ることもある。

急速交代型の自然経過

双極性障害の急速交代型とは,1年間に4回以上の気分エピソードを呈し,過去に最低1回は躁病/軽躁病エピソードの経験があることである。1年間で起こる気分エピソードすべてが大うつ病エピソードでもよいことは覚えておこう。躁病/軽躁病エピソードが1年間起こっていなくても構わないのだ(とはいえ,少なくとも年1回は躁病/軽躁病エピソードを含むことが多い)。その一方,単極性うつ病での急速交代型は非常にまれである。というのも,単極性うつ病で躁病/軽

躁病エピソードがまったくないとすると，1年の間に短い大うつ病エピソードを4回も起こすことは考えにくい．単極性うつ病が急速交代型と縁がない主な理由は，単極性うつ病における大うつ病エピソードは自然経過で半年から1年も続くからである．双極性障害のほうが単極性うつ病より個々の気分エピソードが短いので，急速交代型がより一般的である．

　急速交代型は，1960年以前にはほとんど知られていなかった．Kraepelin，Bleulerなど当時の著者らは，さまざまな症例の経過に関して労を惜しまず詳細に記述したが，先ほどの定義に合致するような症例については，ほとんど触れていない．最初の記録は1970年代で，DunnerとFieveはリチウムに反応しない多くの患者が1年間に4回以上の気分エピソードを経験するようだ，と記している．この病型は双極性障害の20%に見られた．その後無数に行われた追試でも同様の結果が確認され，1996年には急速交代型がDSM-IVに追加されるまでになった．

　なぜ1960年以前には見られなかった急速交代型が，1960年以降では20%の割合で存在するようになったのだろうか．かつての調査手法がずさんだったからとは言えない．なぜなら20世紀初頭から中頃の精神科医は，現在の精神科医よりもずっと詳しく病歴をとっており，それは今でも信頼できる内容だからである．では1960年に何が起こったのだろうか（1960年に特に深い意味はなく，今から述べる新時代を切り開く出来事が起こった時期を大まかに指したいだけである）．急速交代型の発生と関係ありそうな事件は何かあるだろうか．ケネディ大統領の当選と，アメリカンフットボールリーグの初開催は関係がなさそうだ．私の考えでは，精神薬理学の躍進が大きな要因である．抗うつ薬と抗精神病薬は1960〜1970年代に普及した．中でも抗うつ薬は，第18章で述べたように，双極性障害の少なくとも1/4における急速交代化と関連している．抗うつ薬による誘発率で，急速交代型の罹患率を十分説明できるかもしれない．

　1975年，抗うつ薬と急速交代型の関連性がWehrとGoodwinにより初めて報告された．そして1979年にWehrらが追試を行い，1980年にはKukopulosらもそれに続き，関連性が繰り返し確かめられた．しかし，これらの非常に重要な臨床観察の結果は，その後の10年以上ほとんど顧みられなかった．そして今なお抵抗する精神科医もいる．

Wehr, Kukopulos らの意見は, 抗うつ薬の中断が, 急速交代型の治療において最も重要な判断だ, という点で一致している。大半の患者は, 抗うつ薬をやめれば急速交代を起こさなくなる。しかし, 抗うつ薬をやめた後にも急速交代が続く患者が少数ながらいる。これは, 抗うつ薬の使いすぎが永続的な急速交代を引き起こした可能性もあるということだ。

入手可能な文献と私自身の経験を元に, 私が有用だと感じた臨床上の注意点を以下に述べる。

- 抗うつ薬は急速交代型には原則禁忌である。しかし, 少数の例外(経験上は10％に満たない)はあり, 一時的にせよ継続的にせよ強固な抑うつ症状が存在する場合は必要になるかもしれない。
- 複数の気分安定薬が必要な症例がほとんどである。また, 非定型抗精神病薬は非常に重要な補助薬となる。
- 縦断的な経過を把握することは非常に役立つ。患者自身が自記式の気分チャートを使い, 気分の交代をある程度追いかけることができるようにすることが, 治療の評価には必要である。治療効果の評価に必要な期間は, うつ病では2か月, 躁病なら1か月で十分だが, 急速交代型では最低3か月必要である。
- 治療を成功させる鍵は長期的な目標に集中することである。短期的な抑うつ症状や気分の波に振り回されると, 長期的な治療が妨げられる。

急速交代型の病状評価と治療

急速交代型の経過は, 図解でもしないと追いづらいことが多い。患者の訴えはたいていはっきりせず, 操作的な手法で治療効果をきちんと評価することが困難である。過去の気分症状を尋ねた際に, 下記のような返事が返ってくるかもしれない。それを診断的にどのように評価すべきかを解説した。

- 「気分がものすごく不安定なんです」
→ あいまいすぎて診断に有用な情報なし。
- 「良いときも悪いときもあるけど, 期間とか頻度とかは別に関係ないです」

→気分エピソードの期間や頻度を尋ねると，このように説明されることがある。患者はエピソードの原因やきっかけにこだわるものだ。それらが臨床の役に立つことはあるが，診断にはあまり関係がない。診断だけを考えると，続発性の気分エピソードが否定されれば，エピソードの原因は何でもかまわない。大事なのは，単にエピソード中の症状に関する情報である。原因に関する憶測にこだわり，症状をあるがままに話さない患者は多い。

・「ずっとうつが続いています」
→双極性障害の急速交代型の患者は抑うつ気分に比重をおいた話をすることが多い。急速交代型の患者はうつ状態が長期化し重症になる傾向があることは確かだが，それまでの人生で1日も欠かさず抑うつ気分があったわけではない。現時点でうつ状態にある患者は特に，気分について尋ねられると初めは抑うつ症状を誇張しやすい。この手の発言は問診の中で詳細をよく聴取すべきだ。その結果，短い軽躁病エピソードだけでなく躁病エピソードの経験まで判明することも多い。これだけは覚えておいてほしい。1年のうち340日がうつ状態だったとしても，その間に4日の軽躁病エピソードが3回あれば，患者の診断は，1年間エピソードがつづく大うつ病ではなく双極性障害であり，急速交代型とも診断できる。この違いで，治療法はまったく違ったものになるだろう。

うつ状態を誇張し，気分の循環を無視しがち，という患者の傾向にうまく対処するには，気分チャートが役立つことが多くの研究で示されている。気分チャートの概念自体は，Kraepelin までさかのぼる。Kraepelin は数十年にわたる病相に関する情報すべてを要約し，患者ごとにカード1枚にまとめた。後に Adolf Meyer は，患者の人生全体を表にまとめて経過を追い，精神症状のきっかけとなる生活上の出来事に注意を払う，ということを強調した。

最近の研究者で，特筆すべきなのは Gabriele Leverich と Robert Post である。この2人は病相と生活上の出来事の情報を組み合わせ，双極性障害のための**生活チャート法** life chart methodology（LCM）を考案した。急速交代型に対する有用性は彼らも強調している。生活チャート法を用いれば，過去の病歴を振り返って記録することができ，今後の経過を追うために将来にわたって使うこともできる。評価者は

患者でも医師でもよい。患者の病識不足や貧弱な記憶という落とし穴を避けられるので、最も正確で信頼できるのは、医師が評価する前向きの生活チャート法である、というのが私の見解である。病識が十分にある患者では、前向きの自記式チャートも有用だろう。

> **Key Point**
> 双極性障害の急速交代型の治療経過を追うためには、気分チャートなどの補助手段が非常に重要である。病状の微妙な改善は俯瞰的な視点では見逃されがちだが、気分チャートを使うことで、よりはっきりと浮かび上がるからだ。

さらには、病状悪化も通常の診察場面では分かりづらく、あらゆる要因が関係していそうに見えるが、明確には分からない。一方、気分チャートをつけると、よりはっきりと背景の事柄との関係性が見えてくる。例えば、抗うつ薬の使用と急速交代型の病状悪化の関連性は、通常の診察場面では非常に捉えづらく再現しにくいが、気分チャートをつけたときに最も明白になる。

残念ながら、重症うつ病エピソード中あるいは気分変動が激しいときなど、調子が非常に悪いときほど、患者は自記式の気分チャートをつけたがらなかったり、つける力がそもそもなかったりする。このような要因から医師側でつける気分チャートが非常に重要になる。特に急速交代型の場合、具体的な指導をした上で生活チャート法を施行すれば、それが面接場面で中心的な役割を果たすこともある。これらの手法をどのように使って急速交代型の患者を治療するのかを、教育上有益な症例を用いて紹介しよう。

症例
患者は34歳の白人女性。主訴は「うつがずっと続いていてよくならない」。患者は抗うつ薬をいくつも服用してきたが、まったく効かないか、効いても少しの間だけだったと訴えた。処方されたことのある抗うつ薬は、fluoxetine、セルトラリン、パロキセチン、citalopram、venlafaxine であった。最も良く効いたのは fluoxetine だったが、半年で効かなくなった。その後3回ほど使ってみたが常に効果は一時的だった。双極性の要素が疑われ、抗うつ薬にリチウムが加えられ、3か月間続けられたが、効果は実感されなかった。体重が増えて忘れっぽくなったので、患者の希望によりリチウムが中止された。バルプロ酸も2か月ほど処方されたが効果がなかった。その

際も抗うつ薬は同時に処方されていた。

このような患者は，特に軽躁病エピソードに至る短い気分の波を慎重に評価しなければならない。患者が訴え，主に経験するのは抑うつ症状だが，患者が単極性うつ病か双極性障害なのかを見分けるため躁病／軽躁病エピソードの経験の有無を知ることが鍵になる。さらに急速交代型かどうかを判断するため，大うつ病エピソードと躁病エピソードの頻度を知る必要がある。これらの事柄は，実は非常に重要である。患者の現在の気分や，簡単な病歴だけでは不十分である。本当に必要なのは，表20.1に挙げた質問への回答である。患者だけでなく，友人や家族もこれらの質問に答えられないことは少なくない。しかし，主治医が尋ねなくてよいわけでもない。上記の症例では，表に挙げた質問への回答は図のようにまとめられた(図20.1)。

双極性障害患者の気分エピソードを時系列のグラフのような図に描いてまとめることが役立つことが多いようだ。そのようなグラフは一本線でひとりの人生を大雑把に表したものでしかないが，言葉では非常に把握しづらい情報が一目で分かる。薬物療法の大まかな期間も記入しておくと，治療の全体像が視覚的に理解でき，特に併用した薬物の関係は分かりやすくなる(例：気分安定薬が常に抗うつ薬と併用されていれば，単剤で処方された場合より効果が劣るかもしれない)。急速交代パターンが抗うつ薬の使用により増悪した経過が，こうした図解で明らかになることもあるだろう。図解を使わずに患者への質問でこのような評価をするのは非常に難しく，病歴を継ぎ目なく縦断的に捉えることも不可能だろう。

前述した症例に私がまず行ったのは抗うつ薬の中止であった。抗うつ薬の効果が不十分なのは明らかであり，これまで1度も抗うつ薬が中止されたことはなかった。急速交代パターンを抗うつ薬が悪化させている可能性があり，確認する方法は抗うつ薬の中止だけであった。患者はうつ状態だったが，無効な抗うつ薬の中断には積極的だった。

また，紹介状には，複数の抗うつ薬に加えリチウムとバルプロ酸が無効，と書いてあった。最初に私が受けた印象では，いずれの気分安定薬も十分な効果判定がされているとは言い難かった。なぜなら，常に併用されていた抗うつ薬が気分を不安定にし，気分安定薬の効果を相殺していた可能性があったからだ。

表20.1 急速交代型を適切に評価するために主治医が把握すべきこと

- 最初の大うつ病エピソードは何歳のときか
- 最初の躁病/軽躁病エピソードは何歳のときか
- 大うつ病エピソードは何回程度，そしていつあったのか
- 躁病/軽躁病エピソードは何回程度，そしていつあったのか
- 最後に起こった大うつ病エピソードはいつか。最長でどれくらい続いたか
- 大うつ病エピソードはどのくらいの期間続くことが多いのか
- 躁病/軽躁病エピソードが最後に起こったのはいつだったか
- 躁病/軽躁病エピソードはどのくらいの期間続くことが多いのか。最長でどれくらい続いたか
- 去年の気分エピソードは何回あったか
- 気分エピソード中の精神科関連の処方を評価せよ。気分エピソードの頻度は抗うつ薬の処方中に増えたか
- 気分エピソード中の物質依存を評価せよ。気分エピソードの頻度は物質乱用中に増えたか

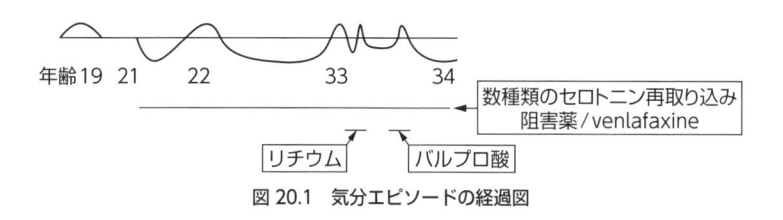

図20.1 気分エピソードの経過図

　抗うつ薬の中止後，気分安定薬の効果判定を再度試みた。この症例では，リチウムによる副作用として痙瘡が現れることを心配した患者は，バルプロ酸の服用を希望した。バルプロ酸(1,000 mg 1日1回就寝前，血中濃度は75 mEq/mL)を1か月続けると，抑うつ症状に対して中程度の効果があった。多少の鎮静感が生じたが，やがて軽快した。1.5 kgほど太った。抑うつ症状がつらくて待てないと患者が訴えたため，介入をもう一段進めることにした。この時点で第19章に掲載した治療戦略を参照すると，バルプロ酸とリチウムの併用か，非定型抗精神病薬の追加が選択肢に挙がった。患者は非定型抗精神病薬を選び，バルプロ酸による体重増加のリスクがすでにあるので，さらに太る可能性が低い薬物を希望した。リスペリドンとziprasidoneを候

補に挙げると，患者は不整脈のリスクを避けリスペリドンを選んだ。リスペリドンは0.5mg1日1回就寝前から開始した(急速交代型の女性には，副作用リスクから，いつも非常に低い用量で処方を始めるようにしている)。次に，1週間後に1mg/日まで増量し，2週間経過を見た。中程度の効果があったが，1.5mg/日では鎮静がかかりすぎ，1mg/日へ戻したが効果は持続した。最終的にバルプロ酸とリスペリドンを併用し，効果は長期間持続している。

第Ⅴ部
周辺分野あれこれ

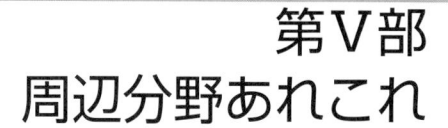

21 子供の気分障害とADHD

重要な概念
- 子供のうつ病は成人のうつ病と比べてはるかに双極性障害に発展しやすい。
- 子供の躁症状は注意欠如・多動症(ADHD)との鑑別が難しいことが多い。
- 子供の場合, 家族歴は診断の鍵になるので特に注目すべきである。
- 生物一般においてアンフェタミンは若齢の個体に有害である。子供に処方する場合は, 気分障害を除外した上で, 短期間に限って慎重に処方すべきである。
- 成人のADHDは診断概念として妥当性に問題があると思われる。なぜなら, 気分障害との鑑別ができないからである。診断の階層概念を適応すれば, ADHD症状だけをもつことはまれであり, 一般人口で正常の範囲に見られる非特異的な認知機能障害と明確に区別できない。

子供でもうつ状態になることは珍しくないが, 単極性と双極性のうつ病の鑑別と, 双極性障害と注意欠如・多動症(ADHD)の鑑別が, 子供の気分障害において, おそらく最も重要な問題だろう。治療反応性と双極性障害の症状の現れ方は, 成人と子供で多くの相違点があるようだ。

躁病

双極性障害の診断基準に含まれる症状は, 成人の研究に基づいている。子供の特徴については最近まで研究がなかった。入手できるわずかな研究報告からは, 次のような一般論が導き出せる。子供の双極性障害の現れ方は青年期(12歳以上)と青年期以前(12歳未満)で異なる。青年期では標準的な成人の基準による双極性障害の診断が十分可能とほとんどの精神科医は認めている。青年期以前に同じ基準を用いた診断が可能かどうかについては意見が分かれる。これまでの研究によれば, 成人の診断基準は青年期の患者を識別できる。しかし, 青年期の患者

が呈するのは主に混合性の躁病(青年期患者の80%)であり，純粋な躁病(成人患者の40%)ではない。青年期の患者にも，成人患者と同じく気分エピソードの合間に健康な期間がある。青年期の患者は躁病エピソードに混合性の特徴があり，抑うつ症状が目立つ。大うつ病エピソードの間はもちろん抑うつ的であり，エピソードが遷延することもある。そして，混合性のエピソードの間も沈んだ状態が続く。その差を見つけるには，気力や活動量の評価を重視すべきである。混合性エピソードにある青年期の患者はピリピリして，落ち着かず，睡眠欲求が減少し，過活動となる。純粋にうつ状態の患者は無気力で疲れている。青年期の躁病患者が最も陥りがちな行動は過度の性的活動である。青少年が成人と違って浪費や過労や遠出をしないのは，できる立場にないからというだけである。

対照的に，青年期以前には成人の躁病エピソードの診断基準を満たさないことがよくある。大うつ病の症状を呈することはあるが，躁症状の代わりに，怒りっぽさ，興奮，過活動や暴力行為あるいは器物損壊などとして，躁病様の症状が現れる。これらは ADHD だけでなく，Asperger 障害や，広汎性発達障害 pervasive developmental disorder など他の小児疾患でも同様に生じうる非特異的な症状である。躁症状は，期間をおかずに抑うつ症状へと急速に交代するようである。したがって，正常気分を基準にして比較することができないので，どこまでが躁症状か判別しづらい。青年期以前で性的関係をもつことは一般的ではないので，躁病でも性的活動の亢進は目立たない。また，症状が仕事や消費や旅行という形で現れることももちろんない。したがって，唯一特記すべき行動は，非特異的な過活動と攻撃性であり，前述のように他疾患でも非常によく見られる症状である。結論として，青年期以前の患者に症状だけで躁病を診断するのは難しいので，多くの小児精神科医がこの年齢層で双極性障害を診断することをためらう。

この論争に関しては，診断を症状に頼りすぎていることが原因だ，というのが私の見解である。第4章で述べたように，症状は疾患単位の4つの検証基準の1つでしかなく，ほかに家族歴，疾病経過，治療反応性もある。青年期以前の子供は，抑うつ症状，イライラした気分，攻撃性を評価してから，他の基準を当てはめ，初期の双極性障害と，ADHDや広汎性発達障害を含む他の小児疾患とを鑑別するのが無理のない方法だろう。抑うつ/攻撃性が目立つ病態であることが分かっ

たら，真っ先に取り上げるべき最も重要な疾患単位の検証基準は家族歴だろう．双極性障害の家族歴をもち，特に親や兄弟が罹患している場合は，抑うつ/攻撃性が目立つ青年期以前の子供が双極性障害である可能性は高い．急速交代型の経過で気分エピソードの合間に正常気分がなければ，それは青年期以前の双極性障害の観察研究によるエビデンスと一致する．さらに，気分安定薬の単剤療法や抗うつ薬との併用療法の薬歴があれば，診断の参考になるだろう（とは言え，診断の根拠としては最も信頼度が低い部類だが）．

注意欠如・多動症（ADHD）

青年期以前の双極性障害と注意欠如・多動症 attention deficit hyperactivity disorder（ADHD）との鑑別はとりわけ重要である．いくつかの可能性に分類してみよう．1つ目は，ADHDが単に双極性障害の**不完全型**という可能性である．つまり，青年期以前の子供は双極性障害を発症しても，成人と同じような症状を呈することができない．むちゃ買いをするクレジットカードももっていなければ，衝動的に飛行機で旅立つことも普通はできない．そして仕事もしていないので過労になりようもない．神経発達が未熟なために，観念奔逸や多弁や活動亢進など，成人患者によく見られるような症状を呈することが不可能なことも少なくない．ある中枢神経系の異常により，6歳でADHD症状を呈し，10～16歳で反復性うつ病を発症し，19歳からうつ病に加え躁病も生じ，双極性障害だった，と最終的に判明する患者もいるだろう．不完全型だという仮説にもいくらか根拠はある．最近の研究によれば，双極性障害の成人患者の10～30％が小児期にADHDの診断基準を満たす状態像を呈していたという．

2つ目の可能性は，ADHDと双極性障害の偶然の重複，つまり独立した疾患が合併した場合である．3つ目は，疾患はADHDのみで，双極性障害のような症状はすべてADHD症状であり，単にそう見えるだけ，という可能性である．

昔から言われているように，精神医学においては，疾病経過こそが病理である．他科では，診断についての論争は，病理医に問題となる臓器の標本を預け隠れた病気を診断してもらうことで決着がつく．概して精神疾患ではこのような方法は使えない．したがって，最終的に

は疾病経過が病態を把握する上で最も参考になる。実際は双極性障害の不完全型だがADHDのように見える子供であれば、やがて躁病エピソードや大うつ病エピソードを呈し、成人の双極性障害の診断基準を満たすようになるはずである。ADHDと双極性障害を合併した子供であれば、双極性障害を発症する一方でADHDの症状も残存することが多いだろう。ADHDだけをもつ子供であれば、その後に双極性障害の症状を呈することはありえず、ADHDの症状も成人になる前に消退することが多いはずである。

　親と児童精神科医は、そのような長期的な予後が分からない中で治療方針を決める必要がある。これは専門家の間でも意見が割れる問題であり、現時点で経験も調査も不十分なのは承知の上で、私の推奨する方針を述べたい。次に述べるような方針は合理性を欠いてはいまい。まず第1に、家族歴を重視すること。双極性障害の家族歴があれば、やがて双極性障害へと至る可能性がきわめて高い。第2に、興奮や攻撃性の症状を評価すること。診断の役には立たないが、子供の双極性障害でよく見られる。その一方で、双極性障害の併存しない古典的なADHDの特徴には、著明な抑うつ、不機嫌、攻撃性、興奮は含まれない。第3に、治療反応を評価すること。米国では中枢神経刺激薬が広く用いられ、ADHDに有効なことが多い。一方で、双極性障害には無効であり、ADHDと診断されても中枢神経刺激薬が無効な患者は双極性の傾向をもつ可能性があり、より注意を払うべきである。第4に、判断できないときにはヒポクラテスの金言に従うこと。すなわち「まず、傷つけることなかれ」。中枢神経刺激薬は双極性障害を悪化させうる。したがって、ADHDの診断がはっきりしないか、双極性障害が疑われるか、あるいはその両方の場合、中枢神経刺激薬の使用はADHDだけが明確に診断される場合ほど積極的には行わないほうがよいだろう。双極性障害が疑わしければ中枢神経刺激薬は避けるべきであり、リチウムや抗てんかん薬のような気分安定薬による治療を開始すべきである。また、非定型抗精神病薬も併用してよい。

　中枢神経刺激薬であるアンフェタミンの明らかな有害性も強調すべき重要な点である。すでに無数の動物実験により、アンフェタミンがラットの脳の発達に有害なことが分かっている。アンフェタミンの服用により、海馬容積の減少、ドパミン神経伝達の減少、ストレスへのコルチゾール反応の増加が確認されている。このアンフェタミンの作

用は，抗うつ薬やリチウムによる神経生物学的変化が神経保護的に働き，海馬容積を増加させ，コルチゾール反応を低下させるのと対照的であることは特記すべきである。すなわち，神経生物学的に，アンフェタミンはコカインなどの違法ドラッグと同じであり，他のたいていの向精神薬とは異なり，脳に有害なようである。さらに，動物実験によると，若齢期におけるアンフェタミンの摂取は，成熟後の**より多くの**抑うつ/不安に関連する行動と相関があるようである。

これらの動物実験の結果をそのまま人間に適用できないのは当然であるが，人間であり得ないこととも限らない。ヒポクラテス的処方を行うのであれば，他の向精神薬とは別物と考えて，1度は立ち止まって考えたほうがよい。

成人の ADHD

かつての通説と異なり，ADHD は成人期まで持続することが多い，というのが今では常識である。米国国民併存症調査 National Comorbidity Survey (NCS) によれば，成人人口の 3%，子供人口の 7% が ADHD に罹患している。これより，ADHD の子供の約半数が，成人してからも症状が遷延すると言えるかもしれない。しかし，ADHD と診断可能な成人の 86% は単極性うつ病か双極性障害を併存している。その理由には 2 つの可能性がある。成人の ADHD 患者のほとんどが，非常に運が悪かったために気分障害にもかかってしまった(またはこの 2 つの疾患が常に「併存」する疾患である)ということか，あるいは成人の ADHD という診断概念が実体を伴っていないかである。第 1 章で診断の階層概念について論じたが，気分障害のエピソード中に ADHD を診断すべきではない。例えば，ADHD と気分障害の合併は単に気分障害で認知機能障害が生じている(例：うつ病による集中力低下，躁病による注意転導性の亢進)という解釈もでき，ほかに明らかな併存の根拠がなければ診断できない。残念ながら，注意障害があれば何でも ADHD にしてしまうような，診断の順序が逆になっている精神科医が多い。

2 つの症候群の症状が全体の 86% の割合で一致するのなら，それらを同じ症候群と考えず，別々に分けることには意味がない，と私は考える。成人の ADHD という疾患が存在するならば，一般人口におけ

る ADHD の罹患率の3％のうち，2つを重複する群を除いた14％，つまり一般人口の0.42％が該当するだろう。この群は何を表すのだろうか。そして，ADHD の子供の多くが成人になっても症状が持続するという経過を観察した研究に関してはどうだろうか。そのような研究のほとんどは対照群を設定していない。私は健常な対照群をおいた研究を1つしか見つけられなかった。この研究では，成人に対し ADHD 様の認知機能障害が調べられ，次いで小児期の ADHD の既往が調べられた。ADHD 様の症状をもつ成人で，小児期の ADHD の既往が**ない**群は，小児期に ADHD の既往がある群とほぼ同数であった。すなわち，小児期の ADHD の既往にかかわらず，注意障害をもつ人はわずかながら存在する，ということである。このわずかな，全体の0.42％から成る気分障害を合併しない群は，小児期の ADHD の既往とは無関係に，非特異的な原因から認知と注意の障害をもち，単に一般人口における正常範囲の低下にすぎない，というのが私の見方である。

　それでは子供の ADHD に関してはどうだろうか。かつて信じられていた，小児期に寛解するという説のほうが，成人になるまで症状が遷延するという説より真実に近いように私には思える。子供の ADHD 症状はやがて消退することが大半のようである。それは一過性の神経発達障害に関連した症状のこともあれば，学校や家庭のストレスや，貧困や社会的階級が影響する心理社会的要因に関連した症状のこともあるだろう（上記を参照）。症状が持続して，成人後に典型的な気分障害や，ときに不安障害へと変化することもまれにある。別の言い方をすれば，そのような子供の ADHD は，後に生じた古典的な成人の気分障害や不安障害の不完全型である。いずれの状況でも，**成人の ADHD と呼ばれるような，他の疾患と区別して治療する必要のある成人期の精神疾患は存在しない**。

うつ病

躁症状と ADHD が重複する問題とは別に，もっと分かりやすい問題が，子供のうつ状態に関するものである。大うつ病エピソードを呈する子供が，双極性障害になる率と単極性うつ病に留まる確率はほぼ半々であるが，双極性障害は思春期後半か大学入学後に躁病／軽躁病

エピソードを発症するまで明らかにならないことがある。とはいえ，子供のうつ病は成人後のうつ病よりもはるかに高い確率で双極性障害に発展することを忘れてはいけない。発症年齢が若いほど単極性うつ病の可能性が低くなり，反対に双極性障害の可能性が高まる。ここでも双極性障害の家族歴が最もよい予測材料になる。大うつ病を呈した子供で双極性障害の家族歴があれば，やはりリチウムか抗てんかん薬の使用を真剣に検討する必要がある。非定型抗精神病薬は併用してもしなくてもよい。抗うつ薬の処方が認められるかどうかはさておき，処方するとしたら注意深く観察しながら処方すべきで，おそらく短期的な使用に限るに越したことはないだろう。

双極性障害の過剰診断

2006年，ボストンで4歳の女の子が亡くなった。双極性障害が疑われ，通常量で3剤が処方された直後であった。最初に双極性障害の可能性を指摘されたのは3歳の頃だった。この事件により，双極性障害は概して過剰に診断されており，特に看過できないほど若い年齢でその傾向が顕著だ，という懸念が広がった。

この白熱しがちな題目を論じる上で，私が最初にしておきたいのが診断と治療の区別である。治療法の有無や治療による副作用の有無は，その疾患の有無とはまったく関係がない。例えば，不幸にも癌になり治療の施しようがないこともあるだろう。だからといって，違う診断を下すのは科学的な態度とは言い難い。したがって，治療の問題は疾患概念の存在とは別に考える必要がある。ただし，「気分の波」のような曖昧な症状をもとに双極性障害の診断を子供に下すことに私は反対していることは明言しておく。

子供に対する気分安定薬の使用

上述したような考えを同僚に伝えると，よくある反応は「気分安定薬は子供に使うにはリスクが高すぎる」というものだ。実際にはそうでないことが多いのだが，仮にそうだとしよう。何度も言うが，その問題はその子が双極性障害かどうかとは関係がない。どう治療すべきかという別の問題である。

Holmes の原則をまず遵守する必要がある，というのが私の見解である．すなわち，すべての薬物は毒である．効果のエビデンスが少々あっても，すべての薬物は毒だと仮定すべきである．重要なのは，その薬物の効果の有無と，効果の有益性が毒性を上回るかである．

セロトニン再取り込み阻害薬（SRI）のような「安全な」薬物でも，少なくとも単剤で双極性障害に使用するのは不適切である．効果がなく副作用があるだけならば，危険性と有益性のバランスから使用は推奨されない．

中枢神経刺激薬のアンフェタミンも双極性障害には無効である．なぜならアンフェタミンは抗うつ薬でもあり，通常の抗うつ薬のようなリスクがあり，気分安定作用を欠く．加えて，脳の発達に有害であるようだ．無効かつ明らかなリスク（しばしば過小評価されているが）があれば，やはりこれらの使用にも反対する方向へと傾く．

気分安定薬でなければ何でもよいとばかりに，非定型抗精神病薬に頼ろうとする精神科医は多い．しかし，子供に対する維持療法薬としての有効性が無作為化試験で示された抗精神病薬は1つもない．これはエビデンスに基づく医療とは言い難い．躁病エピソードへの有効性が示された薬物はいくつかあるが，子供の大うつ病エピソードへの有効性が示された薬物は存在しない．また，非定型抗精神病薬に特有のリスクも存在する．一部には肥満とメタボリック症候群のリスク，そしてすべてに錐体外路症状のリスクがある．加えて，長期的な使用による神経生理学的な影響に関してもほとんど分かってない．繰り返すが，短期的な躁病エピソードへの有効性を除き，長期的な使用による有効性に関するエビデンスはない一方で，リスクは決して低くない．

これで気分安定薬が最後に残った．カルバマゼピンとバルプロ酸とラモトリギンは，てんかんで研究されていたが，双極性障害の子供に対しては研究されていない．そして，リチウムのエビデンスは観察研究に限られる．

情報が限られている現状では，子供に薬物を投与することに，なおさら慎重になるべきである．薬物療法を選ぶのであれば，成人の治験結果の延長線上で治療を考えるだろう．そこで推奨されるのは気分安定薬であるリチウムと抗てんかん薬であり，抗精神病薬ではない．

副作用のせいでリチウムやバルプロ酸の使用を躊躇するなら，妥協案の1つに低用量で使う方法がある．有効治療域は非高齢の成人を対

象に確立されたものであり，年齢で大きく異なる。高齢者ではリチウムの血中濃度は低めにする必要があることは知られているが，発達段階で脳の感受性が高まっている青年期以前の子供でも，少なくとも最初はリチウムもバルプロ酸も低めの血中濃度で使用するのが賢明である(リチウム 0.4〜0.6 mEq/L，バルプロ酸 30〜60 µg/mL)。このように，必ずしも治療選択は高用量のリチウムやバルプロ酸を「使うか使わないか」の2択ではない。用量が低ければ，関連する副作用が減り，服薬を続けやすくなるだろう。青年期以前の子供で，特に躁病の要素が軽く，非定型の場合は，躁病を予防しながら抑うつ症状や混合症状を改善させるのに，低用量でも十分効果があるだろう。低用量で忍容性が得られる一方でそれほど改善がなければ，用量を通常の治療域まで増量してもよい。この方針は研究で効果が示されたものではないが，効果が不明な点では同等である抗精神病薬や抗うつ薬の使用と比べれば，より安全で理にかなっていると私は考える。

トム・クルーズ効果

多くの精神科医が，私の主張の中でも特にADHD関連のものを疑いの目で見ていることは承知している。あるとき，成人のADHDが疾患単位として妥当性に欠ける可能性がある，と私が講演で話したところ，聴いていた同僚の1人が「トム・クルーズ[訳注1]みたいだったよ」と言った。この例に限らず，ADHDの話題には「トム・クルーズ効果」と私が呼んでいる現象が常に付きまとう。すなわち，どんな批判的意見も，精神医学に対する偏見に基づいた不当な攻撃のように精神科医は受け取るのである。これは私の意図とはまったく異なる。むしろ軽率に，成人のADHDのような流行りに乗り，アンフェタミンのような中枢神経刺激薬の有害性に関する生物学的エビデンスを軽視することこそが，批判者の攻撃をあおる結果になると考える。私の主張にも，反対する人の主張にも，何かしら間違いはあるだろう。どうか読者には，偏見を捨ててこの章を読んでほしい。

訳注1：米国の俳優。反精神医学の立場を公言しており，サイエントロジーの信者としても知られる。

22 気分障害の精神療法

重要な概念
- 症状の改善と社会機能の回復は，多くの患者にとってまったく別物である。
- 精神症状が軽快しても職業的機能と社会機能に障害が残ることはよくある。
- 社会機能の改善のため，精神療法か心理社会的介入が必要なことがある。
- 患者らで運営する自助グループは重要な心理社会的介入であり，参加することで予後改善につながる。
- 実存的な虚無感が，長期化した大うつ病エピソードの症状と誤解されることがある。医師患者間の治療同盟はこの虚無感に効果的であり，精神療法セッションとして定式化されていなくとも，有意義な実存的精神療法として成立することがある。

本書では治療として主に薬物療法に焦点をあてたが，精神療法と心理社会的介入に関する議論もある程度は必要であろう。

機能的回復という課題

気分障害に対する心理社会的介入の重要性を忘れてはならない。なぜなら，薬物治療で症状が軽快しても，社会機能は回復しない患者が多いからである。すなわち，症状が軽快しても，以前と同じ学業や仕事に戻るか，あるいは人間関係を修復して安定的な関係を取り戻すところまで回復する人は少ない。双極性障害の治療では，こうした症状と機能のずれが特に現れやすい。躁病エピソードの症状がほぼ完全に治癒した状態でも，2年後に機能的回復が見られる患者は全体の40％にしかならないという報告もある。家庭内で配偶者を含む家族との間に問題を抱え続け，フルタイムで働けない患者は少なくない。さらに，部分寛解に留まり，残遺抑うつ症状や気分の波が残る患者の大半は，社会機能の回復も不十分である。

すでに薬物治療に最善を尽くしており，薬物治療でそれ以上の改善

が期待できない場合もあるが，惰性で治療を続けてはならない。患者は完全な回復を願っており，それが可能なことは少なくない。そのためには，症状の完全寛解の達成だけでなく社会機能にも留意して治療する必要がある。薬物のさらなる増量が最善の方法なわけでもないようだ。なぜなら，あまり効果がないのに副作用が増え，かえってQOLが下がるからである。気分障害を治療する上で，症状と機能のずれを埋めて機能的回復を促すことを，精神療法と心理社会的介入に期待するのはおかしなことではない。

どの精神療法を選ぶのか

最も普及した精神療法が支持的精神療法や精神分析から派生した手法である現状で，今述べたようなことを根拠に気分障害の患者には必ず薬物療法と精神療法を併用すべき，とするのは安直すぎる。そのような結論はあまりに表層的で短絡的だと私は考える。

精神療法に関して臨床研究を行うことは可能だし，実際に実施されている。よって，気分障害に対する効果に何らかのエビデンスがある精神療法を重視すべきである。最も普及した支持的精神療法と精神分析に関しては，効果を裏付ける実証研究は残念ながらほとんどない。

気分障害に利用可能な精神療法とその説明を表22.1にまとめた。第8章で，単極性うつ病に対する認知行動療法 cognitive behavioral therapy (CBT) と対人関係療法 interpersonal therapy (IPT) を少し解説した。これら2つに加え，双極性障害の再燃予防に有効なのは家族療法と心理教育である。特に心理教育はもっと普及すべきだと私は思う。心理教育の習得は難しくないことと，双極性障害では病識の欠如が大きな問題になることが，その理由である。

支持的精神療法，および精神分析由来の精神療法のエビデンスは不十分だが，施行すべきでないということではない。この種の療法を学んだ心理療法家が多数派なので，ほかの選択肢がないことはよくある。しかし，ほかの精神療法を受けられるときにわざわざこれを選択する必要はない。

個人的に私は実存的精神療法を重視しており，患者のほぼ全員に施行している。**実存的精神療法** existential psychotherapeutic method とは，患者のためにただ「そこにいる」ことで，共感的なつながりをも

表 22.1 気分障害の精神療法

種類	実証研究	説明
支持的精神療法	なし	自我防衛を支持するよう努める。気にかける態度を示す。特定の理論なし
精神分析的精神療法	なし	背景にある感情を解釈するよう努める。自己洞察を導く。詳細な理論に基づく。過去の人間関係を重視することが多い
認知行動療法	あり	否定的認知が気分へ与える影響を減らすよう努める。ストレス対処に関する助言をする。残遺抑うつ症状に効果的
対人関係療法	あり	現在の人間関係に焦点を当てる。気分エピソードのきっかけ(よくない睡眠習慣など)を減らすよう努める
家族療法	あり	激しい感情表出を減らすよう努める
心理教育	あり	疾病への洞察と治療アドヒアランスの改善を得るよう努める
実存的精神療法	なし	共感をもって対話し、治療関係を最大限強固に保つよう努める

つだけでなく，治療同盟をどんな治療にも必須の要素として常に尊重して強化する治療法である。Ronald Pies が言いだしたことだが，治療同盟もある種の気分安定薬と見なせる。処方医にいつでも連絡でき，調子が悪いときに早めに受診できることや，あるいは薬物変更時にちょっとした電話をかけられることは，患者を安定させる治療同盟の要素である。双極性障害の治療において，気分安定薬は気分をおおむね安定させ，エピソードの頻度と重症度を下げるだろう。そして，多くの患者に残る軽い気分変動を治療する微調整型の気分安定薬として働くのが精神療法かもしれない。

気分障害による機能障害は，精神療法で改善しうる残遺症状(多くは抑うつ症状)による障害のこともある。しかし，ほとんど症状が残っていないのに機能障害が続くこともあり，そのような場合は，気分エピソードの結果残された慢性的な認知機能障害など，ほかの要因についても精査する必要がある。気分症状が薬物で改善しても，病気でいることに慣れてしまい，うつも躁もない生活の困難さに対処できないこともある。

これらの問題に対しては，修練を積んだ心理療法家による細やかな援助が必要である。そのような状況では，薬物以外の対応策が必要になる。

虚無感とうつ病未満の慢性的な抑うつ症状

前述のように，治療に最善を尽くしても，軽度から中等度の慢性的な抑うつ症状が残ることは少なくない。それは，疾患による抑うつ症状かもしれないが，何年もの間苦しんだことへの心因反応，すなわち実存的虚無感 existential despair の可能性もある。双極性障害の生物学的な気分エピソードが服薬で抑えられても，長い年月で多くのものを失い，虚しさを感じている患者は多い。そんなとき，実存的精神療法が役に立つだろう。医師患者間における治療同盟すらも，そうした状況では実存的精神療法と見なせる。薬物治療で重度の気分エピソードから回復した後にも軽い虚無感が続いたとき，治療同盟はそれを改善させる「プチ気分安定薬」として働く。薬物の増量が正解であることはまれである。患者への説明でよく使う例えだが，薬物は土木工事用ハンマーのようなものである。非常に病状が悪く，うつ病か躁病の急性期であるとき，薬物治療は重い気分症状を改善させることができる。しかし例えば，軽い抑うつ症状しかない状態で抗うつ薬を使っても，単に効かないか，躁病をきたすか，気分交代を加速させてしまうかである。必要なのは土木工事用ハンマーではなく，調律用ネジ回しである。強力な治療同盟と精神療法は，ときにその調律器具として作用し，部分寛解（と持続する機能障害）から完全寛解（と完全回復）へ導きうる。

その他の心理社会的介入

精神療法は精神科医が行ってもよいが，ソーシャルワーカー，臨床心理士，専門看護師が行ってもよい。特に臨床心理士やソーシャルワーカーは資格取得の過程で精神科医や看護師と比べ，しっかりとした精神療法の訓練を受けていることが多く，訓練の機会もますます増えているので，医療機関では彼らが精神療法を行っていることが多い[訳注1]。その他の心理社会的介入ももちろん重要だが，ソーシャルワークの範疇に入るものが多い。社会復帰施設やデイケアなどの在宅支援事業が

ここに含まれる。これらの環境によって、服薬アドヒアランスが向上し、社会機能も改善する。リハビリテーションで病状改善の程度に応じた負荷をかけることは、職業訓練の初期には非常に役に立つ。職業相談も重要で、キャリア形成に関して基礎的な事項を患者が学ぶことができる。患者を支援する人々のつながりを評価し、それを最大限活用する上で、家族療法も非常に重要な治療法である。

自助グループ

気分障害に関する心理社会的援助を行う組織は多岐にわたるが、この20年で最も成長したのは患者や家族の運営する自助グループであろう。例えば北米には National Alliance for the Mentally Ill(NAMI)や Depressive and Bipolar Support Alliance(DBSA)といった団体がある。同じ病気をもつ仲間からの励ましのほうが、専門職の権威ある立場の人物から何かを言われるより助けになることは少なくない。気分障害と付き合っていく大変さを共有する場として、家族にも自助グループは役に立つ。自助グループに定期的に参加している人は、治療アドヒアランスが高く、予後も良好な傾向がある。それが原因なのか結果なのかは不明だが、相関があることだけでも知っておいたほうがよい。

患者が自助グループの存在を知ることと、治療者がこのような団体と密接に協力して援助することの両方が重要だろう。患者、治療者、家族の協力が密であればあるほど、長期的な予後も改善する。

訳注1：日本では医師以外による精神療法は保険による診療報酬が認められないため、心理士やソーシャルワーカーによる治療は無報酬あるいは自費となり、普及が進んでいないのは残念なことである。

23 高齢者

重要な概念
- 抗うつ薬の中で薬物相互作用がほとんどなく，最も忍容性が高いのはcitalopram，bupropion，セルトラリンなどである。
- リチウムは高齢者に対しては非高齢者の半量で処方すべきだ。高齢者の場合，血中濃度は0.4mEq/mLでも双極性障害の治療域と考えてよい。
- 高齢者の双極性障害には，バルプロ酸はリチウムより忍容性が高い。
- 抗精神病薬の中ではziprasidoneとアリピプラゾールが最も忍容性が高い。

単極性うつ病

高齢者のうつ病は多い。60歳以上で初めて大うつ病エピソードを経験することは珍しくなく，発症率の1つ目のピークは30歳前後だが，2つ目のピークは60歳より上である。40歳以降での初回の気分エピソードは，隠れた身体疾患による続発性のエピソードであることが多い，とかつては信じられていた。そのような初発年齢が高い症例では，特に注意深く潜在的な身体因子を詳しく調べられてきたことも事実である。マネージド・ケアが始まる以前は，年齢にかかわらず気分障害の新患全員に頭部MRI，脳波検査，神経心理検査を行っていた病院もあった。マネージド・ケアが始まり，20代や30代で原発性の気分障害を発症した患者の検査は減少したが，40歳以降に発症した気分障害の患者にそのような検査を行うことは十分理にかなっている。

しかし一方で，60歳以降に初めてうつ状態になった患者の多くで，その原因となる身体疾患が特定できないことが徐々に分かってきた。身体因子が特定できない場合，加齢に伴う喪失感による大うつ病エピソードと解釈されることが多い。その喪失感は，家族や友人と死別した悲しみ，日常生活における身体能力の低下，仕事に関連した喜びの喪失，孤独，と関係が深い。身体疾患に併発することもあり，特に神

経疾患，循環器疾患，腫瘍と関連して生じることが多い。そのような患者に抗うつ薬を使用して心理社会的予後や身体疾患の予後が改善するかは明らかでない。一方，抑うつ症状が遷延すれば予後に悪影響をもたらす。常識的に考えて，そのような状況で精神療法や抗うつ薬治療を行うのは妥当な判断だろう。

非高齢者では忍容性が高い抗うつ薬でも，高齢者への使用では身体的副作用が非常に大きな問題となることがあり，特別な配慮が必要である。高齢者はほかにも身体疾患の治療薬を服用していることが多く，薬物相互作用の多い fluoxetine，フルボキサミン，nefazodone などの抗うつ薬は避けるのが賢明である。さらに，venlafaxine，ミルタザピン，三環系抗うつ薬(TCA)など鎮静作用の強い抗うつ薬は，高齢者の認知機能を大きく低下させることがあり，避けたほうがよい。TCA 全般は循環器系の副作用もあり，なおさら避けるべきである。パロキセチンは抗コリン作用があり，通常は避けたほうがよい。ここに挙げたどの薬物も実際は使えることがあるが，第一選択薬にはしないほうがよいだろう。

注意!

citalopram，セルトラリン，bupropion 徐放剤は，おそらく最も副作用が少ない抗うつ薬であり，高齢者のうつ病に対する有効性のエビデンスもある。

双極性障害

高齢者の躁病は，通常は長期にわたり双極性障害に罹患している患者に生じるが，未診断の患者や単極性うつ病と誤診されていた患者の躁病が明らかになることもある。視床梗塞や白質梗塞のような隠れた異常から続発性の躁病を発症することもある。双極性障害(特にⅠ型)を治療する際，リチウム，バルプロ酸，カルバマゼピン，ラモトリギンといった標準的な気分安定薬を処方に含めるべきなのは，非高齢者と同じであり，病因とは関係ない。

高齢者にリチウムを使う際は特に慎重になる必要がある。高齢者の血液脳関門は通過しやすくなっており，腎機能も低下している。その結果，高齢者はリチウム血中濃度がかなり低くても，血中濃度が高い

非高齢者と同程度の中枢神経系のリチウム濃度が得られる。リチウムの腎クリアランスも年齢とともに低下する。例えば，非高齢者において，中枢神経系のリチウム濃度を有効域とされる 0.4〜0.8 mEq/mL で維持するには，妥当な血中濃度とされる 0.8 mEq/mL に保つことが必要である。一方で，高齢者では中枢神経系で 0.4 mEq/mL であれば，血中濃度もほぼ同じレベルである。つまり，高齢者の血中濃度が 0.4 mEq/mL であれば基本的には有効治療域であり，非高齢者のリチウム血中濃度が 0.8 mEq/mL であるのと同等だ，ということだ。当然の帰結として，高齢者における 0.8 mEq/mL という血中濃度は非高齢者における倍の濃度に相当し，中毒域となりうる。残念ながら，多くの精神科医が 0.6〜1.2 mEq/mL を「有効血中濃度」とする検体検査の表記にだまされ，高齢者ではそれが間違いであることに気付かない。高齢者にリチウムを処方する際は，通常は低用量にとどめるべきであり，その量が実際の有効治療域となる。

注意！
リチウムは高齢者では脱水に伴う中毒の危険が高く，使い方が難しい。高齢者にリチウムを処方するなら非高齢者の半量にすべきである。0.8 mEq/mL では中毒症状が出現しうる。

バルプロ酸の血中濃度はリチウムとは対照的に，高齢者も非高齢者とおおむね同じでよいようだ。バルプロ酸のほうが治療域が広く，身体合併症がリチウムより少ないこともあり，バルプロ酸はリチウムより安全面でやや有利である。カルバマゼピンは薬物相互作用をもつ薬物が多く，ほとんどの高齢者はさまざまな疾患に罹患しており，常用薬も複数あるので，使いづらいことが多い。oxcarbazepine は，カルバマゼピンの代替薬として実用に耐えることもあるかもしれないが，カルバマゼピンと同等の効果が証明されているわけではなく，低ナトリウム血症のリスクは同様にあるため，モニタリングが必要である。薬物アレルギーがなく，発疹のリスクを了解した患者に限って，ラモトリギンも双極性障害による抑うつ症状で悩む患者の一部に有用である。

非定型抗精神病薬を使う際には，一般的に抗コリン作用と抗アドレナリン作用が少ないものが推奨される。特定の薬物に関する警告をこ

こで述べる。FDA による添付文書の警告によれば，リスペリドンは脳梗塞のリスク上昇と関連する可能性がある。因果関係がどの程度かは不明である。それ以外では，高齢者の興奮に対する低用量のリスペリドンの忍容性は高い。クエチアピンは抗アドレナリン作用が非常に強いため，特に高齢者で鎮静と起立性低血圧を起こしうる。高齢者は転倒に関連した死亡事故が少なくないため，起立性低血圧のリスクは慎重に評価・検討する必要がある。高齢になると Parkinson 症状も生じやすくなるので，この問題に関してはクエチアピンとクロザピンがいくらか有利である。一方で，クロザピンは強い鎮静作用に加え，痙攣発作や無顆粒球症のリスクもあるため，高齢者に使用するにはリスクが高い。低用量のアリピプラゾールや ziprasidone は忍容性が比較的高いかもしれない。特に ziprasidone の筋注は，高齢者の不穏に対して使用されることが増えている。ziprasidone とアリピプラゾールはメタボリック症候群のリスクがなく，糖尿病と心血管系の疾患リスクを増やさないので，一般的に高齢者には使いやすいだろう。オランザピンも躁病と不穏に効果的かもしれないが，クロザピンのようにメタボリック症候群のリスクがあるので，高齢者への長期的な使用には限度があるだろう。これらの薬物について，私は非高齢者の場合と同様に考えている。私の知る限り，現状では抗精神病薬全般の双極性障害に対するエビデンスは不十分であり，高齢者に対しても単剤で使うべきではない。必要なら標準的な気分安定薬と併用すべきである。

> ### Key Point
> 非定型抗精神病薬を使う際には，抗コリン作用と抗アドレナリン作用が極力弱い薬を選ぶこと。また，高齢者は錐体外路症状が出やすいことにも注意されたい。アリピプラゾールと ziprasidone は忍容性が最も高いだろう。

双極性うつ病の高齢者に抗うつ薬を使用する場合，特に注意すべきは身体的副作用であり，非高齢者では非常に忍容性が高い抗うつ薬でも，強い副作用を引き起こすことがある。ほとんどの高齢者は他の身体疾患の治療薬も服用しており，薬物相互作用を起こす薬物が多い fluoxetine，フルボキサミン，nefazodone のような抗うつ薬は避けたほうが賢明である。さらに，venlafaxine，ミルタザピン，TCA などの鎮静作用の強い抗うつ薬を高齢者が服用すると，認知機能を大きく

表 23.1 高齢者の双極性障害の治療薬

薬物	長所	短所	説明
気分安定薬	長期的な維持療法の鍵	リチウムの副作用が出やすい。カルバマゼピンの薬物相互作用が問題になりやすい	バルプロ酸とラモトリギンの忍容性がおそらく最も高い
抗精神病薬	躁病相の急性期や興奮に有用	単剤では長期的な効果はおそらくない。クロザピンとオランザピンにはメタボリック症候群のリスクあり。クエチアピンには鎮静と転倒のリスクあり。リスペリドンには脳梗塞のリスクの可能性あり。高齢者はEPSが起こりやすい	ziprasidoneとアリピプラゾールは忍容性が最も高い
抗うつ薬	うつ病相の急性期には有効かもしれない	双極性障害のうつ病相の予防には無効。薬物相互作用をもつ薬が多い	bupropion, セルトラリン, citalopramは忍容性が最も高い

EPS：錐体外路症状

低下させることがあり，避けたほうがよい。TCAは循環器系の副作用と躁転率の高さから，全般的に避けるべきである。パロキセチンは躁転率が低いという報告はあるが，抗コリン作用が厄介であり，混乱などの副作用が生じやすい。今挙げたどの薬物も実際には使えることがあるが，第一選択薬にはしないほうがよいだろう。citalopram, セルトラリン，bupropion徐放剤は，おそらく最も副作用が少ない抗うつ薬であり，高齢者のうつ病に対する有効性のエビデンスもある。そして，双極性うつ病に使用した際の躁転のリスクも比較的低い。非高齢者に使用するときと同様に，抗うつ薬の使用を通常は短期間に抑え（急性期にだけ用いて），回復後は中止することを私は強く推奨する。抗うつ薬は無作為化試験で維持療法への効果を認めず，長期的には気分不安定薬として働き，病態を悪化させるリスクがあるからである（表

23.1)。

　まとめると，双極性障害の高齢者は，非高齢者と同様，標準的な気分安定薬で治療すべきである。しかし，リチウムは高齢者には使用しづらく，バルプロ酸かひょっとするとラモトリギンのほうが役に立つことが多いかもしれない。抗うつ薬の中では最も薬物相互作用の少ない bupropion，セルトラリン，citalopram が有用だろう。そして，抗精神病薬の中ではメタボリック症候群のリスクが最も低い ziprasidone やアリピプラゾールなどを低用量で用いるのが，最も忍容性が高いだろう。とはいえ，これらで興奮を抑えられなければ，ほかの抗精神病薬が必要になることもあるだろう。

24 統合失調感情障害の謎

重要な概念
- 統合失調感情障害の診断はあいまいに行われることが多い。
- 注意深く病状を評価すると，統合失調感情障害はほぼ3群に分けられる。
- 気分症状が精神病症状より優位な群は，おそらく双極性障害の重症型であり，気分安定薬を積極的に使うべきである。
- 精神病症状が気分症状より優位な群は，おそらく軽度の統合失調症であり，抗精神病薬を積極的に使うべきである。
- 精神病症状と気分症状が同程度の群は，おそらく統合失調症と気分障害の真の併存例であり，抗精神病薬に加え，気分安定薬あるいは抗うつ薬を積極的に使うべきである。

統合失調感情障害の5つの仮説

統合失調感情障害には5つの仮説がある（表24.1）。統合失調感情障害をそれだけで1つの独立した疾病と捉えるのが仮説1である。DSM-Ⅳにおける独立した診断基準は深みに欠けるが，その1例と言えるだろう。双極性障害から統合失調症まで連なる精神病という連続体の中間層を，統合失調感情障害と捉えるのが仮説2である。この仮説はKraepelinによる双極性障害と統合失調症という二分法を認めていない。統合失調感情障害を統合失調症と気分障害の併存例と考えるのが仮説3である。これはKraepelinの二分法と矛盾せず，症状の併存は偶然によるものとされる。統合失調感情障害を，基本的に双極性障害の変異型と考えるのが仮説4，統合失調症の変異型と考えるのが仮説5である。

統合失調感情障害の症候学

臨床医がある診断を下す際，最も注意を払うのが症候学である。症候

表24.1 統合失調感情障害の5つの仮説

1. 独立した1つの疾患
2. 精神病という連続体の中間層
3. 統合失調症と気分障害の併存
4. 双極性障害の重症型
5. 統合失調症の軽症型

に絞って言えば，**統合失調感情障害** schizoaffective disorder とは，単純に精神病症状と気分症状の連なりの中間にいる患者を表す病名である。気分障害と違う点は，精神病症状の出現が一過性でないことであり，統合失調症と違う点は，気分症状がある程度存在することである。臨床的に，これらが併存する病態に分類される患者は少なくないようだ。実際，そうした患者を報告した最初の原著論文の発表は1933年までさかのぼる。さらに，Kraepelin 自身も，躁うつ病と早発性痴呆[訳注1] dementia praecox の両方が合併したような症状をもつ患者はかなりの数存在する，と考えていた。したがって，気分障害と精神病性障害の区別を最初に唱えた Kraepelin でさえその併存を認めており，両者が併存する病態があること自体に異論がある精神科医はほぼいないと言ってもよいだろう。

症状が重なる患者の存在が，統合失調症と気分障害それぞれが独立した存在であることを否定するわけではない。第1章で述べたように，疾患単位の検証基準には症状・疾病経過・治療反応性・家族歴の4つがあり，症状はその1項目にすぎず，他の観点から統合失調症と気分障害は異なる疾患だと分かる。同時に，統合失調症であれば気分障害ではなく，気分障害であれば統合失調症ではない，とは言えず，それぞれの症候群を「全か無か理論」で扱うべきではない。統合失調症と気分障害の症状がそれぞれ異なるということは，これらが通常は重ならないというだけで，決して重ならないということとは別である。実際，優れた有病率調査の報告によると，気分症状と精神症状の両方を呈した患者は，気分症状が主の群と精神症状が主の群に大別されたが，両症状を同程度に併せもつ群もいた（図24.1）。

統合失調感情障害という疾患の存在自体が，Kraepelin による統合

訳注1：統合失調症の古い呼称。

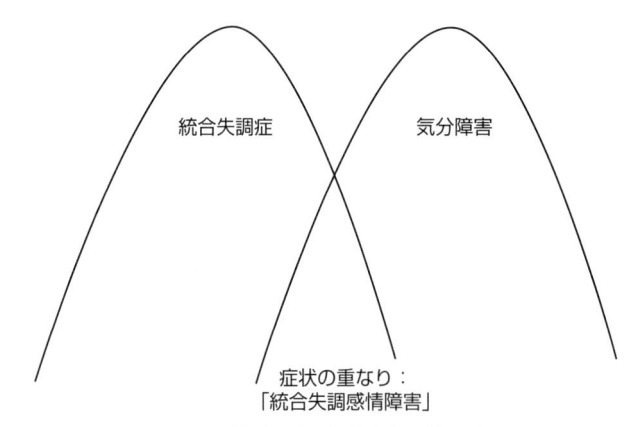

図 24.1 統合失調症と気分障害の症状の差異

失調症と気分障害の二分法に対する反証だという主張もある。すでに説明したように，この主張は間違っている。併存例の存在は決してありえない事態ではなく，症状は疾患単位の検証基準の1つでしかない。Kraepelin による診断体系を否定するには，遺伝，経過，治療反応に関する研究データを参照する必要がある。

遺伝

Key Point
仮に統合失調感情障害を独立した疾患と考えるなら，統合失調感情障害がそのまま遺伝することが予想できるだろう。しかし，現在その点はあらゆる遺伝研究で否定されていると言ってもよい。

統合失調感情障害は，同疾患の患者家族にばかり発症するわけではない。むしろ，さまざまな調査によれば，特徴的な遺伝様式をとるようだ。双極性障害の家族調査では，統合失調感情障害の双極型の有病率が高い。統合失調症の家族調査では，統合失調感情障害のうつ病型の有病率が高い。そして，両患者群を比較した多くの優れた研究から，一般人口や統合失調感情障害の家族歴がある人に比べて，統合失調症または双極性障害の家族歴がある人に統合失調感情障害をもつ患者が

多いことが分かっている。

　このような結果になる理由にはいくつも仮説を立てられる。双極性障害の重症例が統合失調感情障害の双極型とされることもあれば、統合失調症の軽症例が統合失調感情障害のうつ病型とされることもあるようだ。ほかに、統合失調症と双極性障害の両方が家族歴に含まれる患者もいるようであり、これには2通りの説明が考えられる。(1)統合失調感情障害はKraepelinによる統合失調症と双極性障害の二分法に対する反証にほかならない。精神病症状を伴う疾患は区別できず、すべてを1つの連続体と見るべきである。(2)統合失調感情障害とは、単にたまたま統合失調症と双極性障害(か単極性うつ病)が**併存した状態**を表すだけで、糖尿病と喘息が併存するのと変わらない。主に遺伝学的な見地から、統合失調感情障害が独立した疾患概念だという仮説は否定的だが、他の4つの仮説については可能性はまだ残っている。

経過と予後

> **Key Point**
> 統合失調感情障害の経過と予後に関する研究結果は比較的一貫している。予後は双極性障害より悪いが、統合失調症ほど悪くない。また、うつ病型の統合失調感情障害は双極型に比べて回復率が低い。

これらの知見も残りの4つの仮説と矛盾しない。仮に連続体としての単一精神病が存在すれば、双極性障害は障害が軽いほうの端、統合失調症は障害が重いほうの端に位置し、統合失調感情障害はその間に位置することになるだろう(図24.2)。したがって、統合失調感情障害の経過と予後は両者の中間域にあるだろう。一方、両者の併発であれば、統合失調症ならより厳しいはずの予後が、双極性障害の併存により和らぎ、結果的に中間の経過となることが予想される。さらに、統合失調感情障害の双極型が双極性障害の変異型であれば、双極性障害より重いが統合失調症より軽い経過と予後が予想される。また、統合失調感情障害のうつ病型が統合失調症の変異型であれば、治療反応が比較的よい気分症状をもっている分だけ、統合失調症より予後良好だと予想される。

　まとめると、経過と予後に関する調査研究も、統合失調感情障害を

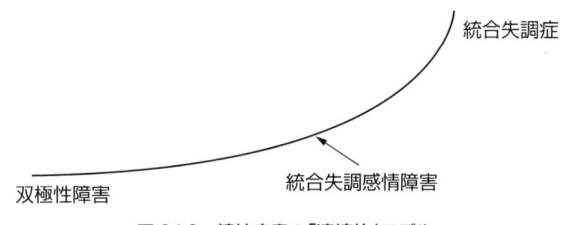

図 24.2 精神疾患の「連続体」モデル

独立した疾患とする仮説以外を支持する点では遺伝研究と同様であった。

治療反応

治療反応性は，疾患単位の検証基準の中で最も特異度が低いが，それでも役に立つこともある。統合失調感情障害の治療に関する研究はほとんどないが，一般的には統合失調症と同じく長期的な抗精神病薬の投与が必要であり，気分障害のそれぞれの亜型と同じく気分安定薬（双極型）か抗うつ薬（うつ病型）が必要だと考えられる。治療反応に関しても，統合失調感情障害を独立した疾患と見なす仮説以外の 4 つの仮説とは整合性がとれている。

最終結論

よい落とし所はどの辺りだろうか。最も明らかなのは，DSM-Ⅳにおける分類はさておき，統合失調感情障害が統合失調症とも双極性障害とも独立した疾患だというエビデンスはないことである。症候学に関する研究の結果には幅があるが，厳密にデザインされた信頼性の高い研究では，精神病症状をもつ群と気分症状をもつ群に違いが認められており，多かれ少なかれ，統合失調症と気分障害という Kraepelin の二分法と矛盾しない傾向にある。ヒトでも（動物でもなんでも）現実世界の観察研究において，症状の部分的な重複が観察されることは経験的に分かっている。したがって，症候学に関する研究の結果からは，単一精神病説に分が悪い。

統合失調感情障害が統合失調症と双極性障害の併発だとすれば，疫学的に罹患率は両者に比べて非常に低いだろう。すなわち，偶然に併発する確率と同程度の発症率のはずなので，統合失調感情障害は非常

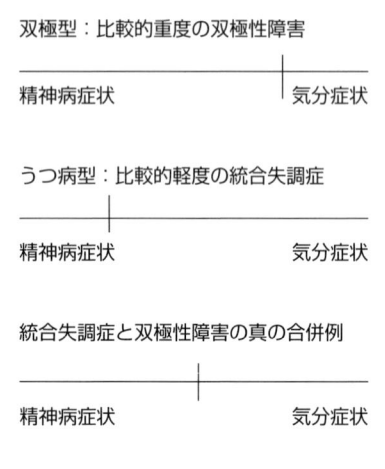

```
双極型：比較的重度の双極性障害
─────────────┼─────────────
精神病症状              気分症状


うつ病型：比較的軽度の統合失調症
─────────────┼─────────────
精神病症状              気分症状


統合失調症と双極性障害の真の合併例
─────────────┼─────────────
精神病症状              気分症状
```

図 24.3　統合失調感情障害の 3 分類

にまれな疾患であるはずだ。臨床での印象はその逆だが，確かに疫学調査では一般人口中の有病率は少なく，0.5％を下回る。これは，統合失調症(1％)や双極性障害(2～4％)の有病率に比べるとかなり少ない。

　これらを考慮すると，現状の診断的調査と矛盾しない 3 つの仮説が残る。これら 3 つを私の経験も踏まえ統合した最終的な分類を以下に要約する(図 24.3)。

1. 主に躁症状と抑うつ症状を経験し，多少の精神病症状が併存する患者は，統合失調感情障害の双極型と診断され，重度の双極性障害と見なせる。気分安定薬を積極的に用いた治療が必須であり，抗精神病薬の優先度はそれより劣る。予後は比較的良好である。
2. 主に精神病症状を経験し，躁症状はなく多少の抑うつ症状が併存する患者は，統合失調感情障害のうつ病型と診断され，やや軽度の統合失調症と見なされる。積極的な抗精神病薬の使用が必要なことがほとんどだが，抗うつ薬はそれほど積極的に使わなくてもよいようだ。予後は統合失調症よりよいが，劇的に違うということはあまりない。この分類は，統合失調症と大うつ病エピソードの併存とは別物である。併存症の場合，大うつ病エピソードの数はせいぜい 2,

3回までで，期間は短く，間が空いており，心理社会的なきっかけがあることが多い。統合失調感情障害のうつ病型では，精神病症状より頻度は低いものの，抑うつ症状は頻繁に，持続的に生じる。
3. 真の統合失調感情障害と言えるような患者もいる。彼らは精神病症状と気分症状をほぼ等しく経験する。ここに分類される患者は統合失調症と気分障害の真の併存例で，予後はそれらの中間である。治療に関しては，抗精神病薬に加えて，気分安定薬または抗うつ薬の積極的かつ継続的な投与が必要になる。

統合失調感情障害の診断がつきそうな患者は，上記のように3群に分類できる。最も当てはまる群に患者を分類することで，治療の方針がより明快になる。

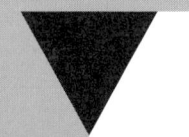

第VI部
臨床家と家族へ

25 臨床医のための気分障害面接ガイド

重要な概念

- 薬物療法はまず初めに診断ありきである。あくまで診断をした後に治療がある。これが Ghaemi の鉄則である。よって面接では，診断のための情報収集と，診断に基づく治療選択の医学的説明に時間を割くこと。
- 必ず家族や友人などから病歴を聴取するよう努めること。患者自身の訴えをあてにしてはいけない。前医の紹介状も，バイアスのかかった情報源である可能性がある。
- うつ状態を同定した時点で，**病状経過**に関する質問に移ること。
- 過去の躁病／軽躁病エピソードに関しては，できるだけ時間をかけて問診すること。
- 続発性うつ病の原因になる要素を把握すること。ただし心理社会的因子を気分エピソードの原因と拡大解釈してはならない。
- 躁病について尋ねた後に，次いで面接で時間をかけるべきは詳細な治療歴の聴取である。特に経過中の薬物使用歴と治療期間が重要である。
- 患者には病名を告知すること。そして，その病名であって別の病名ではないことの根拠を示すこと。
- 診断がついた後は，推奨する治療の話にただ移ればよい。

私の経験から言えば，診察室におけるうつ病と躁病の評価法の重要性を，十分理解していない臨床医は少なくない。本章では，気分障害患者の診察に私がどう取り組んでいるかを概観する。初診時の面接の流れについて表 25.1 に要約した。実際に私が臨床で使っている臨床評価表の完全版を付録 B に収録したので参照してほしい。

診察を始める前に：家族と友人に同席を依頼する

診察を始める前に外来待合室にいる患者のところに行くと，家族や友人も一緒に来ていることが多い。たいていの場合，同行者はそのまま

表25.1 初診時面接7ステップ

1. 現在の大うつ病エピソードを同定する（5分）
2. 抑うつ症状の経過を把握する（5分）
3. 過去の躁病/軽躁病エピソードについて見極めるため，時間をかけて質問する（10～15分）
4. 続発性うつ病の原因となる要素を尋ねる（5分）
5. これまでの治療歴を入手する（5～15分）
6. 診断の根拠を話し合う（5分）
7. 治療選択肢を話し合う（5～10分）

注：推奨される面接時間は患者の病歴の複雑さにより異なる。気分障害と診断されたばかりで未治療の患者には，治療歴を聴取しなくてよい一方，経過やエピソードのきっかけを尋ねて診断の妥当性について話し合うことにもっと時間をかけるべきである。治療歴が長い患者は，治療歴の聴取に時間をかけるため，他の時間を短縮したほうがよいかもしれない。

最初から最後まで待合室で座っているだけである。問診時に他の人を同席させない精神科医はとても多いが，私は必ず同席してもらう。むしろ，可能なら初診時に家族か友達を1人連れてくるよう，前もって患者に伝えている。これには理由が2つある。1つは，家族や友人がいると病歴の裏がとれることである。患者に躁状態の自覚がなく過去の躁病エピソードを否定しがちな場合でも，第三者は正確な病歴を語ってくれる。2つ目は，治療選択肢について話し合う際，そばに第三者がいるほうが，提案した治療プランが適切に理解され実行される可能性が高まるからである。すなわち，複雑な治療選択肢を説明しても，うつ状態の患者には正確な理解が難しい。一方で，一緒に家族が聴いていれば，後で本人に繰り返し説明することができる。また，家族がその場にいなければ，主治医が何と言ったかを患者が後で家族に説明しなければならなくなる。家族にとっても，受けるべき説明は伝聞より直接のほうがよい。

　内密にしたほうがよい話題になることを心配するなら（そういった話題はもともと診断には直接影響しないことが多いのだが），問診を中断し家族に数分間席を外してもらう。その後は最後まで同席してもらい，診断に関する意見と推奨する治療を伝える。

注意！
患者が1人で受診しないようにしよう。初診時の面接では，家族や友人に同席を依頼すること。

うつ状態に関する質問から始める

患者の主訴は「うつ」であることが多い。ここで精神療法の格言を1つ。「患者の主訴から面接を始めるのが最もよい方法である」。このように，臨床的なうつ状態の存在に関する話題から面接を始めると，患者に否定されることなく，スムーズに話が進むことが多い。

　大うつ病を同定するのは，ある意味で次の段階に進むためである。すなわち，現在の大うつ病エピソードの存在を知ることは比較的容易であり，診断基準の項目をさっと確認するのに5分もかからないが，診断はここで終わりでなく，むしろ始まりでしかない。なぜなら，第1章で論じたように，うつ状態は診断ではなく，単に所見と症状の集合体でしかないからである。いわゆる妥当な診断とは，双極性障害，続発性うつ病，単極性うつ病などである。単極性うつ病と診断するには，双極性障害と続発性うつ病の除外が必要だ。したがって，大うつ病エピソードを同定したら，特にそれが現在のエピソードであれば，直ちにうつ状態の話題を切り上げて，過去の躁病/軽躁病エピソードと続発性うつ病をきたす原因（主に身体的）を探しだす質問に移るべきである。

　ここで，患者のうつの程度，絶望感と無力感のどちらが強いか，症状が定型か非定型か，などを尋ねるのに時間をかけるのはよくない。これらの特徴は，治療や予後を考える上では大事だが，双極性うつ病を続発性や単極性のうつ病と鑑別する役には立たず，診断における必要性は薄い。

> **Key Point**
> 大うつ病エピソードを同定した後は，抑うつ症状の経過や過去の躁病に関する話題に移ること。現在の抑うつ症状を詳しく分析しても，診断には役立たない。

　もちろん，現在の精神病症状の評価も診断・治療的に重要であり，

自殺リスクの評価は臨床上，必ず行うべきである。しかし，うつ病を確認した直後に取り組むべきは，病状全体の経過の把握と過去の躁病/軽躁病の有無の確認という，手間はかかるが，診断上有用な仕事である。

気分障害の経過を把握する質問にさっさと移る

気分障害の経過を把握することは非常に重要だが，きちんとなされていることはまれである。前述のように，現在の大うつ病エピソードの細かい症状とは異なり，気分症状の経過の把握は，双極性障害と単極性うつ病の鑑別にも，続発性うつ病の診断にも役立つ。単に「うつ状態である」と言えば診断の作業は終わったものと勘違いし，大うつ病エピソードの初発時期，エピソードの回数，持続期間，きっかけ，エピソード間の残遺症状などについてはまったく尋ねようとしない精神科医があまりに多い。

診断に重要な項目は，**発症年齢，大うつ病エピソードの回数，大うつ病エピソードの期間，エピソード間の状態**である。最初に起こった大うつ病エピソードがどれほど前か患者に尋ねるときは，大うつ病エピソードの定義に従い，抑うつ気分または興味の低下に他の基本症状が伴い，それが毎日，ほぼ1日中，何週間も続いた時期を質問し，患者が思い出す手助けをするといい。

次に，過去の大うつ病エピソードが続いた期間を尋ねる。患者は首を傾げ，何も答えられないことがよくある。「私が勘で決めるより，ご自分で思い出されたほうがまだ正確でしょう」と私は患者によく言う。患者も重要性を理解する必要があり，しっかりと考えてもらうほうがよい。エピソードの期間は1つ1つ正確である必要はなく，平均的な期間のほうが患者も思い出しやすい。患者が頭を抱えてしまったときは，1か月以上，1か月未満，半年以上，1年以上といった選択肢を与えるとよい。単極性うつ病であれば，大うつ病エピソードは半年から1年以上続くが，双極性障害では3〜6か月ほどとより短く，この分類は診断に役立つ。理想を言えば，未治療期間も聞いておくと，薬物に影響を受けていない時期の自然経過が把握できる。また，治療に反応しなかった期間も自然経過を反映している。

次に，大うつ病エピソードの経験回数について「今みたいにとても

落ち込んだ状態になったのは何回目ですか」と尋ねる。うつ状態の患者は，過去の抑うつ症状を誇張して話すことが多い。「もうずーっとうつなんです」という悲壮な答えが返ってくることはよくある。「本当に？毎日まったく変わりなく，ずーっとうつだとすると，これまでの人生でうつでない日は1日もなかったんですか」と私は応じる。たいていは前の質問に戻ることができる。「では何回目ですかね」，「分かりません」。ここでも「たった1回だけですか？それとも2〜3回ですか？5回以上ありました？それとも10回か20回くらいありましたか？」と選択肢を提示する。病歴上，気分エピソードの数が明らかに多く10回や20回を超えている患者もいるが，この場合は回数が正確でなくともよい。患者が経験したエピソードが単回か2,3回であれば，診断にもかかわる。2,3回以内のエピソードは単極性うつ病では普通だが，双極性障害では珍しい。とりわけエピソード期間が短く（3か月以内），エピソードの数が多い患者は双極性障害であることが多い。

最後に，大体のエピソード数を把握したら，エピソード間の状態を調べる。これは難しくないことが多い。というのも「うつがずっと続いている」と患者本人が訴えるときには，エピソード間の気分変調か閾値下のうつ状態が示唆され，正常気分のことがあれば本人か家族が明確に説明できるからである。「今まで，うつの症状がなく普段の自分と変わらない，ほかの人と同じように気力がある状態が数週間か数か月以上続いたことはありますか」と尋ねることで，正常気分の時期が明らかになれば，そこと比較することで，過去の躁病エピソードはより見つけやすくなる。

過去の躁病／軽躁病エピソードの評価に時間をたっぷりかけること

問診では通常，現在の大うつ病エピソードの確認に5分，うつ病の経過を把握するのに5〜10分をかける。次に，過去の躁病／軽躁病エピソードの可能性について，時間を十分に（15分。それ以上でも可）かけて詳しく尋ねる必要がある。残念ながら1つの質問で済ませるか，いくつか尋ねるにしても，あっという間に次の話題に移る精神科医が多いのだが，ここは診断にも治療にも非常に重要な要所である。双極性障害への偏見から患者が過剰に構えてしまうことを避けるには，遠

回しな質問から始め，ゆっくり時間をかけて尋ねる必要がある。

　私は，開かれた質問で始めることが多い。過去のうつ病の経過を把握する過程で，正常気分だった時期を同定できたときには特にそうである。そして「気分は悲しくも暗くもなくて，落ちこんでもいないけど，いつもの自分とも違う，うつとは逆のような状態になったことはありますか」と尋ね，曖昧な返答が返ってきたら，「普段の落ち込んでいないときの自分に比べて活気がでた時期や，仕事がはかどったり，寝なくても大丈夫になったり，疲れにくくなったりして，周囲の人と比べて元気になった時期はありましたか」，あるいは「怒りっぽくて，イライラするけど，落ち込んではいなくて，気力は十分あり，活発だった時期は今までありましたか？」と，より突っ込んだ質問をする。

　上記の質問で躁病を疑う要素が見られた患者と，躁病が前医で疑われていた患者に対しては，躁病の診断基準に誘導するのではなく，それに関して自分の言葉で語ってもらうために，開かれた質問をする。「その『いつもより元気で気力に満ちていた』あるいは『躁病か軽躁病状態かもしれないと感じたか，そう誰かに言われた』という時期は，どんな気持ちで，何をしていたのか，他の人の評価はどうだったかを教えて下さい」。

　ここで重要なのは，**患者の言葉を一言一句そのまま記録する**ことである。これは非常に重要である。双極性障害の診断は議論になりやすく，医師によって違う診断を下される患者が多いので，患者に自分の言葉で語らせ，コミュニケーションの食い違いを避けることには大きな価値がある。カルテにこう書いた場合のことを考えてみよう。「患者は高揚気分，睡眠欲求の減少，観念奔逸，注意転導性亢進，目的指向性活動の増加が5日間続いている」。患者が反論し，他の精神科医に意見を求めるかもしれない。その医師が双極性障害の診断に懐疑的であれば，患者の訴えに関する私の解釈を信じないだろう。だが，次のように書けば，誰も躁病エピソードを否定できない。「患者によれば『元気がみなぎって何でもできそうな気分で／もう無敵って感じ／自分が誰よりも賢くて，何でもできると思った／何日も眠らなくても平気で，元気だった／ときどき軽率なことをしちゃいました／頭の中がとっ散らかって，ついていけなかった／夜中に目が覚めて5回部屋を掃除した／その次の日は，そのままで何の不都合もないのに家の内装と外装のペンキ塗りをした／1週間後にまた別の色に塗り替えた』と

言う」。

注意！
躁症状は，患者の言葉をそのまま記録すること。患者に自分の言葉で語らせる。精神科医は，他の医師が下した躁病の診断を疑ってかかるので，患者の訴えを専門用語に翻訳してはならない。

　躁病/軽躁病エピソードが同定できたら，診断のための診察は終了である。患者は双極性障害である。しかし躁病/軽躁病エピソードが同定できなければ病歴聴取を終わらせてはならない。躁病/軽躁病エピソードが過去になかったことを第三者にも確認する必要がある。家族か友人が面接に同席すれば，非常に能率よく確認作業が進む。同席者がいない場合，躁病の診断基準項目の有無を電話で手早く確認する必要がある。私はこの確認の電話を診察中にかけることも，後でかけることもある。

続発性うつ病をきたす要因を吟味する

続発性うつ病の原因は，ほとんどが何らかの身体疾患だが，心理社会的因子のこともある。重要なのは，単なるきっかけと原因を区別することだ。**きっかけ**とは，気分エピソードに至る過程の最後の出来事のことだが，唯一の原因ではなく，最大の**原因**ですらない。これはアリストテレスの**動力作用因** efficient cause に似ている。きっかけは，1つのことも，2つのことも，ないこともある。きっかけにこだわってはならない。後の診療で，特に精神療法を行う場合に必要になることもあるが，診断には必要ない。

　残念ながら，患者のほぼ全員，そして精神科医の多くが，まるでそのきっかけで気分エピソードをすべて説明できるかのように，直近の心理社会的なきっかけに固執する。これは大間違いである。この問題を理解する上で最も重要なのは，脳が自動合理化マシンだと肝に銘じることであろう。てんかんの分離脳患者に対する有名な心理実験から，そのメカニズムが分かる。難治性てんかんに脳梁離断術（左右の大脳半球を分離）を行った被験者を，右半球は何らかの刺激に注目するが，言語野のある左半球にはその情報は伝わらない状況においた。

左視野に，暴力的で恐怖心をあおるような写真を見せ，その情報が右半球に送られるようにした一方で，右視野には目隠しをした。つまり，右半球だけこの写真を認識する状態にした。すると，被験者は緊張し怖がり，その理由を尋ねられると，「えーと，先週近所で交通事故があったのを思い出して，それを考えてたんですよ」，あるいは「このところの中東での戦争のことが頭に浮かんで」などと答えた。つまり，被験者はなぜ自分が突然緊張して恐怖を感じたかを言語化できないが，**例え事実と違っていてもそれらしい理由をひねり出す**のだ。これは，われわれが常に行っていることである。患者が，AとBとCがあったから落ち込んでいる，と訴えても，正しいとは限らない。そうした理由付けを，額面通りに受け取ってはならない。

注意！
脳は自動合理化マシーンである。精神科医として，気分エピソードの原因として患者が説明することを額面通りに受け取ってはならないし，単純に気分エピソードを心理社会的因子のせいにしてはならない。

　心理社会的因子による続発性うつ病における，真の心理社会的な因果関係は，非反復性の経過の中ではっきりと位置づけることが可能でなければならない。ひどい心理社会的な外傷を体験した後，続発性のエピソードが起こることはあるし，外傷体験を2回経験した後，続発性エピソードが2回起こることもあるかもしれない。しかし，時間を置いて何度も何度も心理社会的な外傷を経験する人はまれである（一方，繰り返し虐待を受けた被害者には，単に大うつ病エピソードが生じるのではなく，明らかにPTSDの症状が生じる）。大うつ病エピソードが反復する場合，心理社会的因子はあくまできっかけで，原因ではないはずだ。

　続発性うつ病の原因が身体疾患でも同じことである。過去に大うつ病エピソードがなく，脳卒中の後に大うつ病エピソードを呈した場合は，脳卒中後うつ病 poststroke depression と言える。1度脳卒中が生じれば，治療を受け，再発は減るものである。脳卒中を何度も繰り返し，そのたびに大うつ病エピソードに陥る人はまれである。しかし，軽度の甲状腺機能低下症が，反復する大うつ病エピソードの一因となることはある。

> **Key Point**
> 議論の余地がないほど明らかな続発性うつ病の原因が存在し，それも1回きりの独立したエピソードで非反復性の経過である場合を除けば，続発性の因子は誘因と見なすべきであって，原因ではない。一般的に，病因の解釈より症候群の記述に集中すべきである。病因に関しては謙虚であるべきだ。われわれは自分で思うよりずっと物を知らない。

物質乱用の役割もこのように考えられる。今まで躁病を呈したことがなく，生まれて初めてコカインを吸引して躁病エピソードが起こったなら，コカイン誘発性の躁病エピソードと呼んでよい。だが，コカイン吸引も躁病エピソードも何回も経験しているのであれば，物質使用とエピソードの一対一の関係を立証して続発性の気分障害だと断定するのは難しいだろう。因果関係が逆のことはよくある。コカイン使用が躁病エピソードの原因でなく結果であることは多い。

治療歴の聴取

初診の面接で，治療歴の聴取はいい加減に済まされることが多い。「薬歴：venlafaxine，セルトラリン，fluoxetine，パロキセチン，リチウム，オランザピン」などという書き方では何も分からない。服用した薬物ごとに詳細な情報を得ることが重要である。私は，初診時に薬歴を紙に書いてくるよう患者に依頼している。さもないと薬歴を聞き出すだけで膨大な時間を取られてしまう。初診時に患者が薬歴を書いてきた場合でも，患者の記録には不備が多いので，面接時の確認と情報の補完が重要である。

表25.2に記したように，薬物名だけでなく，服用期間，分かる範囲での服用量，併用薬も記載する必要がある。また，どの薬物に関しても効果，副作用，中止の理由を把握しておくべきである。

これらの情報を提供できる患者は少数派で，治療が複雑で病歴が何十年にも及ぶと，ほぼ皆無に等しくなるという現実を知り，途方に暮れる精神科医もいるだろう。とはいえ，どんな病歴もないよりはよい。さらに，患者が細かい点を詳しく思い出せないのは当然であり，病歴聴取に時間を割こうとしない医師の姿勢に問題があることのほうが多い。

表25.2 薬歴表

過去に行われた治療効果判定

薬物名	期間（週）	主な用量（mg/日）	効果	副作用	中止の理由	併用薬

　細かいことは覚えていない，と答える患者の多くは，正確に話さなければならない，と過度に思い込んでいることが多い。例えば，ある薬物の服用期間を聞かれ，2か月か3.5か月か4.25か月かが思い出せず，答えられないと思ってしまう。正確に答えられなければ，単に「分からない」と答えてしまう。そこで，私は「1か月以内，1か月以上，1年以上，10年以上，このうちのどれですか？」と選択肢から答えてもらうようにしている。患者はとにかく何か答えざるを得なくなり，例えば服用期間は1か月から半年の間，といった有用な情報を話してくれる。

注意！
具体的な治療歴をまったく聞き出せない患者はまれである。選択肢を与え，有用な情報を引き出すこと。

　したがって，よくあることだが，患者がこれらの過去の情報を曖昧にしか覚えていなければ，選択形式で次の項目ごとに尋ねていく。最も重要度が低いのは服用量である。とりわけ，新規抗うつ薬は容易に

有効治療域まで増量できることがほとんどであり，服用量の重要度はさらに下がる。服用期間のほうがはるかに重要である。なぜなら十分な効果判定に最低1か月はかかるからである。服用期間が1か月に満たなければ，効果判定はできていなかったことになる。また，そこで中止した理由は副作用が多いので，次にその点について詳しく聞く。服用期間が1か月を超えていれば，半年以上か，1年以上か，さらに長期間かを尋ねる。服用が長期間に及ぶ場合でも，常に併用薬を尋ねる。併用薬の有無は答えられても，薬物名までは正確に把握していない患者が多い。それでも，特に双極性障害で気分安定薬が主剤のときには，**併用薬の存在**の聴取は，具体的な併用薬の把握に劣らず重要である。次に，薬物の効果と副作用の有無を尋ねる。患者は薬物の効果を副作用に比べ覚えていないことが多いが，覚えているとすれば非常によく効いた場合と全然効かなかった場合である。薬物が著効したか，まったく無効で強烈な印象が残っているか，あるいは何の印象も残っていないかが分かるだけでも十分役立つ。患者が服用したことのある同種の薬物がいくつもある場合(例えば抗うつ薬ばかり10種類)，簡単に薬効を評価するために「今まで使った中で他と比べて断トツに効いた薬はありましたか」と聞くことにしている。それに加えて効果が長期間持続したか(有効な薬物があった場合，耐性がついて「へばってしまう」ことがなかったか)を尋ねる必要がある。

　双極性障害や難治性うつ病を評価する上で，併用薬の把握は特に重要である。双極性障害でよく問題になるのは，抗うつ薬を長期にわたって漫然と併用しつつ，複数の気分安定薬が試され効かなかったケースである。抗うつ薬の併用が気分安定薬の効果を妨げ，気分不安定化作用を発揮することは憂慮すべき問題である(第19章を参照)。難治性うつ病では，過去の抗うつ薬の多剤併用，単剤使用，他の併用薬などの情報は，適切な薬物の組み合わせを決めるために重要であり，薬物追加(増強療法)が薬物変更より効果が高いことがSTAR*D研究で証明された今では尚更である(第12章を参照)。

Key Point

忘れられがちだが，薬歴で最も重要なのは**併用薬**である。

診断の医学的根拠を話し合う

ここで，Oslerの原則を再び取り上げる（第5章を参照）。**治すのは症状ではなく疾患である。**よって，診断こそが診察で明らかにすべき最重要事項である。診断がついていないか，得られる情報が曖昧で診断できない場合には，治療を始めてはいけない（少なくとも薬物療法は始めないほうがよい場合が多い）。診断さえ決まれば，治療法はきちんと選べる。

診断をまったく告げずに，あるいは診断名に軽く触れただけで，治療の説明に進む精神科医は多いが，何故そんなことになるのだろう。時間の制約でやむを得ないこともあるだろう。もしくは，そもそも診断をさほど重要だとは思わず，ただ症状を治しさえすればよい，と思っている医師もいるのかもしれない。だが後者の考え方は，Oslerの原則にも，ヒポクラテス的な治療態度にも反している（第5章を参照）。

よって，面接がここまで来たら一休みして，何か見落としや伝えるべき大事なことがないかを患者に尋ねなくてはならない。そして，残りの時間はその時点での診断と治療法について議論することに割くべきだ。少なくともヒポクラテス的治療において，治療法は完全に診断の上に成り立っている。だからこそ，診断を下し，現時点での診断の根拠を患者に説明し，鑑別診断をおさらいし，他の診断の可能性が低い根拠を患者に説明し，患者の意見や反応を求め，記録する，という一連の過程に，とても多くの時間と労力を割く必要がある。

薬物療法を長い間受けていても，「あなたの診断はXであって，YやZではありません。その理由は○○」という説明をきちんと受けたことが1度もない患者があまりに多い（年単位で抗うつ薬を服用している患者に多い）ことには驚きを禁じ得ない。

何らかの治療法について話し合う前に，診断を率直に告げて，診断に対する印象について患者と意見を交わすことは，患者を尊重し思いやるための大事なプロセスである。

Key Point
診断名は明確に告知し，患者に意見を求めること。診断とその根拠を明言せず議論を避けるのは，患者をばかにした態度である。

診断とはあくまでその時点の診断であり，変わる可能性もある。このことを医師は忘れてはならないし，患者にもきちんと伝える必要がある。精神疾患の診断に最終審判を下すのは，病気の経過である。そのため，「この診断が正しいか，別の診断に変わるか，時間がたたないと最終的には分かりません」と私は患者に伝えるようにしている。時がたてばおのずと答えは明らかになる。医師も患者も，経過を見る中，柔軟な姿勢で診断を再検討することが必要である。間違った診断名(多くは統合失調症か「うつ」である)が何年もの間，何も考えずに繰り返され，医師から医師へと引き継がれ，1度も診断が見直されない患者は，とりわけ米国の公的施設では少なくない。中には経過から明らかに誤診と分かるはずのケースも多い。

治療選択肢について話し合う

ここで，Holmes の原則(第5章を参照)を再掲する：**あらゆる薬物は，害がないと証明されるまでは有罪である**。そう仮定すると，薬物の使用を最低限にして，薬物を**避ける**根拠ではなく，むしろ**使う**根拠になるエビデンスを探す必要がでてくる。つまり，副作用を心配するより**前に薬効のエビデンスを確認せよ**，ということだ。

　治療法の選択は，面接における臨床的な結論の部分だ。ここまでの段階を丁寧に行っていれば，この部分は簡単に行えるはずだ。**精神科薬物療法を実践する上で最も大変な仕事は診断の確定であり，診断さえつけば治療選択は容易になるはずだ**。

> ### Key Point
> **薬物療法はまず初めに診断ありきである。あくまで診断した後に治療がある。**これが Ghaemi の鉄則だ。すなわち，薬物療法を成功させる鍵は，正しい診断である。診断は薬物療法を行う上で最も大変な仕事である。正しく診断すれば，治療法の選択は難しくない。

　診断を再び伝えたら，次に主治医は治療選択肢を提案するための基本的な科学的根拠を検討しなくてはならない。Holmes の原則にのっとるならば，星の数ほどある治療選択肢を狭めるためには，まず効果に関する科学的根拠を考える。処方可能なすべての向精神薬を使って

よいわけはなく，診断に基づいた有効性のエビデンスがある薬物から選ぶ必要がある。よって，患者が双極Ⅰ型障害であれば，与えられる選択肢は効果の証明された4つの気分安定薬であり（第7章を参照），反復性単極性大うつ病であれば，効果の証明された抗うつ薬である。効果が証明された治療法の範囲内でなら，副作用や患者の希望について話し合うことはできる。

しかし，多剤併用療法を避けると同時に効果を最大化する，すなわちヒポクラテス的薬物療法を実践するにあたり非常に重要なことは，第一に有効性に基づき選択枝を狭め，その次に副作用につき評価することである。この順序が多くの患者や臨床医のように逆だと，安全だが無効な薬物を大量に投与する結果となる（これがガバペンチン症候群である）。結果的に病状はよくならず患者は苦しみ続ける。

> Key Point
> 治療法を選ぶ上で最初にクリアすべき基準は，安全性ではなく有効性である。

ヒポクラテス的薬物療法

以上を要約すると次のように言える。初診時の最初の目標は正しい診断である。正しい診断ができて初めてOslerの原則に沿った治療，つまり，治療可能な疾患を特定した上での治療ができる。次に必要なのは，有効性を重視した慎重な治療選択だ。正しく診断し，Holmesの原則のもとに治療することで，ヒポクラテスの究極の目標が達成されよう。すなわち，可能ならば病気を治し，それが叶わなくても努めて苦痛を和らげ，常に患者をいたわることである。

26 気分障害患者の家族に向けて：援助の手引

重要な概念

- 患者が治療に拒否的だったり病識が乏しかったりする場合，心理教育を行う医療機関を探し，自助グループに参加させる必要がある。
- 双極性障害では病識欠如が問題になることが多い。病識欠如は症状の一部である。
- 単極性うつ病では「薬物療法に対する禁欲主義」，すなわち，服薬によって気持ちを楽にするのはいけないことだ，という恐れが治療の妨げになる。
- 周囲のあらゆる働きかけを拒否した患者でも，「苦い経験から学ぶ」可能性はある。
- 良質な本や Web サイトを探し，自分自身で知識を得よう。ただし，興味をあおるだけの書籍や記事もあるので注意しよう。根拠のはっきりしない情報を鵜呑みにしてはいけない。信用がおけると思っても，半分疑ってかかるくらいがよい。
- 感情表現を抑制しよう。患者の家族は，怒りに任せて患者を罵ったりけんかを始めたりしないよう気を付けるべきである。
- その代わりに，非攻撃的な態度を保ちながら，愛情をもって，抵抗すべきときは抵抗しよう。King 牧師が政治活動で実践した「非暴力主義」を日常の場面に取り入れよう。

本書のほとんどの章は，臨床に携わる者，つまり現役の精神科医か，看護師，心理士，ソーシャルワーカー，精神科研修医，他職種の研修生などに向けて書いたが，気分障害をもつ当事者や，その家族や友人にも役立つ内容にしたつもりだ。その理由は，患者本人や家族こそが，診療における判断の要になるからである。そのためには，診断と治療の理論的根拠を専門家並みに理解している必要がある。本書では，専門用語も多少は使ったが，知識欲のある患者やその家族と友人にも分かるよう平易な書き方を心がけた。本章は，専門家よりも，むしろ患者と家族に向けた内容である。よりよく気分障害の治療を理解し，受

け入れ，積極的にかかわるために，どうしたらよいかを述べた。

病識の問題：治療を受けることに納得してもらうには

双極性障害の場合，約半数の患者は躁状態の最中に病状の自覚がなく，過去に経験した躁症状も覚えていない。そのため，診断を否定したり気分安定薬を使った治療を拒否したりする。単極性うつ病の人には病識があることが格段に多いが，精神科で薬物をもらうことを恥だと考え，服薬を恐れている人は多い。家族や近しい友人が力になるにはどうしたらよいだろうか。

双極性障害では，躁症状が軽快すると病識が向上することと，時間が経過するにつれて病識が向上することは，研究によって証明されている。病識の向上は入院回数とも相関する。つまり病識欠如に対する特効薬は，時間そのものと「苦い経験をする」こと（何度も入院するなど）なのかもしれない。薬物療法は拒否するが精神療法なら受けてもよい，と患者が訴える場合には，双極性障害の治療に熟練した心理療法家による治療を私は勧めている。その際に行われる精神療法の主な目的は，じっくりと丁寧に疾病について教育し，日常生活に現れる病状の徴候や所見について徐々に学ばせることである。患者が精神療法も嫌がるか，双極性障害に対しそのような治療ができる心理療法家がいない場合，可能であれば患者と家族が Depression and Bipolar Support Alliance の地方支部のような自助グループに通うことを私は勧めている。精神療法を受ける場合でも，このようなグループには参加したほうがよい。薬物療法も精神療法も自助グループも拒否した患者が双極性障害の診断と治療を受け入れることがあるとすれば，入院やそれに匹敵するような出来事から，症状悪化を自覚したときだけかもしれない。そういった患者の病状が悪化したら，「退院してはまた入院するのを繰り返したくないなら，そんな状態を我慢するより薬を飲んだほうがいいと私は思うよ」というように，あくまで診断ではなく患者の行動を根拠に薬物を勧めるとよい。

Key Point
双極性障害やうつ病と診断されているが病識がなく，適切な薬物療法を拒否する患者には，段階的な働きかけが必要である。まず，心理教育を受けるよ

> う促し，これが拒否された場合は全国組織のある自助グループに参加するように促す。何もかも拒否された場合，症状の悪化（苦い経験をすること）だけが，残された唯一の学習機会かもしれない。

単極性うつ病の場合，多くの患者が治療を嫌がるのは，「薬物療法に対する禁欲主義」と呼ばれる考え方からである。批評家の H. L. Mencken は「禁欲主義の本質は，どこかで誰かが幸せになることへの恐れである」と述べた。このように，患者の薬物に対する拒否感には，薬物一般に対してだけでなく，特に**気持ちを楽にするために使う向精神薬**に対して，われわれの社会がもつ偏見が反映されている。しかし現代では，この禁欲主義は絶対的なものではない。すなわち，禁欲主義者もいれば，すべての問題を薬物で解決したがる処方薬ジャンキーまがいもいるのだ。ただしここでの問題は，臨床的にうつ病なのにもかかわらず，薬物療法の必要性を認めず服薬を拒否する精神薬理学的禁欲主義者である。そのような場合，気分障害の疾病分類を理解し，薬物療法の有用性を認めている心理療法家に精神療法を依頼するのがよいだろう。前述の双極性障害の例のように，この種の心理療法家が慎重にゆっくりと長い期間をかけ心理教育を行うことで，患者は最後には禁欲主義的な偏見をいくらか和らげる。最近の心理療法家は薬物療法に理解があることが多いが，そうでない人も少なくない。一部の心理職やソーシャルワーク界隈には，「医学モデル」を忌まわしい考え方として否定する伝統もある。よって，医学的にうつ病を扱うことに理解のある療法家を選ぶことが大事である。薬物療法も精神療法も拒否された場合，最も患者を脅かさない（費用も安価な）選択肢として，ここでも自助グループがお勧めである。これさえ拒否された場合，痛い目に遭って学ぶという選択肢が残されるが，それにはリスクも伴う。

書籍とインターネットの活用法

患者とその家族は，自主的に気分障害について学ぶ必要がある。書籍とインターネットは貴重な情報源になりうる一方で，有用な情報にたどり着くまで山のようなゴミ情報をふるいにかけなければならない。表 26.1 に，私が患者に必ず渡す書籍と Web サイトのリストを載せた。気分障害を特に扱っていて，信頼でき役に立つサイトと，最近出た一

表26.1 患者と家族向けの書籍とWebサイト

書籍

Ghaemi N. Mood Disorders: A Practical Guide, Second Edition Philadelphia: Lippincott-Williams & Wilkins; 2008 [訳注a].

Phelps J. Why Am I Still Depressed? New York: McGraw-Hill; 2006 [訳注b].

Oliwenstein L. Taming Bipolar Disorder. New York: Penguin; 2005.

McManamy J. Living Well with Bipolar Disorder and Depression. New York: HarperCollins; 2006.

Webサイト

www.mcmanweb.com
→自身も双極性疾患である作家,John McManamyによる。うつ病と双極性障害に関する優れた情報を提供

www.psycheducation.org
→双極性障害に関する臨床家として活躍中のJim Phelps医師の運営による。優秀な教育リソースを提供

www.mhsource.com
→医学教育の分野で著名なCME, Inc.という会社が運営

www.bipolarworld.net
→教育面での情報と,有益なリンク集を提供

www.dbsalliance.org
→うつ病と双極性障害の支援団体のサイト。地域の支援団体を探す上で有用

www.nami.org
→National Alliance for the Mentally Illのサイト。地域の支援団体を探す上で有用

訳注a:本書の原書。
訳注b:ジム・フェルプス(著),荒井 秀樹(監修),本多 篤(訳),岩渕 愛(訳),岩渕デボラ(訳)『「うつ」がいつまでも続くのは、なぜ?― 双極Ⅱ型障害と軽微双極性障害を学ぶ』(星和書店,2011)

般向けの書籍で内容が確かなものを選んだ。

ネット全般に関して言えば,チャットや掲示板やソーシャル・ネットワーキング・サービス(SNS)にかじりついて情報を仕入れることはあまり推奨できない。そのようなサイトは,大量のコメントを投稿する熱心な利用者を助長させがちで,そういった人のコメントは治療そのものを否定したり,極論を主張したりすることも多い。また,特殊な意図を掲げるサイトも勧めない。患者や家族は,多数派による偏り

のない基本的な情報が載っているサイトを探すべきである。おしなべて，そのようなサイトのほうが科学的に正しい情報は充実している。ただし，どのサイトの情報も無条件で信用すべきではない。気になる記事は印刷して主治医に見せて，是非について話し合ってみるとよいかもしれない。

　一般書に関して言えば，私自身が医学雑誌への投稿を始めて，しばらく後に本を執筆するようになって驚いたのは，書籍の大部分は雑誌と違い，同領域の専門家による内容の批判的吟味は，ほとんどあるいはまったく受けないことである。内容がなんであれ通常科学雑誌に論文を載せたいとき，論文を精査する資格をもつ匿名の科学者3名が論文を読むのが普通であり，論文が分野違いだったり，間違っていたり，根拠が弱かったりした場合には不採用となり，出版されることはない。しかし，本の著者は書きたいことなら何でも書けるといってもよい。加えて，商業出版社が内容を評価するのは，大部分が売れるか売れないかという視点である。内容が科学的に正しいかどうかは，二の次，三の次になる。ごまんとあるベストセラーに，ありとあらゆる極論や暴論がそろっている理由はこれである。出版物の内容の正しさに関して，一部の人は誤解している。特に書籍の世界では，ハードカバーなら内容も確かなはず，と思われやすい。ここで患者と家族に押さえてほしいポイントは，書籍もネットも信頼性に関して言えば五十歩百歩ということだ。したがって，ゴミ情報が多分に含まれていることを覚悟し，批判的な目で接するべきである。とはいえ，科学的に厳密で，臨床的にも適切な一般向けの良書はあり，もっと注目されるべきである。一方で，センセーショナルな内容で読者を釣ろうとする本はできるだけ無視すべきである。この古い格言がぴったりだろう。**耳にしたこと全部と，目にしたものの半分は，信じるべからず**(根拠のはっきりしない情報を鵜呑みにしてはいけない。信用がおけると思っても，半分疑ってかかるくらいがよい)。

注意！
書籍とWebサイトには計り知れない価値がある。しかし情報は**自己責任**で取捨選択するしかない！ほとんどはゴミで無視すべき情報である。情報源になりそうな良質な書籍とWebサイトを探す必要がある。

非暴力的抵抗：感情表出を穏やかに

双極性障害の患者と家族の間でけんかやトラブルが多いと病状が悪化することは多くの研究で示されている。攻撃的な態度になったり，口げんかをしたり，罵倒したりすることが多いことを，高感情表出と呼ぶ。

気分障害患者がイライラしたり落ち込んだりハイになったりすることは病状の一部だからこそ家族は耐えられるのであり，そうでなければ我慢するのは難しい。家族が特に覚える必要があるのは，対応に迷ったら相手をしない，ということだ。攻撃か撤退かを選ぶとしたら，撤退すべきなのだ。

実際，対人関係に非暴力主義を用いるのは最もよい方法である。社会全体における効果は折り紙つきであり，それは家庭や個人的な交友関係といった小さな社会においても有効なはずである。

そこで，信仰の有無は別にして，『真夜中に戸をたたく』[訳注1]に載っているようなMartin Luther King, Jr. 牧師の説教に触れてみることをお勧めしたい。そこに，難しい相手と付き合う際の心理学的に正しい手法を見て取れるだろう。King 牧師は人種差別が，Mahatma Gandhi は植民地主義が戦う相手だった。原則として，いずれの闘争でも非暴力主義が貫かれた。キリスト教徒の患者や家族なら，この考え方はすでに馴染みのある宗教的文化的価値観にも合致するだろう。

汝の敵を愛せ。これが非暴力主義の核心である。病める家族は敵ではなく，敵を愛するほどは難しくないはずだ。人生において出会うどんな敵も，愛すべき相手だと考えることが非常に重要である。一方で，罵倒されて反撃したくなるのは本能である。誰かが大声で批判してきたり，攻撃的な態度をとったりすれば，自然とやり返したくなるものだ。現代社会で反撃に使われるのは拳ではなく言葉であることが多いが，攻撃的な言葉は暴力と五十歩百歩である。

注意！
身体的暴力はもちろん悪いが，言葉の暴力も五十歩百歩である。

訳注1：クレイボーン・カーソン(編)，ピーター・ホロラン(編)，梶原 寿(訳)『真夜中に戸をたたく ―キング牧師説教集』(日本基督教団出版局，2007)

高感情表出 high expressed emotion とは「言葉の暴力」のことである。例を挙げよう。患者がイライラして母親に怒り，次のように発言したとする。「お前らみんな，この家族は偽善者の集まりだ！おれを思い通りにしたいだけだろ。こういう薬をのませて洗脳しようとしてるんだろ。おれが成功するのが嫌なんだろう。自分たちが負け犬だからな。お前らみたいな人生の敗北者にはなりたくないんだよ！」

母親は，これまでの入院や失われた日々を思い出し，こう応えてしまった。「ジミー，まだそんな事を言っているの！まったく信じられない！あんた病気のせいで仕事についたこともなければ，大学だって退学したでしょう。ねぇ，分かってるの？このまま治療しないで放っておいたら，あんたの人生だけじゃなくて，お父さんとお母さんの人生までめちゃくちゃになるわよ！」

母親のこの発言は事実だが攻撃的であり，患者と同じく防衛的で感情的な反応と言える。母親の目的が事実を告げることであれば成功だが，患者を説得し気持ちを動かすことなら失敗である。

周囲を困らせる行動をとる気分障害の患者と対峙する際の選択肢は，圧制者に対抗するのと同様，3つある。暴力的抵抗，非暴力的抵抗，黙認である。精神疾患が原因の行動であれば，黙認するより抵抗したほうがよい。黙認は結果的に病状の悪化をもたらすからである。家族が愛想を尽かし，患者への援助をやめて間違った意見に同調すれば，結果的に患者に害を及ぼすことになる。ただし，暴力的抵抗も通常は成功しないだろう。

Key Point
周囲を困らせる行動をとる気分障害患者への家族のかかわり方は3通りある。暴力的抵抗と，非暴力的抵抗と，黙認である。黙認は病状を長引かせ，暴力的抵抗も症状悪化に繋がる。愛情と思いやりに基づいた非暴力的な抵抗だけが患者を助けられる。

では非暴力的抵抗とはどのような方法だろうか。それはまず，患者を愛することである。汝の敵を愛せとは，**恋に落ちること**（ギリシャ語の eros）ではないし，**好きになること**（ギリシャ語の philia）ですらなく，他者に対する**思いやり**のことである（ギリシャ語の **agape**）。King 牧師の言った愛することとは，実は患者の意見や発言で同意で

きる部分を常に探し続けることなのだ。自分に対して憎しみ，怒り，悪意，恨みをもつ相手にも親切に接するべきであり，その人の好ましいところを受容するように努め，その人の物の見方に共感するよう心掛けるべきである。すると，その人なりの正当性が見えてくるかもしれない。King 牧師いわく，この種の思いやりは必ず報われるものである。このように人に接することで，相手の行動や信念が変わる可能性がある。

だが忘れないでほしいのは，それでも抵抗はやめないことである。思いやりをもつことは黙認を意味しない。相手に異議を唱え，考えや振る舞いがどういった点で間違っているか指摘してよいのだ。一方で同意できるところは全面的に同意し，個人的な恨みをぶつけないことだ。King 牧師の説教にもあるように，罪を憎んで人を憎まず，である。

となると，先の母親が公民権運動の行進のような非暴力的態度で息子に応えるとすれば，どんな言い方がよいだろう。1例を挙げよう。「ジミー，つらいよね。薬が気分を抑えるのは誰でも同じなの。でも大事なのは，何とかちゃんと考えられるようになって，働いたり，学校に通ったり，やりたいことをうまくできるようになることよ。薬はその助けになる。あなた賢いでしょ。その賢さをもっと活かせるようにするの」。

さて，当たり前だがこんな返事をあらかじめ練習することはできないし，その場で考えだすのも容易ではないだろう。われわれは神や仏ではないので，怒りもすれば不安にもなり，攻撃的な態度には攻撃的な態度で応じてしまうものだ。非暴力的方法は，自然でも簡単でもない。逆に時間はかかり骨も折れ，実際にできるようになるには長い努力と実践が必要である。

病にある人を愛し続け，同時に辛抱強く治療へと導くこと。これは家族に課せられた困難な務めである。

双極スペクトラム診断尺度
bipolar spectrum diagnostic scale(BSDS)

次の文章を，（　）を無視して最後まで読んで下さい。

気分や気力が時期によって大きく変化するのを自覚する人がいます（　　）。そのような人には，気分・気力がかなり落ちる時期と，かなり高くなる時期があります（　　）。「落ちている」時期には，疲れやすく，布団から出られず，いつもより長時間寝てしまい，必要なことでもやる気がほとんど出なくなってしまうものです（　　）。そんな時期にはしばしば太ります（　　）。また「落ちている」時期には，気が滅入り，悲しい気分がずっと続き，憂うつな気分になりがちです（　　）。絶望して自殺を考えることもあります（　　）。仕事や人付き合いの場できちんと振る舞う能力も落ちます（　　）。「落ちている」時期は数週間続くことが多く，数日間のこともあります（　　）。このような傾向のある人にも，気分の波がない「普通の」時期があり，すっきりした気分でいつも通りに振る舞えることもあることでしょう（　　）。その後に，スイッチが切り替わるように気分がガラっと変わったことに気付くかもしれません（　　）。気力がいつもより増し，普段ならできないくらい多くのことをこなせるようになります（　　）。こうした「高くなる」時期には，元気すぎる，あるいは「ハイ」だと感じます（　　）。中には，その時期にイライラし，気が立ち，怒りっぽくなる人もいるでしょう（　　）。あまりに多くのことを一度にしようとしてしまう人もいるでしょう（　　）。あとで困るほどお金を使ってしまう人もいます（　　）。普段に比べてよく喋るようになり，社交的になり，性活動が活発になることもあるかもしれません（　　）。人に迷惑をかけたり，変に思われたりすることもあるようです（　　）。職場の人と揉める，

あるいは警察が呼ばれることになることもあります（　　）。その時期に，お酒や市販薬を飲む頻度が増えることもあります（　　）。

すべて読んだら，下の4項目のどれかを選び，（　）内に○印をつけてください。

（　　）この文章は自分に非常によく当てはまるか，ほぼ完全に当てはまる。
（　　）この文章は自分にまあまあ当てはまる。
（　　）この文章は自分に少し当てはまるが，多くは当てはまらない。
（　　）この文章はまったく自分に当てはまらない。

では文章の最初に戻り，自分をよく表していると思う文の後ろの（　）に○印をつけてください。

採点法：文章中の○は1つにつき1点。そこに，文章全体が「自分に非常によく当てはまる」場合は6点，「まあまあ当てはまる」場合は4点，「少し当てはまるが，多くは当てはまらない」場合は2点を加点する。

合計点数	双極障害である可能性
0〜6	非常に低い
7〜12	低い
13〜19	中程度
20〜25	高い

陽性の診断に最適な閾値：13点以上
SN Ghaemi , et al. Sensitivity and specificity of a new bipolar spectrum diagnostic scale. J Affect Disord. 2005; 84(2-3): 273-277 から許可を得て引用。

訳注：この日本語版は本書の訳者が独自に訳出したもので，信頼性と妥当性の検証は行われていない。現在日本では田中らにより日本語版の開発が行われている。その日本語版では11点以上を陽性とすることが有用であったと報告されている〔田中輝明, 小山司. 双極性障害の評価尺度 ― 過小診断と過剰診断の問題をふまえて（特集 双極性障害の新たな展開）. 臨床精神医学 2011; 40(3): 251-259〕。

気分障害向け初診カルテ様式

日付：　　　　年　　　月　　　日
氏名：
第三者からの情報：　　　　　有(　　　　　　から) / 無
受診中の精神科医：
受診中の精神療法家(カウンセラー)：

一般情報	年齢：　　　　　歳
	性別：男 / 女
	民族：
	婚姻関係：未婚 / 既婚 / 離婚歴あり
社会生活歴	現在の就業：有 / 無
	最も長く勤めた職業：
	最終学歴：
	同居者：有(　　　　　と) / 無
現処方	
薬物アレルギー	有(薬物名　　　　　　　　) / 無
過去の薬物乱用	有(薬物名　　　　　　　　) / 無
現在の薬物乱用	有(薬物名　　　　　　　　) / 無
・入院歴	有(　　　　　　　　　　　) / 無
・自殺企図歴	有(　　　　　　　　　　　) / 無
既往歴	検査所見：
家族歴	双極性障害 / 単極性うつ病 / 統合失調症 / 物質乱用 / その他(　　)
現病歴	
抗うつ薬の使用歴	有(薬物名　　　　　　　　) / 無
抗うつ薬誘発性の躁病	有(薬物名　　　　　　) / 無 / 不明
過去の躁症状	ＤＩＧＦＡＳＴ
	本人の具体的な訴え：
	期間：

ここ1週間の躁症状	ＤＩＧＦＡＳＴ
	直近の躁病／軽躁病エピソード：
	有(時期：　　　　　　　)／無
ここ2週間の抑うつ症状	ＳＩＧＥＣＡＰＳ
	直近の大うつ病エピソード：
	有(時期：　　　　　　　)／無
現在の幻覚・妄想	有(内容　　　　　　　　)／無
過去の幻覚・妄想	有(内容　　　　　　　　)／無
現在の自殺念慮	有(　　　　　　　　　　)／無
	実際の計画
	有(　　　　　　　　　)／無
	遂行する決意
	有(　　　　　　　　　)／無
最も疑われる診断 (DSM-Ⅳ)	双極Ⅰ型／Ⅱ型／双極NOS／単極性うつ病／統合失調症
	統合失調感情障害双極型／統合失調感情障害うつ病型
	物質乱用
	他疾患：
急速交代型	有／無
推測される併存症(DSM-Ⅳ)	
CGI-S(重症度)	全般：
(1：正常，2：境界線，	躁病：
3：軽度，4：中等度，	うつ病：
5：顕著，6：重度，	
7：きわめて重度)	
気分障害の発症年齢：	歳
初発エピソード	躁病／うつ病／混合性／軽躁病
・大うつ病エピソード	正確な回数　　回または20回以上
	初発年齢：　歳
・躁病／軽躁病エピソード	正確な回数　　回または20回以上
	初発年齢：　歳
診断の見逃し	躁病／軽躁病の治療を初めて受けた年齢
	精神科初診時の診断：

	双極性障害の診断がついた年齢：　　歳
うつ病の特徴	非定型：有 / 無
	大うつ病エピソードの期間：　　　か月
	産後うつ病：有 / 無
	精神病性の特徴：有 / 無
抗うつ薬の反応	治療抵抗性：有 / 無 / 不明 / 保留
	耐性：有 / 無 / 不明 / 保留
	急速交代型：有 / 無 / 不明 / 保留
	エピソードの交代頻度加速：有 / 無 / 不明 / 保留
病前のパーソナリティ	抑うつ気質
	正常気質
	発揚気質
	循環気質

薬歴（自記式）

薬物名	期間（週）	主な用量（mg/日）	効果	副作用	中止の理由	併用薬

参考文献

参考文献を項目ごとにまとめ，一部に注釈をつけ，読者が本書の元になった情報や意見をたどれるようにした。これらは最近の文献から参考になりそうなものを選んだもので，完全な参考文献リストではない。論文や書籍の抜けが確実にあるだろうが，ご了承いただきたい。特にもれのないよう配慮したのは CATIE 研究，STAR*D 研究，STEP-BD 研究の主要論文である。本書第 1 版の発行年である 2003 年以降に発表された論文を優先したが，以前の論文で今でも役に立ちそうなものは残した。

現時点で最も包括的な参考書籍を 1 冊挙げるとしたら Goodwin と Jamison の "Manic-Depressive Illness" の 第 2 版 (New York: Oxford University Press, 2007) である。気分障害の専門家の間では『あの本』(The Book) で通じるほどの定番書である。臨床精神薬理学を幅広く解説したハンドブックで，非常に内容が優れているのが Pies らの "Handbook of Essential Psychopharmacology" (Washington, DC: American Psychiatric Publishing, 2005) である。患者や家族向けで 1 冊挙げるとすれば，John McManamy の "Living Well with Depression and Bipolar Disorder" (New York: HarperCollins, 2006) が最も勧められる。精神科診断と治療に関する私の考え方について興味がある人には，"The Concepts of Psychiatry: A Pluralistic Approach to the Mind and Mental Illness" (Baltimore: Johns Hopkins University Press, 2007)[訳注1] を読んでもらいたい。

抗てんかん薬

Bowden CL, et al. A placebo-controlled 18-month trial of lamotrigine and lithium maintenance treatment in recently manic or hypomanic patients with bipolar I disorder. Arch Gen Psychiatry. 2003; 60(4): 392-

---

訳注1：ナシア・ガミー，村井 俊哉(訳)『現代精神医学原論』(みすず書房，2009)

400.

Bowden CL, et al. A randomized, placebo-controlled 12-month trial of divalproex and lithium in treatment of outpatients with bipolar I disorder. Divalproex Maintenance Study Group. Arch Gen Psychiatry. 2000; 57(5): 481-489.

Bowden CL, et al. Efficacy of divalproex vs lithium and placebo in the treatment of mania. The Depakote Study Group. JAMA. 1994; 271(12): 918-924.
→混合状態に対するバルプロ酸の効果についての最も優れた証明。

Calabrese JR, et al. Bipolar disorders and the effectiveness of novel anticonvulsants. J Clin Psychiatry. 2002; 63(Suppl 3): 5-9.

Calabrese JR, et al. A double-blind, placebo-controlled, prophylaxis study of lamotrigine in rapid-cycling bipolar disorder. Lamictal 614 Study Group. J Clin Psychiatry. 2000; 61(11): 841-850.
→双極II型障害に対する有効性を示した二次解析結果を強調しているが,主要評価項目では否定的な結果が出ている。

Calabrese JR. A placebo-controlled study of topiramate in acute mania. European College of Neuropsychopharmacology annual meeting, Munich, Germany, 2000.
→これは躁病急性期に対するトピラマートの効果に関する否定的な研究結果の中で公になったものの1つだが,論文はいまだ発表されていない。ほかに4つの研究で否定的な結果が出ている。

Davis LL, et al. Divalproex in the treatment of bipolar depression: A placebo-controlled study. J Affect Disord. 2005; 85(3): 259-266.

Ghaemi SN, et al. Divalproex for the treatment of acute bipolar depression: A double-blind, randomized, placebo-controlled trial. J Clin Psychiatry.(in press)[訳注2].

Ghaemi SN, et al. Oxcarbazepine treatment of bipolar disorder. J Clin Psychiatry. 2003; 64(8): 943-945.

Ghaemi SN, Goodwin FK. Gabapentin treatment of the non-refractory bipolar spectrum: An open case series. J Affect Disord. 2001: 65(2): 167-171.

Goodwin GM, et al. A pooled analysis of 2 placebo-controlled 18-month trials of lamotrigine and lithium maintenance in bipolar I disorder. J Clin Psychiatry. 2004; 65(3): 432-441.

訳注2：本書の原書発行時。発表された論文は以下と思われる。Divalproex in the treatment of acute bipolar depression: a preliminary double-blind, randomized, placebo-controlled pilot study. J Clin Psychiatry. 2007; 68(12): 1840-1844.

Gyulai L, et al. Maintenance efficacy of divalproex in the prevention of bipolar depression. Neuropsychopharmacology, 2003; 28(7): 1374-1382.
→維持療法におけるバルプロ酸の有効性については，1つの無作為化プラセボ対照試験(Bowden, et al., 2000)では決定的なエビデンスが得られなかったが，この二次解析結果は有効性を示している。バルプロ酸は躁病相よりうつ病相の予防により効果的であった。最近の小規模な無作為化プラセボ対照試験では，双極性うつ病の急性期への効果も示されている(Davis, et al., 2005, and Ghaemi, et al., in press[訳注2])。

Pande AC, et al. Gabapentin in bipolar disorder: A placebo-controlled trial of adjunctive therapy. Gabapentin Bipolar Disorder Study Group. Bipolar Disord. 2000; 2(3 pt 2): 249-255.

Pande AC, et al. Treatment of social phobia with gabapentin: A placebo-controlled study. J Clin Psychopharmacol. 1999; 19(4): 341-348.

Pande AC, et al. Placebo-controlled study of gabapentin treatment of panic disorder. J Clin Psychopharmacol. 2000; 20(4): 467-471.
→これらの研究では，ガバペンチンは躁病の急性期には無効だが，不安障害には有効であるという結果であった。ガバペンチンは双極Ⅱ型障害には有効な可能性がある(Ghaemi, et al., 2001)。

Wagner KD, et al. A double-blind, randomized, placebo-controlled trial of oxcarbazepine in the treatment of bipolar disorder in children and adolescents. Am J Psychiatry. 2006; 163(7): 1179-1186.
→oxcarbazepineは子供の双極性障害に対してはプラセボと効果は変わらなかったが，双極Ⅰ型やⅡ型障害に対する補助薬としては有用かもしれない(Ghaemi, et al., 2003)。

GlaxoSmithKlineのWebサイト(www.gsk.com)を見れば，躁病の急性期，単極性うつ病の急性期，双極性うつ病の急性期，急速交代型に関してラモトリギンの有効性を示せず，論文が発表されなかった研究が確認できる。

抗うつ薬

Amsterdam JD, Chopra M. Monoamine oxidase inhibitors revisited. Psychiatric Ann. 2001; 31(6): 361-370.

Gibbons RD, et al. The relationship between antidepressant medication use and rate of suicide. Arch Gen Psychiatry. 2005; 62(2): 165-172.
→この問題に関しては一致した結果が出ていない。

Hammad TA, et al. Suicidality in pediatric patients treated with antidepressant drugs. Arch Gen Psychiatry. 2006; 63(3): 332-339.
→子供への抗うつ薬の使用に関する非常に重要なFDAの分析。

Insel TR. Beyond efficacy: The STAR*D trial. Am J Psychiatry. 2006;

163(1): 5-7.
→STAR*D 研究に対する米国国立精神衛生研究所(NIMH)所長の見解。

Khan A, et al. Suicide rates in clinical trials of SSRIs, other antidepressants, and placebo: Analysis of FDA reports. Am J Psychiatry. 2003; 160(4): 790-792.

March J, et al. The Treatment for Adolescents with Depression Study (TADS): Methods and message at 12 weeks. J Am Acad Child Adolesc Psychiatry. 2006; 45(12): 1393-1403.
→子供のうつ病と抗うつ薬による自殺傾向に関する最も大規模な無作為化試験。この研究結果は抗うつ薬と自殺傾向の関連性を支持している。

Rihmer Z, Akiskal H. Do antidepressants t(h)reat(en) depressives? Toward a clinically judicious formulation of the antidepressant-suicidality FDA advisory in light of declining national suicide statistics from many countries. J Affect Disord. 2006; 94(1-3): 3-13.
→抗うつ薬で自殺傾向が生じる子供の双極性障害が見逃されている可能性に関する臨床的考察。

Nelson JC. The STAR*D study: A four-course meal that leaves us wanting more. Am J Psychiatry. 2006; 163(11): 1864-1866.
→STAR*D の結果に対する楽観的な解釈にくぎを刺した素晴らしい記事。

Rush AJ. STAR*D: What have we learned? Am J Psychiatry. 2007; 164(2): 201-204.

Rush AJ, et al. Bupropion-SR, sertraline, or venlafaxine-XR after failure of SSRIs for depression. N Engl J Med. 2006; 354(12): 1231-1242.

Rush AJ, et al. Acute and longer-term outcomes in depressed outpatients requiring one or several treatment steps: A STAR*D report. Am J Psychiatry. 2006; 163(11): 1905-1917.
→うつ病の長期的な寛解率の低さを示した非常に重要な論文。

Thase ME, et al. Cognitive therapy versus medication in augmentation and switch strategies as second-step treatments: A STAR*D report. Am J Psychiatry 2007; 164(5): 739-752.

Trivedi MH, et al. Evaluation of outcomes with citalopram for depression using measurement-based care in STAR*D: Implications for clinical practice. Am J Psychiatry. 2006; 163(1): 28-40.
→上の3つは STAR*D 研究に関する論文の決定版である。

抗うつ薬の双極性障害への使用

Altshuler L, et al. Impact of antidepressant discontinuation after acute bipolar depression remission on rates of depressive relapse at 1-year follow-up. Am J Psychiatry. 2003; 160(7): 1252-1262.

→Stanley ネットワークによる観察研究。抗うつ薬中断後の大うつ病エピソードの再燃増加が認められた。私が施行した無作為化試験(以下に掲載)では反対の結果が出ている。

Amsterdam JD, Brunswick DJ. Antidepressant monotherapy for bipolar typeⅡ major depression. Bipolar Disord. 2003; 5(6): 388-395.

Coryell W, et al. The long-term course of rapid-cycling bipolar disorder. Arch Gen Psychiatry. 2003; 60(9): 914-920.

→抗うつ薬と急速交代型に関連性はない，と報告した前向き調査による観察研究。唯一施行された無作為化試験では関連性を認めている(Wehr, et al., 1988)。

Ghaemi SN, et al. Antidepressants in bipolar disorder: The case for caution. Bipolar Disord. 2003; 5(6): 421-433.

→下記 Möller ら(2005)に対する返答。

Ghaemi SN, et al. Antidepressant treatment in bipolar versus unipolar depression. Am J Psychiatry. 2004; 161(1): 163-165.

→双極性障害における抗うつ薬の高い耐性率を初めて示した研究。

Ghaemi SN, et al. Diagnosing bipolar disorder and the effect of antidepressants: A naturalistic study. J Clin Psychiatry. 2000; 61(10): 804-808.

→急速交代型が抗うつ薬により惹起されることを支持する観察研究。

Ghaemi SN. Maintenance efficacy of antidepressants in bipolar disorder: A STEP-BD open randomized antidepressant discontinuation study. New Clinical Drug Evaluation Unit(NCDEU) meeting, Boca Raton, FL, June 11-14, 2007.

→双極性障害の維持療法に対する抗うつ薬中断の影響を調べた，近年で唯一の無作為化試験。

Gijsman HJ, et al. Antidepressants for bipolar depression: A systematic review of randomized, controlled trials. Am J Psychiatry. 2004; 161(9): 1537-1547.

→双極性うつ病の急性期に抗うつ薬が有効と結論づけたメタ解析。技術的問題があるとして，唯一否定的な結果だった先行研究を除外して解析した結果だったが，STEP-BD 研究により完全に否定された(Sachs, et al., 2007)。

Goldberg JF, et al. Adjunctive antidepressant use and symptomatic recovery among bipolar depressed patients with concomitant manic symptoms: Findings from the STEP-BD. Am J Psychiatry. 2007; 164(9): 1348-1355.

Kukopulos A, et al. Course of the manic-depressive cycle and changes caused by treatment. Pharmakopsychiatr Neuropsychopharmakol. 1980; 13(4): 156-167.

→抗うつ薬と急速交代型の関連性を最も早くに示した論文の1つ。

Leverich GS, et al. Risk of switch in mood polarity to hypomania or mania in patients with bipolar depression during acute and continuation trials of venlafaxine, sertraline, and bupropion as adjuncts to mood stabilizers. Am J Psychiatry. 2006; 163(2): 232-239.

Parker G, et al. SSRIs as mood stabilizers for Bipolar II Disorder? A proof of concept study. J Affect Disord. 2006; 92(2-3): 205-214.

→3か月間のフォロー期間でSRI投与の有効性を示した小規模なクロスオーバー試験。

Möller HJ, Grunze H. Have some guidelines for the treatment of acute bipolar depression gone too far in the restriction of antidepressants? Eur Arch Psychiatry Clin Neurosci. 2000; 250(2): 57-68.

→米国精神医学会(APA)が双極性うつ病の治療ガイドラインにおける第一選択薬から抗うつ薬を除いたことに対する強い批判。

Möller HJ, et al. Do recent efficacy data on the drug treatment of acute bipolar depression support the position that drugs other than antidepressants are the treatment of choice? A conceptual review. Eur Arch Psychiatry Clin Neurosci. 2006; 256(1): 1-16.

Post RM, et al. A re-evaluation of the role of antidepressants in the treatment of bipolar depression: Data from the Stanley Foundation Bipolar Network. Bipolar Disord. 2003; 5(6): 396-406.

→上のStanleyネットワークによる無作為化試験(Leverich, et al., 2006も参照)によれば、双極性うつ病を抗うつ薬で治療し、寛解を1年間維持できるのは15%にすぎず、venlafaxineによる躁転率は他の抗うつ薬より高かった。

Post RM, et al. Mood switch in bipolar depression: Comparison of adjunctive venlafaxine, bupropion and sertraline. Br J Psychiatry. 2006; 189: 124-131.

Sachs GS, et al. Effectiveness of adjunctive antidepressant treatment for bipolar depression. N Engl J Med. 2007; 356(17): 1711-1722.

→大規模かつ非常に重要な研究であるSTEP-BD研究は、双極性うつ病の急性期に抗うつ薬が無効であることを示した。

Wehr TA, et al. Rapid cycling affective disorder: Contributing factors and treatment responses in 51 patients. Am J Psychiatry. 1988; 145(2): 179-184.

→抗うつ薬による急速交代型の誘発を調べた唯一の無作為化試験で、関係性ありという結果であった。

Wehr TA, Goodwin FK. Can antidepressants cause mania and worsen the course of affective illness? Am J Psychiatry. 1987; 144(11): 1403-1411.

→双極性障害に対する抗うつ薬投与の問題に関する，初期研究を対象とした優れたレビュー。

抗精神病薬

Calabrese JR, et al. A randomized, double-blind, placebo-controlled trial of quetiapine in the treatment of bipolar I or II depression. Am J Psychiatry. 2005; 162(7): 1351-1360.

Casey DE. Implications of the CATIE trial on treatment: extrapyramidal symptoms. CNS Spectr. 2006; 11(7 suppl 7): 25-31.

Ghaemi SN, et al. Strategies for preventing the recurrence of bipolar disorder. J Clin Psychiatry. 2004; 65(suppl 10): 16-23.

→抗精神病薬には気分安定薬ほどエピソード予防の効果がない，とする論拠。

Glazer WM. Review of incidence studies of tardive dyskinesia associated with typical antipsychotics. J Clin Psychiatry. 2000; 61(suppl 4): 15-20.

→定型抗精神病薬で高率に起こる遅発性ジスキネジアに関するレビュー。

Lieberman JA, et al. Effectiveness of antipsychotic drugs in patients with chronic schizophrenia. N Engl J Med. 2005; 353(12): 1209-1223.

→非常に重要な CATIE 研究の報告。

Morgenstern H, Glazer WM. Identifying risk factors for tardive dyskinesia among long-term outpatients maintained with neuroleptic medications. Results of the Yale Tardive Dyskinesia Study. Arch Gen Psychiatry. 1993; 50(9): 723-733.

→非常に重要な前向き研究で，遅発性ジスキネジアが定型抗精神病薬で高率に発生することを示した。

Perlis RH, et al. Atypical antipsychotics in the treatment of mania: A meta-analysis of randomized, placebo-controlled trials. J Clin Psychiatry. 2006; 67(4): 509-516.

Tohen M, et al. Efficacy of olanzapine and olanzapine-fluoxetine combination in the treatment of bipolar I depression. Arch Gen Psychiatry. 2003; 60(11): 1079-1088.

Vieta E, et al. Quetiapine monotherapy in the treatment of patients with bipolar I or II depression and a rapid-cycling disease course: A randomized, double-blind, placebo-controlled study. Bipolar Disord. 2007; 9(4): 413-425.

子供の双極性障害

Geller B, et al. Diagnostic characteristics of 93 cases of a prepubertal and

early adolescent bipolar disorder phenotype by gender, puberty and comorbid attention deficit hyperactivity disorder. J Child Adolesc Psychopharmacol. 2000; 10(3): 157-164.
→子供の双極性障害に，狭い定義を用いる論拠。

Geller B, et al. Bipolar disorder at prospective follow-up of adults who had prepubertal major depressive disorder. Am J Psychiatry. 2001; 158(1): 125-127.
→「単極性」うつ病の子供を約10年間追跡調査すると，50％が躁病／軽躁病を呈することを示した非常に重要な研究。

Ghaemi SN, Martin A. Defining the boundaries of childhood bipolar disorder. Am J Psychiatry. 2007; 164(2): 185-188.
→子供の双極性障害の広すぎず狭すぎない定義を模索した記事。

Jensen PS, et al. Consensus report on impulsive aggression as a symptom across diagnostic categories in child psychiatry: Implications for medication studies. J Am Acad Child Adolesc Psychiatry. 2007; 46 (3): 309-322.

Kowatch RA, et al. Review and meta-analysis of the phenomenology and clinical characteristics of mania in children and adolescents. Bipolar Disord. 2005; 7(6): 483-496.
→素晴らしいレビュー。

Post RM, et al. Prepubertal bipolar I disorder and bipolar disorder NOS are separable from ADHD. J Clin Psychiatry. 2004; 65(7): 898-902.

Wozniak J, et al. How cardinal are cardinal symptoms in pediatric bipolar disorder? An examination of clinical correlates. Biol Psychiatry. 2005; 58(7): 583-588.
→子供の双極性障害に広い定義を用いる論拠の1つ。

Youngstrom E, et al. Diagnostic and measurement issues in the assessment of pediatric bipolar disorder: Implications for understanding mood disorder across the life cycle. Dev Psychopathol. 2006; 18(4): 989-1021.

遺伝と環境

Duffy A, et al. The implications of genetics studies of major mood disorders for clinical practice. J Clin Psychiatry. 2000; 61(9): 630-637.
→妊娠を計画している患者に，遺伝リスクについて説明する際に私が最もよく用いる論文。

Kendler KS, et al. Childhood parental loss and adult psychopathology in women. A twin study perspective. Arch Gen Psychiatry. 1992; 49(2): 109-116.

Kendler KS, et al. Genetic risk, number of previous depressive episodes, and stressful life events in predicting onset of major depression. Am J Psychiatry. 2001; 158(4): 582-586.

Kendler KS, et al. Causal relationship between stressful life events and the onset of major depression. Am J Psychiatry. 1999; 156(6): 837-841.

→気分エピソードのきっかけやタイミングに関する心理社会的な病因論の科学的基礎。

Post RM. Transduction of psychosocial stress into the neurobiology of recurrent affective disorder. Am J Psychiatry. 1992; 149(8): 999-1010.

→高く評価されているキンドリングモデルの生物学的基盤。

Sullivan PF, et al. Genetic epidemiology of major depression: Review and meta-analysis. Am J Psychiatry. 2000; 157(10): 1552-1562.

ヒポクラテス派精神薬理学

Ghaemi SN. Hippocratic psychopharmacology for Bipolar Disorder-An Expert's Opinion Psychiatry (Edgmont). 2006; 3(6): 30-39.

Ghaemi SN. Hippocrates and Prozac: The controversy about antidepressants in bipolar disorder. Primary Psychiatry. 2006; 13(11): 51-58.

→これら2つの論文では,ヒポクラテス的治療に関する私の見方を述べている。1つ目には,Mauricio Tohen と Alan Swann もコメントを寄せている。

Joauanna J. Hippocrates. Baltimore: Johns Hopkins University Press; 2001.

McHugh PR. The Mind Has Mountains: Reflections on Society and Psychiatry. Baltimore: Johns Hopkins University Press; 2005.

→ヒポクラテスの理念を初めて精神科に適用したのが,この書籍の「ヒポクラテス・アラモード」という章である。

Stahl SM. Stahl's Essential Psychopharmacology: Neruoscientific Basis and Practical Applications. Cambridge, UK: Cambridge University Press; 2008.[訳注3]

→Stahl の精神薬理学に関する考え方は,ヒポクラテス的手法の対極であり,ガレノス的と言ってもよい。この書籍の内容はもっぱら神経伝達物質の働きに関する推測に基づいており,まったくと言っていいほど臨床研究は扱われていない。疾病には焦点を当てず,症状のみに焦点を当てた積極的な薬物投与を,何のためらいもなく,あからさまに主張してい

訳注3:スティーヴン・M. ストール,仙波 純一ほか(監訳)『精神薬理学エセンシャルズ ―神経科学的基礎と応用― 第3版』(メディカル・サイエンス・インターナショナル,2010)

る。これは，まず治療ありきで理論は後付けでよい，という考え方である。このような考え方に対し，倫理面や診断面からもヒポクラテス的な立場からも批判的考察はなされていない。

リチウム

Baldessarini RJ, Tondo L. Does lithium treatment still work? Evidence of stable responses over three decades. Arch Gen Psychiatry. 2000; 57(2): 187-190.
→近頃の精神科医に蔓延する，リチウムを過度に警戒する風潮に対する批判。

Goodwin FK, et al. Suicide risk in bipolar disorder during treatment with lithium and divalproex. JAMA. 2003; 290(11): 1467-1473.
→抗自殺作用はリチウム固有の薬効である可能性を報告。

Hetmar O, et al. Lithium: Long-term effects on the kidney. I. Renal function in retrospect. Acta Psychiatr Scand. 1986; 73(5): 574-581.

Hetmar O, et al. Lithium: Long-term effects on the kidney. A prospective follow-up study 10 years after kidney biopsy. Br J Psychiatry. 1991; 158: 53-58.
→この2つは，リチウムの腎臓への影響に関する数少ない参考文献であり，一般に言われているほどリスクは高くないことが示されている。

Sproule BA, et al. Differential pharmacokinetics of lithium in elderly patients. Drugs Aging. 2000; 16(3): 165-177.
→高齢者に対するリチウム使用の限界を報告した。

Tondo L, et al. Lower suicide risk with long-term lithium treatment in major affective illness: A meta-analysis. Acta Psychiatr Scand. 2001; 104(3): 163-172.
→自殺予防効果によりリチウムが命を救うこと，そしてリチウム以外にこの効果が証明された薬物はないことを示した。

双極性障害の見逃し

Das AK, et al. Screening for bipolar disorder in a primary care practice. JAMA. 2005; 293(8): 956-963.
→医療機関において Mood Disorders Questionnaire を施行し，高い割合で双極性障害が見逃されていることを報告した。

Ghaemi SN, et al. Diagnosing bipolar disorder and the effect of anti-depressants: A naturalistic study. J Clin Psychiatry. 2000; 61(10): 804-808.
→双極性障害が見逃され単極性うつ病と誤診される率が40％にのぼるこ

とを臨床的に示した。

Hirschfeld RM, et al. Screening for bipolar disorder in the community. J Clin Psychiatry. 2003; 64(1): 53-59.
→地域住民に対して Mood Disorders Questionnaire を施行し，高い割合で双極性障害が見逃されていることを示した。

Hirschfeld RM, et al. Screening for bipolar disorder in patients treated for depression in a family medicine clinic. J Am Board Fam Pract. 2005; 18(4): 233-239.

Phelps JR, Ghaemi SN. Improving the diagnosis of bipolar disorder: Predictive value of screening tests. J Affect Disord. 2006; 92(2-3): 141-148.

Zimmerman M, et al. Using questionnaires to screen for psychiatric disorders: A comment on a study of screening for bipolar disorder in the community. J Clin Psychiatry. 2004; 65(5): 605-610; discussion 721.
→上の2つの論文は，Mood Disorders Questionnaire の点数を双極性障害の診断と同等に扱うことの危険性を訴えている。

混合状態

Benazzi F, Akiskal H. Irritable-hostile depression: Further validation as a bipolar depressive mixed state. J Affect Disord. 2005; 84(2-3): 197-207.

Benazzi F. Bipolar disorder − Focus on bipolar II disorder and mixed depression. Lancet. 2007; 369(9565): 935-945.

Koukopoulos A, et al. [Mixed depressive syndrome]. Encephale 1992; 18 (spec no 1): 19-21.

Koukopoulos A, Koukopoulos A. Agitated depression as a mixed state and the problem of melancholia. Psychiatr Clin North Am. 1999; 22(3): 547-564.
→Koukopoulos は混合性のうつ状態を現代で初めて紹介し，Benazzi らが観察研究により概念の有効性を実証した。

神経生物学

Ghaemi SN, et al. Kindling and second messengers: An approach to the neurobiology of recurrence in bipolar disorder. Biol Psychiatry. 1998; 45(2): 137-144.

Manji HK, et al. Lithium at 50: Have the neuroprotective effects of this unique cation been overlooked? Biol Psychiatry. 1999; 46(7): 929-940.

Manji HK, et al. Signal transduction pathways: Molecular targets for

lithium's actions. Arch Gen Psychiatry. 1995; 52(7): 531-543.
→これらの論文は，双極性障害とうつ病における，セカンドメッセンジャー経路と神経可塑性の重要性に焦点を当てている。

疾病分類学

Crow TJ. Nature of the genetic contribution to psychotic illness – A continuum viewpoint. Acta Psychiatr Scand. 1990; 81(5): 401-408.
→統合失調症と気分障害を区別しない単一精神病論を擁護する代表的な論文。

Kendell RE. The concept of disease and its implications for psychiatry. Br J Psychiatry. 1975; 127: 305-315.

Kendell RE. Clinical validity. Psychol Med. 1989; 19(1): 45-55.

Kendell RE, et al. Diagnostic criteria of American and British psychiatrists. Arch Gen Psychiatry. 1971; 25(2): 123-130.
→米国で統合失調症がいかに過剰診断されているかを示した。

Kendler KS, et al. The structure of psychosis: Latent class analysis of probands from the Roscommon Family Study. Arch Gen Psychiatry. 1998; 55(6): 492-499.
→疾病分類学の文献を対象にした非常に重要な実証的レビュー。精神病を統合失調症と気分障害で二分するKraepelinの分類法を概ね支持している。

Kendler KS. Toward a scientific psychiatric nosology. Strength and limitations Arch Gen Psychiatry. 1990; 47(10): 969-973.
→診断における価値判断の役割に関する思索に満ちた論文。

Robins E, Guze SB. Establishment of diagnostic validity in psychiatric illness: Its application to schizophrenia. Am J Psychiatry. 1970(7); 126: 983-987.
→精神科における疾患単位の検証基準に関する古典的論文。

Surtees PG, Kendell RE. The hierarchy model of psychiatric symptomatology: An investigation based on present state examination ratings. Br J Psychiatry. 1979; 135: 438-443.
→診断の階層概念に関する最もよい解説。

多剤併用療法

Denicoff K, et al. Comparative prophylactic efficacy of lithium, carbamazepine, and the combination in bipolar disorder. J Clin Psychiatry. 1997; 58(11): 470-478.
→維持療法における多剤併用療法に関する数少ない無作為化試験の1つ。

Frye MA, et al. The increasing use of polypharmacotherapy for refractory mood disorders: 22 years of study. J Clin Psychiatry. 2000; 61(1): 9-15.

Ghaemi SN, ed. Polypharmacy in Psychiatry. New York: Marcel Dekker; 2002.
→多剤併用療法を主題とした唯一の本。

精神療法

Beck AT, et al. Cognitive Therapy of Depression. New York: Guilford Press; 1979.
→認知行動療法に関する定番の教科書。

Colom F, et al. A randomized trial on the efficacy of group psychoeducation in the prophylaxis of recurrences in bipolar patients whose disease is in remission. Arch Gen Psychiatry. 2003; 60(4): 402-407.

Elkin I, et al. National Institute of Mental Health Treatment of Depression Collaborative Research Program. General effectiveness of treatments. Arch Gen Psychiatry. 1989; 46(11): 971-982.
→単回エピソードの患者が大半の母集団で,単極性うつ病の急性期に対する認知行動療法の効果が三環系抗うつ薬と同等であることを示した古典的な研究。

Frank E, et al. Three-year outcomes for maintenance therapies in recurrent depression. Arch Gen Psychiatry. 1990; 47(12): 1093-1099.
→大多数が反復性の経過である母集団で,対人関係療法が三環系抗うつ薬よりも効果が低いことを示した古典的な研究。

Havens L. Making Contact: Uses of Language in Psychotherapy. Cambridge, MA: Harvard University Press; 1986.
→実存的精神療法の方法が記された素晴らしい書籍。

Klerman G, et al. Interpersonal Psychotherapy of Depression. New York: Basic Books; 1984.

Miklowitz DJ, et al. A randomized study of family-focused psychoeducation and pharmacotherapy in the outpatient management of bipolar disorder. Arch Gen Psychiatry. 2003; 60(9): 904-912.

Miklowitz DJ, et al. Psychosocial treatments for bipolar depression: A 1-year randomized trial from the Systematic Treatment Enhancement Program. Arch Gen Psychiatry. 2007; 64(4): 419-426.
→STEP-BD 研究における精神療法に関する非常に重要な報告。精神療法の有効性が示された。

Scott J, et al. A meta-analysis of relapse rates with adjunctive

psychological therapies compared to usual psychiatric treatment for bipolar disorders. Int J Neuropsychopharmacol. 2007; 10(1): 123-129.
→双極性障害の精神療法に関する，現時点で最良のレビュー。

Thase ME, et al. Treatment of men with major depression: A comparison of sequential cohorts treated with either cognitive-behavioral therapy or newer generation antidepressants. J Clin Psychiatry. 2000; 61(7): 466-472.
→難治性うつ病の急性期に対し，認知行動療法と薬物療法を組み合わせると，それぞれ単独の治療より効果的であることを示した。

急速交代型

Calabrese JR, et al. A 20-month, double-blind, maintenance trial of lithium versus divalproex in rapid-cycling bipolar disorder. Am J Psychiatry. 2005; 162(11): 2152-2161.
→抗てんかん薬とリチウムを比較した唯一の無作為化プラセボ対照試験。バルプロ酸に大うつ病エピソードへの効果が高い可能性があったほかは，効果は同等だった。

Wehr TA, et al. Rapid cycling affective disorder: Contributing factors and treatment responses in 51 patients. Am J Psychiatry. 1988; 145(2): 179-184.
→無作為化試験により有効な治療法(抗うつ薬の中止)を唯一証明した研究。
双極性障害の急速交代型に対するラモトリギンの有効性を証明できなかった未発表の研究については，www.gsk.com を参照。

統合失調感情障害

Kendler KS, et al. Lifetime prevalence, demographic risk factors, and diagnostic validity of nonaffective psychosis as assessed in a US community sample. The National Comorbidity Survey. Arch Gen Psychiatry. 1996; 53(11): 1022-1031.
→統合失調感情障害の罹患率が一般人口において非常に低いことから，医療機関における過剰診断の可能性を示唆している。

Kendler KS, et al. The Roscommon Family Study. I. Methods, diagnosis of probands and risk of schizoprenia in relatives. Arch Gen Psychiatry. 1993; 50(7): 527-540.
→統合失調感情障害は独立した疾患ではないことと，統合失調症と気分障害の併存である可能性を明らかにした。

Tsuang MT, Simpson JC. Schizoaffective disorder: Concept and reality. Schizophr Bull. 1984; 10(1): 14-25.

→非常によくできた総合失調感情障害の疾病概念のまとめ。

スペクトラム概念

Akiskal HS, Pinto O. The evolving bipolar spectrum. Prototypes Ⅰ, Ⅱ, Ⅲ, and Ⅳ. Psychiatr Clin North Am. 1999; 22(3): 517-534.
→現代版の双極スペクトラムモデルを提唱した Akiskal 自身がまとめた，代表的な論文。

Akiskal HS, et al. Re-evaluating the prevalence of and diagnostic composition within the broad clinical spectrum of bipolar disorders. J Affect Disord. 2000; 59(suppl 1): S5-30.

Angst J. The bipolar spectrum. Br J Psychiatry. 2007; 190: 189-191.
→単極/双極の二分法を提唱した論者の１人によるスペクトラム概念の総説で，最もよくまとまっている。

Angst J, Gamma A. A new bipolar spectrum concept: A brief review. Bipolar Disord. 2002; 4(suppl 1): 11-14.

Baldessarini RJ. A plea for integrity of the bipolar disorder concept. Bipolar Disord. 2000(1); 2: 3-7.
→スペクトラム概念の弱点に関する優れた解説。

Cassano GB, et al. The mood spectrum in unipolar and bipolar disorder: Arguments for a unitary approach. Am J Psychiatry. 2004; 161(7): 1264-1269.

Ghaemi SN, et al. "Cade's disease" and beyond: Misdiagnosis, antidepressant use, and a proposed definition for bipolar spectrum disorder. Can J Psychiatry. 2002; 47(2): 125-134.
→双極スペクトラムを定義した論文の１つだが，以前から Akiskal や Angst が提唱したものや，最近 Cassano が定義したものとは若干異なる概念である。

Ghaemi SN, Baldessarini RJ. The manic-depressive spectrum and mood stabilization: Kraepelin's ghost. Psychother Psychosom. 2007; 76(2): 65-69.
→これまでの論争をまとめたもの。

Rybakowski JK, et al. Bipolar mood disorders among Polish psychiatric outpatients treated for major depression. J Affect Disord. 2005; 84(2-3): 141-147.

Smith DJ, et al. The high prevalence of bipolar spectrum disorders in young adults with recurrent depression: Toward an innovative diagnostic framework. J Affect Disord. 2005; 84(2-3): 167-178.
→上の２つの論文では，一般人口における精神科患者に対する調査で，双極スペクトラムの定義に該当する患者の割合が高いことが示されている。

その他

Bauer MS, Mitchner L. What is a "mood stabilizer"? An evidence-based response. Am J Psychiatry. 2004; 161(1): 3-18.
→優れたレビュー。

Ghaemi SN. On defining 'mood stabilizer.' Bipolar Disord. 2001; 3: 154-158.
→抗精神病薬を気分安定薬と見なさないことの理論的根拠。

Sharma V, et al. A closer look at treatment resistant depression: Is it due to a bipolar diathesis? J Affect Disord. 2005; 84(2-3): 251-257.
→難治性うつ病と診断されている患者のうち，半数近くが見逃された双極性障害であることの根拠。

Wilens TE, et al. Attention-deficit/hyperactivity disorder in adults. JAMA. 2004; 292(5): 619-623.
→「成人のADHD」の存在を肯定する立場からの報告。

Wingo AP, Ghaemi SN. ADHD: Only half the diagnosis in an adult with inattention? Overlapping symptoms may obscure comorbid bipolar illness. Curr Psychiatr. 2007; 6(6): 47-61.
→「成人のADHD」の存在を否定する立場からの報告。

索引

(tは表, fは図を表す)

欧文

acute bipolar depression 220
acute treatment 76
affective disorder 5
agitated depression 31
agranulocytosis 105
akathisia 213
Alzheimer型認知症 27
antidepressant 68
Asperger障害 254
attention deficit hyperactivity disorder(ADHD) 3, 255
atypical depression 9

bipolar disorder 30
bipolar disorder, not otherwise specified(BP-NOS) 12, 39
bipolar disorder type I 11, 30
bipolar disorder type II 11, 33
bipolar spectrum 37
borderline personality disorder 36
bupropion 102, 103t, 222t, 271t
buspirone 139

Cade病 40
CHASE-E 17
citalopram 117t, 122, 271t
cognitive behavioral therapy (CBT) 22, 82, 263

continuation treatment 76
Cushing病 27
cyclothymia 11

deep brain stimulation(DBS) 145
depressive pseudodementia 27
desipramine 98t
DIG FAST 14
distractibility 14
double depression 18
doxepin 98t
dysphoric mania 31
dysthymia 10, 17, 89
dysthymic 46

electroconvulsive therapy(ECT) 143
existential despair 265
existential psychotherapeutic method 263
extrapyramidal symptom(EPS) 212

felbamate 201t
flight of ideas 15
fluoxetine 116, 117t

generalized anxiety disorder (GAD) 18, 89
grandiosity 15

guilt 13

harm avoidance 119
heritability 59
Holmes の原則 54, 295
hyperthymia 47
hypomania 33
hypothyroidism 27

insomnia 15
interpersonal therapy(IPT) 82, 263

life chart methodology 246
lithium 164

maintenance treatment 76
major depressive disorder 11
mania 30
manic-depressive illness 4
melancholic depression 10
MERCI-S 18
moclobemide 94t
monoamine oxidase inhibitor (MAOI) 92
mood stabilizer 69
mood swing 42, 242

neurotic depression 17, 89
normothymia 46

Osler の原則 56, 294
oxcarbazepine 189t, 198

Parkinson 病 27
pervasive developmental disorder 254
phenelzine 94t

polycystic ovarian syndrome (PCOS) 179
poststroke depression 290
priapism 101
prophylaxis 72
psychotic depression 9
psychotic unipolar depression 142

racing thoughts 15
rapid cycling 36, 241
refractory depression 124
relapse prevention 73
residual depression 87
reversible inhibitors of monoamine oxidase A(RIMA) 92

schizoaffective disorder 274
serotonin reuptake inhibitor(SRI) 109
sexual dysfunction 111
SIG E CAPS 13
sleep 13
sleep architecture 112
speech 15
Stanley 財団双極性障害ネットワーク(SFBN) 224
STAR*D(Sequenced Treatment Alternatives to Relieve Depression)研究 85f, 131
STEP-BD(Systematic Treatment Enhancement Program for Bipolar Disorder)研究 221
Stevens-Johnson 症候群 186, 190
suicide 13

tardive dyskinesia(TD) 209
thioridazine 204t
thoughtlessness 15

thyroid-stimulating hormone (TSH) 139
tiagabine 201t
torsade de pointes 99
transcranial magnetic stimulation (TMS) 145
tranylcypromine 92
tricyclic antidepressant (TCA) 97
true prophylaxis 73
typical depression 9

unipolar depression 11

vagus nerve stimulation (VNS) 145
valproate 174
venlafaxine 105, 222t

ziprasidone 204t, 217t, 271t

和文

あ行

アカシジア　115, 212, 213
アドヒアランス　161
アパシー症候群　113
アミトリプチリン　98t
アリピプラゾール　76, 140, 152, 204t, 207, 271t

維持期治療　76
遺伝率　59
イミプラミン　98t

うつ状態　7
うつ病　8f, 258, 267
　——, 激越性　31
　——, 原発性　8
　——, 精神病性　9, 142
　——, 続発性　8, 26, 69, 289
　——, 単極性　11
　——, 定型　9
　——, 難治性　124
　——, 脳卒中後　290
　——, 非定型　9
　——, 慢性　21, 43
　——, メランコリー型　10, 43
うつ病性仮性認知症　27
うつ病性障害, 反復性　22

エスシタロプラム　122

オキシカルバゼピン
　→ oxcarbazepine
オランザピン　76, 140, 152, 204t, 207, 217t

か行

可逆的 MAO-A 阻害薬　92
家族歴　44
ガバペンチン　48, 189t, 195
ガバペンチン症候群　296
カルバマゼピン　178t, 184, 269
感情障害　5
感情スペクトラム　40f
感情表出　302

気分安定薬　48, 69, 155, 157, 293
　——, 高齢者　268, 271t
　——, 子供　256, 259
　——, 定義　71t
気分循環症　11, 175
気分障害　62, 205
気分の波　42, 242
気分変調症　10, 17, 18t, 46, 89
気分変調性障害　17
気分変動　35
急性期治療　76
急速交代型　36, 170, 225, 241
境界性パーソナリティ障害　3, 36
強化デザイン　73

クエチアピン　140, 204t, 206, 208, 217t
クロザピン　204t, 217t
クロナゼパム　28
クロミプラミン　98t
クロルプロマジン　204t

軽躁病　33
継続期治療　76
経頭蓋磁気刺激法　145
激越性うつ病　31
原発性うつ病　8

抗うつ薬　68, 85f, 154, 157, 222t, 227, 271t
　——, 効果判定期間　127
　——, 使用に関する基準　230t
　——, 耐性　45
　——, 非定型　100
抗うつ薬誘発性躁状態　45, 47
高感情表出　303
高血圧クリーゼ　93
甲状腺機能低下症　27, 290
甲状腺ホルモン, 増強療法　138
抗精神病薬　74, 157, 271t
抗躁薬　70
抗てんかん薬　48, 156, 178t
　——, 新規　188
広汎性発達障害　254
混合性エピソード　31

さ 行

サイアザイド系利尿薬　167
催奇形性　179
再燃防止デザイン　73
L-サイロキシン(T_4)　138, 168
残遺抑うつ症状　87, 262
三環系抗うつ薬(TCA)　97, 137, 222t

自殺リスク, セロトニン再取り込み阻害薬　114
持続勃起症　101
シタロプラム　→ citalopram
疾患単位の検証基準　5t
実存的精神療法　263, 264t
ジプラシドン　→ ziprasidone
シメチジン　28
新規抗てんかん薬　188
心室性頻脈　99
腎性尿崩症　167

心的外傷後ストレス障害(PTSD)　24
真の予防デザイン　73

錐体外路症状　212
睡眠構築　112
ストレス　126
ストレス脆弱性モデル　61f

性機能障害　111
精神病性うつ病　9, 142
精神療法　299
セルトラリン　117t, 120, 271t
セレギリン　94t, 95, 230
セロトニン再取り込み阻害薬(SRI)　109, 137, 222t
セロトニン症候群　94t
全般性不安障害　18, 89

躁　35
躁うつ病　4
双極性, 特徴　12t
双極性うつ病　6
　——, 急性期　183, 207, 220, 222t
　——, 予防　224
双極性障害　30, 238f
　——, 過剰診断　259
　——, 気分エピソードの回数　287
　——, 急速交代型　36, 241
　——, 抗うつ薬　227, 229t
　——, 高齢者　268
　——, 子供　259
　——, 治療　152
　——, 特定不能の　12, 39
　——, 難治性　232
　——, 非定型抗精神病薬　205
　——, 病識　298
　——, 分類　11t

――, 予防　170, 182, 207
双極Ⅰ型障害　11, 30
――, ガバペンチン　196
――, ラモトリギン　188
――, リチウム　169t
双極Ⅱ型障害　11, 33
――, ガバペンチン　196
――, バルプロ酸　175
――, リチウム　169t
双極スペクトラム障害　39, 41t
躁転率　223
躁病　14, 30, 170, 253
――, 急性期　181, 206
――, 不快　31
続発性うつ病　8, 26, 69, 289
ゾニサミド　201t

た 行

大うつ病　12, 63
大うつ病エピソード　9t, 82
大うつ病性障害　11
対人関係療法　82, 263
多嚢胞卵巣症候群　179
多発性硬化症　27
単極性うつ病　6, 10t, 84t, 287
――, 精神病性　142

チアガビン　→ tiagabine
チオリダジン　→ thioridazine
遅発性ジスキネジア　209
注意欠如・多動症(ADHD)　3, 255
注意転導性　14
中枢神経刺激薬　256
チラミン反応　93
治療寛解　87
治療抵抗性　128
治療抵抗性うつ病　86
治療反応　87

治療不耐性　127

定型うつ病　9
定型抗精神病薬, 力価別分類　204t
デシプラミン　→ desipramine
テトラサイクリン　28
デュロキセチン　103t, 108
てんかん　27
電気けいれん療法(ECT)　143

統合失調感情障害　274
統合失調症　24, 274
ドキセピン　→ doxepin
特定不能の双極性障害　12, 39
トピラマート　48, 189t, 197
トラゾドン　100, 103t, 222t
トラニルシプロミン
　　→ tranylcypromine
トリフロペラジン　204t
トリヨードサイロニン(T_3)　138, 168

な 行

難治性うつ病　124
難治性双極性障害　232

二重うつ病　18
認知行動療法　22, 82, 263
認知症　27

脳梗塞　27
脳深部刺激療法　145
脳卒中後うつ病　290
ノセボ効果　128
ノルトリプチリン　98t

は 行

発揚気質　47

パニック障害　24
パリペリドン　217t
バルプロ酸　48, 174, 178t, 269
パロキセチン　117t, 121
ハロペリドール　204t
反復性うつ病性障害　22

非定型うつ病　9
非定型抗精神病薬　140, 156, 204t, 216, 260
病識　298
ピンドロール　139

フェネルジン　→ phenelzine
フェルバメート　→ felbamate
不快躁病　31
ブスピロン　→ buspirone
物質乱用　27
ブプロピオン　→ bupropion
不眠　15
プラミペキソール　222t, 231
フルオキセチン　→ fluoxetine
フルフェナジン　204t
フルボキサミン　117t, 122
プレガバリン　197, 201t
プロプラノロール　28, 214
プロメタジン　28

平均気質　46
ペルフェナジン　204t
ベンラファキシン　→ venlafaxine

ま 行

慢性うつ病　21, 43

ミルタザピン　104, 222t

無顆粒球症　105, 186

迷走神経刺激法　145
メランコリー型うつ病　10, 43
メランコリー気質　112

モクロベミド　→ moclobemide
モノアミン酸化酵素阻害薬（MAOI）　92, 94t, 222t

や 行

薬物追加／変更　131t

抑うつ神経症　17, 89
予防　72, 157, 182

ら 行

ラピッドサイクラー　→ 急速交代型
ラモトリギン　49, 153, 188, 269

リスペリドン　204t, 206, 217t
リチウム　48, 136, 158, 164, 268
リチウム離脱症候群　171

累積寛解率　132

劣化版気分安定薬　157
レベチラセタム　201t

ロピニロール　230

気分障害ハンドブック		定価：本体 4,000 円 + 税

2013 年 5 月 20 日発行　第 1 版第 1 刷 ©
2017 年 12 月 15 日発行　第 1 版第 2 刷
2019 年 4 月 3 日発行　第 1 版第 3 刷

著　者　S. ナシア・ガミー
監訳者　松崎 朝樹（まつざき あさき）

発行者　株式会社　メディカル・サイエンス・インターナショナル
　　　　代表取締役　金子 浩平
　　　　東京都文京区本郷 1-28-36
　　　　郵便番号 113-0033　電話 (03)5804-6050

印刷：日本制作センター / 表紙装丁：岩崎邦好デザイン事務所

ISBN 978-4-89592-744-4　C3047

本書の複製権・翻訳権・上映権・譲渡権・貸与権・公衆送信権(送信可能化権を含む)は(株)メディカル・サイエンス・インターナショナルが保有します．本書を無断で複製する行為(複写，スキャン，デジタルデータ化など)は，「私的使用のための複製」など著作権法上の限られた例外を除き禁じられています．大学，病院，診療所，企業などにおいて，業務上使用する目的(診療，研究活動を含む)で上記の行為を行うことは，その使用範囲が内部的であっても，私的使用には該当せず，違法です．また私的使用に該当する場合であっても，代行業者等の第三者に依頼して上記の行為を行うことは違法となります．

JCOPY〈(社)出版者著作権管理機構　委託出版物〉
本書の無断複写は著作権法上での例外を除き禁じられています．
複写される場合は，そのつど事前に，(社)出版者著作権管理機構
(電話 03-5244-5088, FAX 03-5244-5089, info@jcopy.or.jp)
の許諾を得てください．